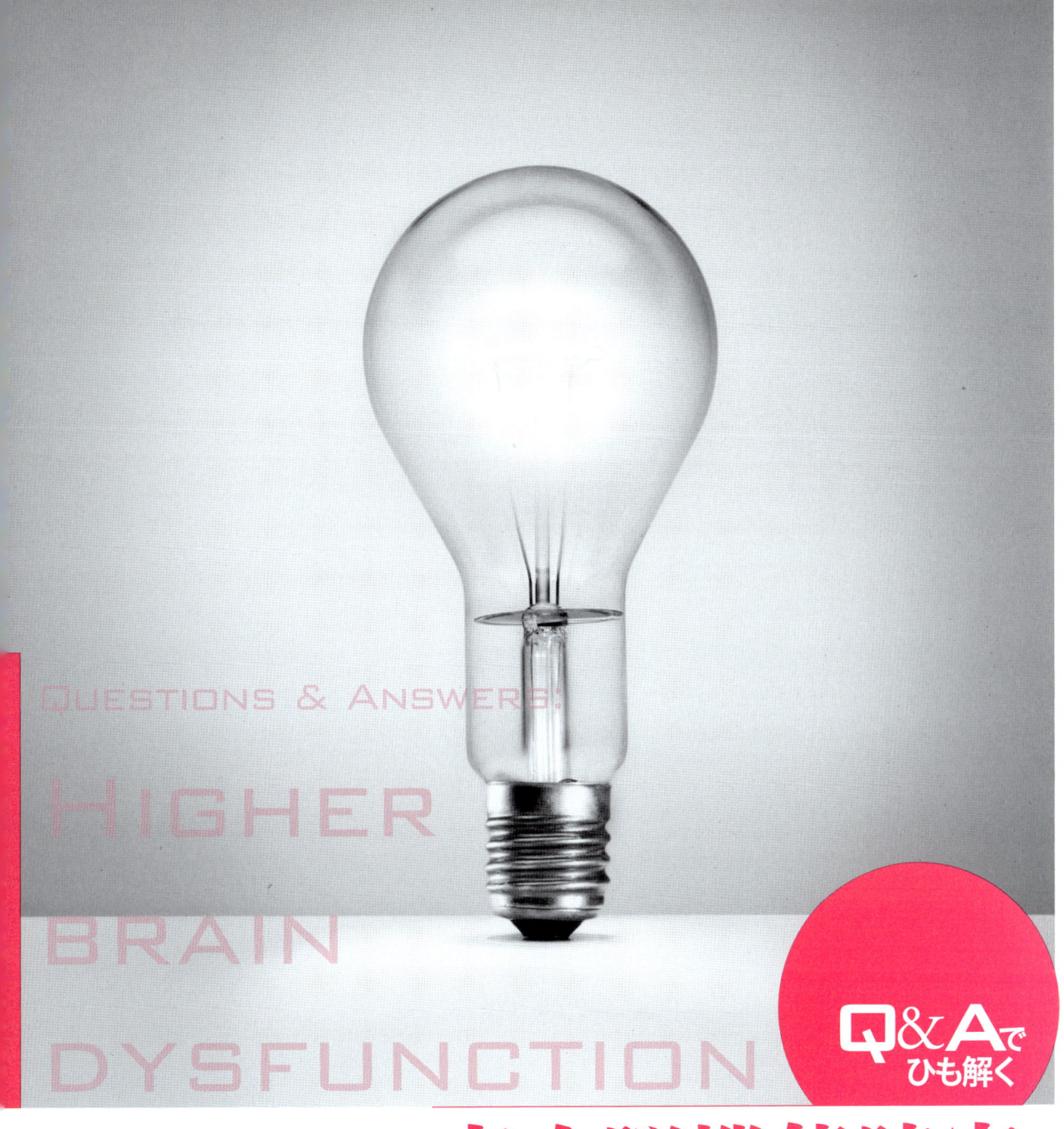

QUESTIONS & ANSWERS:
HIGHER
BRAIN
DYSFUNCTION

Q&Aで
ひも解く

高次脳機能障害

廣實真弓
Mayumi Hirozane 編著
平林直次
Naotsugu Hirabayashi

医歯薬出版株式会社

執筆者一覧

■編集

廣實　真弓　　帝京平成大学健康メディカル学部言語聴覚学科
平林　直次　　国立研究開発法人国立精神・神経医療研究センター病院精神科

■執筆

石川　正憲　　筑波大学医学医療系臨床医学域精神医学（Q48, 50）
植田　恵　　　帝京平成大学健康メディカル学部言語聴覚学科（Q9, 31, 32）
岡崎　光俊　　国立研究開発法人国立精神・神経医療研究センター病院精神科（Q28, 49）
菊池安希子　　国立研究開発法人国立精神・神経医療研究センター精神保健研究所司法精神医学研究部（Q54）
坂田　増弘　　国立研究開発法人国立精神・神経医療研究センター病院精神科（Q44, 63, 64）
白戸あゆみ　　医療法人社団仁風会青葉クリニック（Q27, 29, 42, 52, 53）
杉山　智美　　国立研究開発法人国立精神・神経医療研究センター病院精神リハビリテーション科（Q67）
永井知代子　　帝京平成大学健康メディカル学部言語聴覚学科（Q2, 6, 7, 10～12, 15～17, 20～22, 33～38, 43）
平林　直次　　国立研究開発法人国立精神・神経医療研究センター病院精神科（Q25, 45～47）
廣實　真弓　　帝京平成大学健康メディカル学部言語聴覚学科（Q1, 3～5, 8, 13, 14, 18, 19, 23, 24, 30, 39～41, 51, 55～59, 61, 62, 65）
三澤　孝夫　　国際医療福祉大学医療福祉学部医療福祉・マネジメント学科（Q68）
水野由紀子　　独立行政法人国立病院機構村山医療センターリハビリテーション科（Q66）
梁瀬　まや　　京都大学大学院医学研究科脳病態生理学講座精神医学教室（Q26, 60）

（50音順）

This book was originally published in Japanese
under the title of :

Kyūandoēdehimotoku Kōginōkinōshōgai
(Questions & Answers : Higher Brain Dysfunction)

Editors :
Hirozane, Mayumi
　Professor,
　Department of Speech-Language-Hearing Therapy,
　Teikyo Heisei University
Hirabayashi, Naotsugu
　The Head of the Forensic Psychiatry and Department of Rehabilitation Medicine,
　National Center Hospital of Neurology and Psychiatry

© 2013 1st ed.

ISHIYAKU PUBLISHERS, INC.
　7-10, Honkomagome 1 chome, Bunkyo-ku,
　Tokyo 113-8612, Japan

はじめに

　本書は若い言語聴覚士（ST）の先生方やSTを目指す学生の皆さんに向けて書かれた書物です．本書の特徴の一つは，若い皆さんから寄せられることの多い質問や疑問に対して，なるべく簡便に，わかりやすくお答えしていることです．このQ＆Aは，高次脳機能障害の人を支援する上で最低限必要なこと，すなわち高次脳機能障害についての基礎知識，各障害の評価法と介入法，社会参加に向けての支援，家族支援，福祉制度など，広い範囲の内容がコンパクトに説明され，理解しやすいように工夫されています．

　二つ目の特徴は，若い皆さんが高次脳機能障害の臨床に初めて携わる段階から，高次脳機能障害の世界的な潮流である「全人的な（holistic）」リハビリテーション（以下，リハビリ）を行っていってほしいとの願いから書かれていることです．全人的なリハビリでは，機能障害の回復と並行して心理的な介入が必要となります．その際多職種によるチーム・アプローチを行います．そのために，本書では神経学や神経心理学の専門家・臨床家が，また精神医学の専門家・臨床家がそれぞれの臨床経験に基づき，若い皆さんにまず知っていてほしいこと，行ってほしいことを伝えています．

　全人的なリハビリでは，当事者にアプローチするだけではなく，家族や周囲の人々をまきこんでリハビリを行います．そのため，家族支援のあり方や，福祉制度についての説明をしています．医療から地域への連携や，一つのチーム内の連携のあり方についての提案もしています．

　本書の一つのQ（質問）と一つのA（回答）は，このように幾重もの目的や背景をもって書かれています．

　高次脳機能障害の全人的リハビリの要素となるリハビリの技法については様々な成書にも説明されていますが，全人的リハビリを実現するためのシステムについての提案はこれまでありませんでした．そこで，本書では筆者らが行っているCare Programme Approach in Japan（CPA-J）について説明をすることにしました．これが本書の三つ目の特徴です．CPA-Jが万能というつもりはありません．高次脳機能障害者に対する全人的リハビリを達成するために必要な，認知機能の介入と精神面の介入，医療から地域への連携，多職種によるチーム・アプローチ，情報共有を保障するシステムの一つとしてCPA-Jを紹介させていただきました．読者のみなさんが，将来，施設内のシステムを検討しようと思われた時の参考にしていただければ幸いです．

　さて，本書で用いられている用語や，とりあげた障害について説明を加えます．高次脳機能障害の人が，病院のサービスを利用している時は「患者」，福祉サービスを利用している時は「利用者」，グループ訓練に参加している時は「参加者」，一般的な説明の時は「高次脳機能障害の人」や，「当事者」などと表記しています．一人の高次脳機能障害の人がこのように様々な呼び方をされているのは，高次脳機能障害学が学際的であること，また全人的なリハビリを行う時には多施設が関わっていることを象徴しているからだと思います．

　様々な呼び方があるもう一つの理由は，支援する側の基盤となる学問領域における慣習という理由もあります．リハビリテーション医学，神経学，神経科学の立場からは「患者」「症例」が一般的で

す．一方，精神医学では「個人」「クライアント」などと呼ぶのが一般的です．高次脳機能障害の方々の障害だけに着目しないで，健康な部分を含め，一人の人としてみていこうという思いをもちながらも，本書の読者が，身体リハビリの分野で働くことが多いのではないかという点を考慮に入れ，その分野でなじみが深い用語を採用することにしました．

　本書が若いセラピストの皆さんの高次脳機能障害の臨床における，最初の，大きな一歩をお手伝いできる書となりますことを，臨床家の先輩である著者一同，心より祈念しております．

　最後に，企画から出版に至る様々なご配慮とご尽力をいただきました医歯薬出版の編集担当者に心より感謝申し上げます．

2013年4月

編者　廣實　真弓
平林　直次

目次 「Q&Aでひも解く高次脳機能障害」

はじめに ……………………………………………………………………………………… iii

Ⅰ 総論　1

「定義」に関するよくある質問
Q1 高次脳機能障害とは何ですか？ ………………………………………………… 2

「原因疾患」に関するよくある質問
Q2 原因疾患にはどのようなものが多いですか？ ………………………………… 3

「病期」に関するよくある質問
Q3 急性期の評価，介入のポイントは何ですか？ ………………………………… 5
Q4 回復期の評価，介入のポイントは何ですか？ ………………………………… 6
Q5 維持期の評価，介入のポイントは何ですか？ ………………………………… 9

「画像診断」に関するよくある質問
Q6 MRIとCTの違いは何ですか？ …………………………………………………… 10
Q7 画像を転記する時のポイントは何ですか？ …………………………………… 12

「スクリーニング」に関するよくある質問
Q8 問診票にはどのようなものがありますか？ …………………………………… 15

「報告書」に関するよくある質問
Q9 報告書の書き方のポイントは何ですか？ ……………………………………… 19

Ⅱ 各論　21

「記憶障害」に関するよくある質問
Q10 記憶とその障害はどのように分類されますか？ …………………………… 22
Q11 記憶障害の検査にはどのようなものがありますか？ ……………………… 25
Q12 MRIのどのスライスをみると記憶障害があるとわかりますか？ ………… 27
Q13 記憶障害の訓練にはどのようなものがありますか？ ……………………… 29
Q14 記憶障害に対する日常生活での工夫にはどのようなものがありますか？ … 32

「注意障害」に関するよくある質問

Q15 注意機能とその障害はどのように分類されますか？……………………………35

Q16 注意障害の検査にはどのようなものがありますか？……………………………37

Q17 MRIのどのスライスをみると注意障害があるとわかりますか？…………………40

Q18 注意障害の訓練にはどのようなものがありますか？……………………………42

Q19 注意障害に対する日常生活での工夫にはどのようなものがありますか？………46

「遂行機能障害」に関するよくある質問

Q20 遂行機能障害はどのように分類されますか？……………………………………49

Q21 遂行機能障害の検査にはどのようなものがありますか？………………………52

Q22 MRIのどのスライスをみると遂行機能障害があるとわかりますか？……………56

Q23 遂行機能障害の訓練にはどのようなものがありますか？………………………58

Q24 遂行機能障害に対する日常生活での工夫にはどのようなものがありますか？…61

「社会的行動障害」に関するよくある質問

Q25 社会的行動障害はどのように分類されますか？…………………………………63

Q26 欲求コントロール低下や感情コントロール低下の評価と治療にはどのようなものが
ありますか？……………………………………………………………………………65

Q27 対人技能拙劣の評価と治療にはどのようなものがありますか？………………68

Q28 固執性の評価はどのように行われますか？………………………………………70

Q29 意欲低下の評価と治療にはどのようなものがありますか？……………………72

Q30 障害の認識に問題があることの評価と介入にはどのようなものがありますか？…74

「失語症」に関するよくある質問

Q31 失語症はどのように分類されますか？……………………………………………80

Q32 失語症の訓練，日常生活での工夫にはどのようなものがありますか？…………82

Q33 MRIのどのスライスをみると失語症・失読・失書があるとわかりますか？…………84

「失行症」に関するよくある質問

Q34 失行症の検査，訓練，日常生活での工夫にはどのようなものがありますか？………88

Q35 MRIのどのスライスをみると失行症があるとわかりますか？……………………91

「失認症」に関するよくある質問

Q36 失認症の検査，訓練，日常生活での工夫にはどのようなものがありますか？……94

Q37 MRIのどのスライスをみると失認症があるとわかりますか？……………………96

「半側空間無視」に関するよくある質問

Q38 半側空間無視の検査，訓練，日常生活での工夫にはどのようなものがありますか？……98

「コミュニケーション障害」に関するよくある質問

Q39 脳損傷によるコミュニケーション障害の種類と評価にはどのようなものがありますか？ ……………………………………………………………………………………… 100

Q40 脳損傷によるコミュニケーション障害の介入にはどのようなものがありますか？ …… 103

Q41 コミュニケーション・スキルはどのように勉強すればよいですか？ ……………… 106

　　　　ロールプレイ1．Yes-No疑問文で話しかけてみましょう …………………………… 110
　　　　ロールプレイ2．選択肢をいくつか提示しながら話しかけてみましょう ………… 111
　　　　ロールプレイ3．要点を書き出しながら話しかけてみましょう ……………………… 112

「高次脳機能障害」に関するよくある質問

Q42 うつ病，抑うつ気分，抑うつ症状の評価と治療にはどのようなものがありますか？ …… 114

Q43 意識障害と高次脳機能障害はどのように違いますか？ ……………………………… 120

Q44 認知症と高次脳機能障害はどのように違いますか？ ………………………………… 122

Q45 どのようにしたら，患者さんのリハビリテーション意欲を引き出せますか？ ……… 124

Q46 社会的行動障害に悩む家族には，どのような支援・援助が必要ですか？ ………… 126

Q47 回復を期待し続ける家族に対してどのように対応すればよいですか？ …………… 129

Q48 暴力行為のある患者さんに対して緊急に対応しなければならないのはどのような場合ですか？ ………………………………………………………………………………… 131

Q49 てんかん発作のある患者さんに対して緊急に対応しなければならないのはどのような場合ですか？ …………………………………………………………………………… 133

Q50 うつ病，抑うつ状態の患者さんに対して緊急に対応しなければならないのはどのような場合ですか？ …………………………………………………………………………… 135

Q51 認知リハビリテーションとは何ですか？ ……………………………………………… 137

Q52 ソーシャル・スキル・トレーニング（SST）とは何ですか？ ……………………… 139

Q53 認知行動療法（CBT）とは何ですか？ ………………………………………………… 141

Q54 幻覚妄想状態の患者さんへの認知行動療法（CBT）のポイントは何ですか？ …… 143

Q55 就労支援のポイントは何ですか？ ……………………………………………………… 146

Q56 復学支援のポイントは何ですか？ ……………………………………………………… 151

Q57 家族支援のポイントは何ですか？ ……………………………………………………… 154

「グループ訓練」に関するよくある質問

Q58 グループ訓練はどのような目的で，どのような人を対象に行いますか？ ………… 157

Q59 グループ訓練はどのように行いますか？ ……………………………………………… 160

Q60 グループ内でトラブルが起こってしまった場合はどのように対応したらよいですか？ ·· 164

「チーム・アプローチ」に関するよくある質問

Q61 チーム・アプローチとは何ですか？ ··· 166

Q62 Care Programme Approach in Japan（CPA-J）とはどのようなシステムですか？ ·· 168

Q63 リカバリーとは何ですか？ ··· 172

Q64 ストレングスモデルとは何ですか？ ··· 174

Q65 多職種チーム（MDT）会議とは何ですか？ ··· 176

Q66 Care Programme Approach in Japan（CPA-J）をうつ状態の人に適応できますか？ ·· 179

Q67 Care Programme Approach in Japan（CPA-J）を障害の認識に問題がある人に適応できますか？ ··· 182

Ⅲ 社会資源　　　　　　　　　　　　　　　　　　　　　　　　　185

「福祉制度」に関するよくある質問

Q68 退院後の生活で利用できる福祉制度はありますか？ ····································· 186

　　　1. 障害者手帳 ·· 187

　　　2. 障害者自立支援法 ·· 189

　　　3. 障害年金 ·· 192

　　　4. 生活保護制度 ·· 192

　　　5. 介護保険制度 ·· 193

　　　6. 就労支援 ·· 194

資料〔高次脳機能障害に関連する器質性精神障害（ICD-10）〕 ····································· 119

索引 ··· 195

I

総論

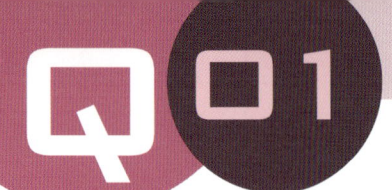

「定義」に関するよくある質問

高次脳機能障害とは何ですか？

わが国で用いられている高次脳機能障害の定義には，学術的な定義と，行政的な定義があります．論文や書籍を読む時には，著者がどのような定義のもとに高次脳機能障害という用語を用いているのか，確認しながら読むとよいでしょう．
　また，医療や保健の分野では，『ICD-10 国際疾病分類 第10版』（ICD-10）に基づいた「F0 症状性を含む器質性精神障害」という用語が使われることもあります．高次脳機能障害によって日常生活や社会生活に支障があると診断されると，「器質性精神障害」として精神障害者保健福祉手帳を申請することができます．

　高次脳機能障害とは"higher brain dysfunction"を訳した用語である．学術的には，「高次脳機能とは，言語，行為，認知，記憶，注意，判断などの働き」のことを意味し，「高次脳機能障害とは，失語，失行，失認，健忘，注意障害，判断障害」のことを指してきた[1]．

　行政的な定義は，2001年に厚生労働省が開始した「高次脳機能障害者支援モデル事業」に端を発している．失語症はモデル事業開始以前から身体障害者手帳の対象となっていたため，福祉サービスを受けることができた．一方，それ以外の記憶障害などの高次脳機能障害の人は障害者手帳が取得できず，福祉サービスを受けることができなかった．このモデル事業には，それらの患者を救済しようとした背景があった．モデル事業の結果，行政的には「高次脳機能障害」は，「記憶障害，注意障害，遂行機能障害，社会的行動障害」だと定義され[2]，精神障害者保健福祉手帳が申請できるようになり，また高次脳機能障害の障害認定は精神科医師以外でもできるようになった（Q68 参照）．

　ICD-10による「器質性精神障害」（資料（119頁）参照）とは，脳そのものの器質的病変や，全身疾患による中枢神経障害等を原因として何らかの精神障害を起こすことを指す．行政的な定義による「高次脳機能障害」によって日常生活や社会生活に支障があると診断されると，「器質性精神障害（F04，F06，F07）」として，精神障害者保健福祉手帳を申請することができる．

　本書の多くのQ＆Aは，行政用語の定義に基づいて書かれている．しかし，読者が臨床で出会う高次脳機能障害の症状を包括的に説明するために，学術的な定義に含まれる失語，失行，失認についてもとりあげた．また読者の混乱を避けるため，器質性精神障害という用語はあえて用いずに，高次脳機能障害という用語に統一してある．各Q＆Aがどのような定義のもとに高次脳機能障害という用語を用いているのか，確認しながら読んでほしい．

…… 文献 ……

1) 岩田　誠：Q1 高次脳機能障害とはどのようなものを指すのですか．また，どのように分類されるのですか．高次脳機能障害Q＆A基礎編（河村　満・編著），新興医学出版，2011，pp34-35．

2) 厚生労働省社会・援護局障害保健福祉部　国立障害者リハビリテーションセンター：高次脳機能障害者支援の手引き，改訂第2版，2008．

（廣實真弓）

「原因疾患」に関するよくある質問

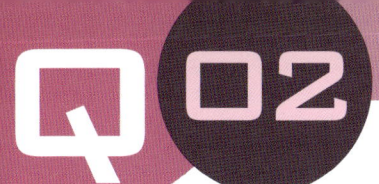

原因疾患にはどのようなものが多いですか？

原因疾患	
脳血管障害（脳梗塞，脳出血など）	神経変性疾患（アルツハイマー型認知症，パーキンソン病など）
脳腫瘍	
頭部外傷	脳症（代謝性疾患，自己免疫疾患など）
脳炎	てんかん

1．どのような疾患に多いのか

　高次脳機能障害は，一般に不可逆的な脳損傷により生じる．したがって，脳機能低下が一時的であり完全に回復する病態では生じにくい．また，意識障害により全般的な応答能力が低下した状態では，高次脳機能を評価することが困難になるので，意識障害の有無をまずチェックする必要がある．同様に，うつ状態など精神疾患により活動性が著しく低下した状態でも，高次脳機能障害のようにみえる場合があるので注意が必要である．

　高次脳機能障害をきたす疾患では脳血管障害がもっとも多いが，脳腫瘍，頭部外傷，種々の脳炎や脳症の後遺症としてもよくみられる．アルツハイマー型認知症などの認知症を含む神経変性疾患は，上記の疾患のように急な発症ではないが，徐々に脳の局所が萎縮していくため，様々な症状がみられる．また，通常，高次脳機能障害は後天性疾患（出生してしばらくは異常がなく，ある程度発達してから発症する疾患）にみられるものをいうが，近年では発達障害の高次脳機能障害研究もさかんになってきている．

2．疾患ごとの特徴

1）脳血管障害

　脳血管障害は大きく脳梗塞と脳出血に分けられる．脳出血はさらに，脳内出血，くも膜下出血，硬膜下出血，硬膜外出血など出血の生じる部位により分類される．このうち高次脳機能障害をきたしやすいのは脳内出血とくも膜下出血である．脳内出血は高血圧に伴いやすく，部位としては被殻と視床に多い．くも膜下出血は成人では脳動脈瘤，特に前交通動脈瘤破裂によるものが多く，前頭葉機能低下を生じやすい．一方，脳梗塞は動脈硬化を背景として徐々に血管狭窄が進み，最終的に血管がつまる脳血栓と，不整脈などに伴い急激に血管がつまる脳塞栓に分けられる．大脳を栄養する血管は，内頸動脈から分岐して脳の外側を広範に支配する中大脳動脈と，主に脳の前内側を支配する前大脳動

脈，椎骨脳底動脈から分岐し脳の後方を支配する後大脳動脈に分けられる．病巣部位により症状は全く異なるが，もっとも高次脳機能障害をきたしやすいのは中大脳動脈の支配領域に生じた脳梗塞である．なお，上記の脳血管障害は急性に生じるものであるが，それ以外に慢性的な脳虚血性病巣により血管性認知症を呈するビンスワンガー病や，微量の出血がたまることで認知症様症状が徐々に進行する慢性硬膜下血腫がある．後者は，血腫除去により症状改善が期待できる，代表的な「治療可能な認知症（treatable dementia）」である．

2) 神経変性疾患

神経細胞が徐々に変性脱落し，脳萎縮が進むとともに高次脳機能障害が進行する．5〜10年で寝たきりになる場合が多く，最終的には無言無動となり死に至る．認知症として有名なアルツハイマー型認知症，前頭側頭型認知症（ピック病を含む），レビー小体型認知症のほか，パーキンソン病，脊髄小脳変性症，筋萎縮性側索硬化症（ALS），ハンチントン病，進行性核上性麻痺，皮質基底核変性症など，運動障害が前景に出る疾患もある．ハンチントン病や進行性核上性麻痺は認知症を，皮質基底核変性症は失行などの高次脳機能障害をきたすが，それ以外の運動障害性変性疾患では高次脳機能障害は軽いといわれてきた．しかし近年では，社会的認知障害や言語障害などの問題が挙げられている．

3) 脳腫瘍

良性と悪性があり，良性腫瘍は徐々に大きくなり周囲脳組織を圧排して症状をきたすのに対し，悪性腫瘍は比較的急速に病巣が局所脳組織に浸潤しつつ進行するため，圧排というより浸潤した局所の症状をきたしやすい．発生部位により症状は異なるが，高次脳機能障害の中では記憶障害や言語障害で発症する場合が多い．

4) 頭部外傷

交通事故などに伴う頭部外傷では，脳局所の損傷によりその部位に関わる症状をきたす場合と，微細な局所脳損傷（びまん性軸索損傷など）により症状をきたす場合がある．また，画像診断で確認できる病巣はないが，社会的行動障害，記憶障害，注意障害，遂行機能障害が事故後に残存する，いわゆる狭義の高次脳機能障害もある．

5) その他の疾患

感染症や自己免疫疾患，内分泌・代謝性疾患に伴う各種脳炎・脳症によっても高次脳機能障害は生じうる．また，てんかんは可逆的な疾患であり本来の意味の高次脳機能障害はきたしにくいが，発作性の記憶障害をきたす疾患として，てんかん性健忘が注目されている．てんかんはまた，脳腫瘍の初発症状としても，頭部外傷の後遺症としてもみられやすいため（症候性てんかん），注意が必要である．

> **次に読むとよい おすすめ** 岩田 誠，鹿島晴雄・編：言語聴覚士のための基礎知識 臨床神経学・高次脳機能障害学，医学書院，2006．

（永井知代子）

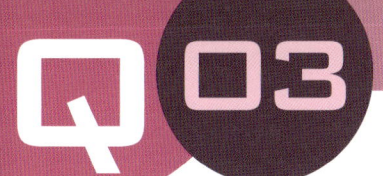

「病期」に関するよくある質問

急性期の評価，介入のポイントは何ですか？

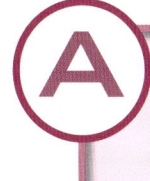

急性期には，高次脳機能障害や失語症の有無を評価します．そして高次脳機能障害により病棟生活に支障をきたしていないか，コミュニケーション手段は確立しているのかを評価し，問題がある場合には適切な対処法について他職種や家族に指導をします．

発症（受傷）直後の急性期の患者に対しては主治医を中心とした伝統的医学的モデルといわれるチーム・アプローチが行われる[1]．すなわち医師が診察し，障害が疑われるときは言語聴覚士（ST）などに評価の依頼が出される（図3-1）．評価の結果は速やかに医師を始めとする他職種に報告され，患者が円滑に病棟生活を送れるようにする．治療や訓練の方針はケア・カンファレンスを開催し，ゴールを確認した上で各担当者が訓練を進めていく．急性期は病状の変化が大きく，禁忌事項の確認は介入前に必ず行う必要がある．

失語症だけでなく，記憶障害，注意障害，遂行機能障害が認められる高次脳機能障害の人には少なからずコミュニケーション障害が起こる．STはコミュニケーション障害の有無を評価し，障害が認められる場合には，どのようなコミュニケーション手段を用いると，患者とスタッフとのコミュニケーションが円滑になるのか具体的な方法について報告することが重要である（Q39，40参照）．

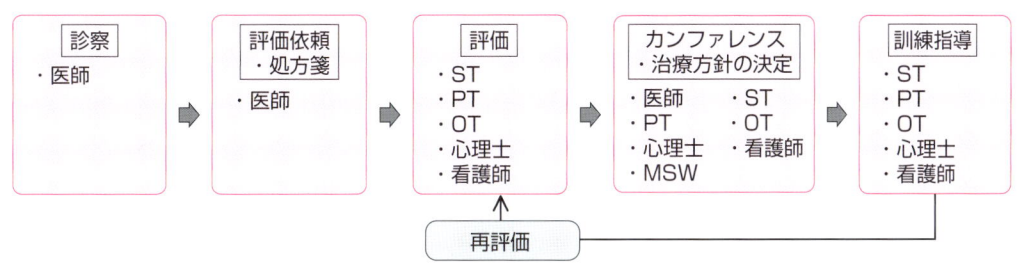

図3-1　急性期のリハビリの流れ
＊PT：理学療法士，OT：作業療法士，MSW：医療ソーシャルワーカー

次に読むとよい おすすめ　本田哲三：臨床リハ別冊　高次脳機能障害のリハビリテーション，医歯薬出版，1995．

・・・・・・ 文献 ・・・・・・
1) 本田哲三：臨床リハ別冊　高次脳機能障害のリハビリテーション，医歯薬出版，1995．

（廣實真弓）

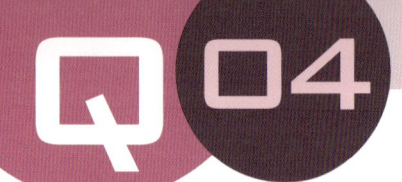

回復期の評価，介入のポイントは何ですか？

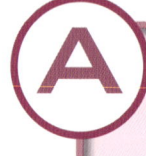

回復期になると身体状態が落ち着き，多くの患者さんが総合的な評価や集中的な機能訓練を開始できるようになります．この時期は最大限の機能回復を目指すと同時に，退院後の生活をみすえた生活指導の準備時期であるという認識が重要です．

1. 総合的な評価と集中的な機能訓練

回復期は，機能障害の改善がもっとも顕著な時期であり，この時期には総合的な評価と集中的な機能訓練を実施する（**図4-1**）．評価は訓練前後に行い，障害の回復や訓練効果を判定する．訓練の詳細は本書の該当する項目を参照してほしい（Q13，18，23，32，34，36，38参照）．

2. 日常生活へ戻る準備

高次脳機能障害は日常生活動作に比べ，社会生活上の障害が重度となる[1]．そのため，回復期病棟に入院中から退院後の生活をみすえた生活指導を実施することが重要である．

1）外泊訓練を活かす

病棟生活では問題が顕在化しない場合でも，家庭での日常生活で問題点が明らかになる場合がある．逆に入院中は問題視されていたことが家庭内の生活では問題なく行えるという場合もある．例え

評価・機能訓練	・総合的な評価 ・集中的な機能訓練
予後予測・今後のリハビリ	・退院後どのようなリハビリが必要か検討する ・どこでリハビリを受けるか検討する
生活に戻る準備	・多職種による生活上の問題点の把握 ・対応策の患者・家族への指導 ・地域の関係施設との連携

図4-1 回復期の評価・介入のポイント

「病期」に関するよくある質問

ば，病棟の中でトイレの場所を覚えることが難しく，地誌的見当識障害を疑われる患者が住みなれた自宅の中では問題なく生活できることがある．入院中から生活指導を開始するために外泊訓練を活用する場合がある．

　例えば，機能障害から日常生活に支障をきたしそうな問題点をリストアップし，外泊中に家族にチェックしてもらう（**図 4-2**）とよい．また，1 日の日程表を渡し，どのように過ごしていたか，その時に問題となる行動がみられたかを記入してもらう（**図 4-3**）場合もある．効率のよいチェックリストを作成するポイントは，「その人の日常生活が病前どのように営まれていたかを 1 日を通して，また 1 週間を通して確認すること」，そして評価の結果から「その人の日常生活で問題になりそうな症状を的確に推測する」ことである．

> ご家族の方へ：外泊中に次の活動をした時に，「一人で実施できた」か，それともご家族の「声かけや手伝いが必要だった」のか記入してください．
>
> （外泊 1 日目：　　　年　　月　　日）
>
> | チェックすること | 一人で可能 | 家族の声かけや手伝いが必要 | 未実施 |
> |---|---|---|---|
> | 忘れずにガスコンロの火の後始末ができましたか？ | | | |
> | 風呂に水をはることができましたか？ | | | |
> | 風呂のガスの管理ができましたか？ | | | |
> | 鍵の置き場所を覚えていましたか？ | | | |
> | 忘れずに鍵をかけることができましたか？ | | | |
> | 携帯の置き場所を覚えていましたか？ | | | |

図 4-2　外泊時の活動についてのチェックリスト（例）

> （外泊 1 日目：　20○○年　○月　○日）
>
> 記入方法：一人でできた　◎，家族の声かけが必要だった　○，家族の手伝いが必要だった　△
>
> | 時間帯 | 活動 | 実施 | コメント |
> |---|---|---|---|
> | 7:00 | 起床 | ◎ | 病前と同じ時間に一人で起きてきた |
> | | トイレ | ○ | トイレには一人で行ったが，排尿後座ったままだったので声をかけた |
> | | 着替え | △ | 着替えるように声をかけた．タンスから洋服を出そうとしなかったので手伝った．一人で着替えたが，ワイシャツがズボンから出ていても気にしていなかったので手伝った |
> | 8:00 | 食卓につく | ○ | |
> | | 食事 | ◎ | |
> | | 後片づけ | △ | |
> | | 歯磨き | ○ | |
> | | テレビ | ◎ | 自分でリモコンを使って，ニュースをみていたが，すぐに消してしまった |

図 4-3　日常生活のチェックリスト（例）

＊チェックリスト作成のポイント：患者の重症度や，障害の種類により，チェックしたいポイントを絞る．軽度の患者の場合は，起床から就寝までの様子を記入してもらうリストを作る．

チェックリストの作成の際は，何を確認してくるのか，チーム内の誰がチェックリストを作成するのかを確認しておく必要がある．チェックリストの担当者は自分の担当領域だけでなく，他職種が確認したいポイントも列挙し，作成する．

2）障害と対処法について患者と家族に説明する

　高次脳機能障害は「見えない障害」といわれてきたように，周囲の人が理解するのが難しい障害である．しかし周囲の人が高次脳機能障害について理解することで患者の問題点が解決することも多い．医師が病状と障害について説明した後，STはその障害によりどのような問題点が起こっているのか，また，その問題点に対してどのような対処法が有効なのか説明する．その際，対処法については口頭で説明するだけでは不十分な場合がある．例えば，コミュニケーションのとり方は，口頭での説明だけで理解されるものと，ロールプレイを実施した方がよいものがある（Q41参照）．

3）チーム内の連携，および医療と地域の連携を図る

　回復期は，患者の身体機能面の変化が大きい時期である．チーム内での連携を図るためには，評価結果だけでなく，患者の日常的な病態，介入のゴールや進捗状況を常にチーム内で確認できる体制（Q61参照）が作られている必要がある．

　また，入院中から退院後の患者の生活を支える体制を整えておくことが高次脳機能障害の人にとっては重要である．地域との連携は，退院時の障害名や病状についての報告書だけでは不十分な場合も多い．入院時から患者の了解のもと，地域の施設職員と会議を開催し，介入法や対処法を伝えておくのが理想的である．本書では，チーム内の連携や地域との連携を図るシステムの例を紹介する（Q61～Q67参照）．

次に読むとよい おすすめ　本田哲三：回復期病棟におけるチームアプローチ．高次脳機能障害のリハビリテーション第2版，医学書院，2010．

文献

1）本田哲三：回復期リハビリテーション病棟におけるチームアプローチ．高次脳機能障害のリハビリテーション，第2版，医学書院，2010，pp195-204．

（廣實真弓）

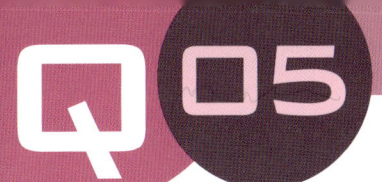

「病期」に関するよくある質問

維持期の評価，介入のポイントは何ですか？

維持期（生活適応期）は，日常生活を送る中で高次脳機能障害が顕在化してくる時期だといえます．維持期の評価と介入のポイントは，社会生活を送る上で支障となる問題の見極めと，それに対する訓練を行うことにより，社会生活に戻っていくための支援を行うことです．

1. 維持期の評価の目的

神経心理学的検査を実施し，機能障害の回復や経過について定量的にフォローする．その際，急性期や回復期の神経心理学的検査の結果が入手できていることが望ましい．

また，日常生活で観察される症状は，ある特定の認知機能の障害が要因となっているというよりは，様々な認知機能の障害が複合的な要因となり引き起こされることが多い．そのため様々な症状を引き起こす要因となっている機能障害の有無や改善について定量的に経過観察するとともに，実際の生活に支障をきたしている問題点への対処法の指導が重要である．症状の把握は，担当スタッフによる観察や家族からの情報収集をもとに行う．その際，症状の見落としがないように問診票（Q8参照）を用いるとよい．

2. 維持期の介入

この時期は，当事者および家族が，障害についての認識を深めると同時に，生活や人生について喪失感を味わいながらも，多くの人の良質で十分な量の支援を受けることで希望を見出す時期である．その意味で，心理的側面からのサポートと認知機能の障害に対する介入を行うことがますます重要な時期といえる（**図5-1**）．

そのために，STは専門性を活かしながら，多職種チーム（MDT：Multidisciplinary team）（Q65参照）の一員として患者や家族を支援する．STが行う介入についてまとめる．

① 障害への介入
② 心理的サポート（Q42，50，66参照）
③ 家族への支援（Q57参照）
　・家族の心理面へのサポート
　・疾病教育（障害と対処法）を家族に行う
　・各種サービスの相談窓口の紹介
④ 地域における関連機関の協働

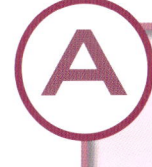

図5-1　維持期の支援

地域連絡会議を開催し，当事者，家族，関連機関が情報を共有し，当事者の望むケアプランを作成する．

（廣實真弓）

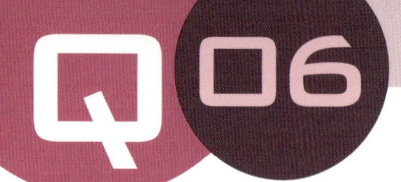

MRIとCTの違いは何ですか？

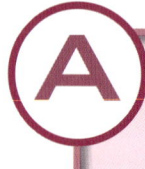

CT（Computed Tomography：コンピュータ断層撮影）は多くの医療機関に設置されており，撮像時間が短いため，特に脳出血などの急性疾患の診断に有用です．MRI（Magnetic Resonance Imaging：(核)磁気共鳴撮像）は解像度が高く，様々な角度から撮像でき，また条件を変えることで異なる病態の鑑別が可能なので，精密検査に適しています．

1. CT（Computed Tomography：コンピュータ断層撮影）

　頭部CTは，X線管球を身体の周囲に回転させ，対向する検出器でX線吸収率を測定し，その吸収の違いから得られる画像コントラストをCT値（Hounsfield unit：HU）で表したものである．水のCT値は0であり，生体組織のCT値は1000（骨）〜-1000（空気）のスケールが画像の濃淡で表示される．通常の頭部CTは，脳底部から頭頂部まで，OM線（orbitomeatal line：眼窩外耳道線（眼窩と外耳口の中心を結ぶ線））に平行方向のスライス（水平断）で撮像され，8〜10 mmの厚さのスライスが一般的である．撮像時間は数分と短く，国内普及率が高いため，多くの医療施設で緊急の撮像が可能である．しかし画像解像度はMRIに比べると低く，一般には水平断しかみられないこと，X線照射があること，X線吸収率の違いのみが情報として得られることが難点である．

2. MRI（Magnetic Resonance Imaging：(核)磁気共鳴撮像）

　MRIはCTにやや遅れて普及した方法で，撮像された画像はCT画像と似ているが，X線照射はない．水素原子核の分布とその存在状態（主に自由水，脂肪の水素）を画像化する方法である．水平断だけでなく，冠状断・矢状断など様々なスライスの撮像が可能である．撮像時間が長いのが難点だが，CTより濃度分解能が優れており，病巣の評価のみならず，正常構造の脳溝同定なども正確にできるため，神経心理学的な評価に適している．

　通常のルーチン検査では，AC-PC線（anterior commissure-posterior commissure line：前交連と後交連を結ぶ線で，脳幹の軸に垂直になる）（**図6-1**）に平行な水平断を5 mm厚で撮ることが多く，全体で20スライスくらいになる．基準線としてCTではOM線，MRIではAC-PC線を使う場合が多く，スライス上の脳溝の位置が若干異なってくるので注意が必要である．なお，定位的に示す時は，水平断ではAC-PC線より上をプラス，下をマイナスでこの基準線からの距離（mm）で表し，冠状断（AC-PC線に垂直なスライス）では，VCA線（vertical line drawn

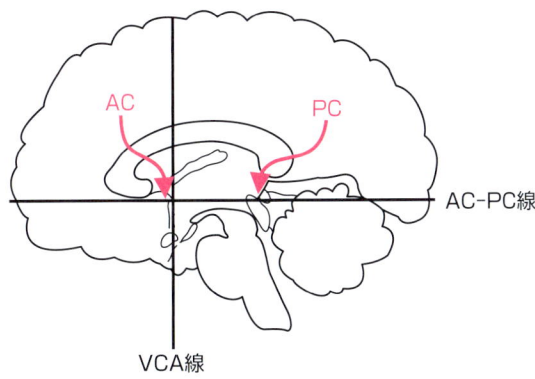

図 6-1 AC-PC 線と VCA 線

through the anterior commissure：前交連の後端に接する垂線）を基準として，それより前をプラス，後ろをマイナスで表す．

MRI で通常行われる撮像条件には T1 強調画像（T1WI：T1 weighted image），T2 強調画像（T2WI：T2 weighted image），FLAIR（Fluid Attenuated Inversion Recovery），拡散強調画像（DWI：Diffusion weighted image），T2*強調画像（T2*WI：T2 star weighted image）などがある（**表 6-1**）．

表 6-1 撮像条件と画像上のポイント

撮像条件	画像上のポイント
T1WI	水分が低信号を呈し（脳室や溝が黒くみえる），CT 画像とよく似た外観をとる．脳の構造の異常（萎縮や損傷）をみるのに適している
T2WI	T1WI とちょうど白黒反転した外観であり，脳梗塞巣など多くの病巣が高信号に（白く）みえる．病巣の広がりなどを確かめるのに適している
FLAIR	水の信号を抑制した T2WI であり，脳室（T1WI のように黒くみえる）周辺の病巣，例えば大脳白質の虚血性変化をみるのに適している
DWI	水分子の拡散が低下した領域が高信号に描出されるもので，ほかの方法では発見できないような超急性期の脳梗塞などを検出するのに適している
T2*WI	微小出血の検出に優れている

次に読むとよい **おすすめ** 高久史麿, 尾形悦郎, 黒川 清・他監：新臨床内科学, 第 9 版, 医学書院, 2009.

（永井知代子）

Q 07 画像を転記する時のポイントは何ですか？

A 病巣がみえるレベルの脳のスライス図を描き，病巣が①脳の左右いずれにあるのか（両側の場合はより変化の強い側），②どの脳回にあるのか，③広さはどうか（限局性か，びまん性か，広範かなど），がわかるように，溝や脳室をメルクマールにして描きます．

　頭部 MRI や CT の画像およびその所見をみて病巣を描き写す（転記する）場合には，まず病巣のあるスライスを選ぶ．そして，そのレベルにもっとも近いと思われるスライスを，既存の MRI 脳部位アトラスのような図版で部位を確認する．**図 7-1** に正常脳 MRI T1WI の代表的な水平断を示した．これは MRIcron[1] の標準脳 ch2.nii.gz から，Talairach と Tournoux の図版[2] の Z 軸の値［水平断の基準である AC-PC 線（図 6-1（11 頁）参照）からの上下方向の距離（mm）を表す］に合わせて抽出したスライスである．例えば，図 7-1 の左上のスライス z＝-24 は，AC-PC 線から下方に 24 mm のレベルという意味である．同図版を参照すれば，各部位の脳回のみならず，ブロードマン分類による脳部位（BA：Brodmann area）も把握できる．各脳回とブロードマン領

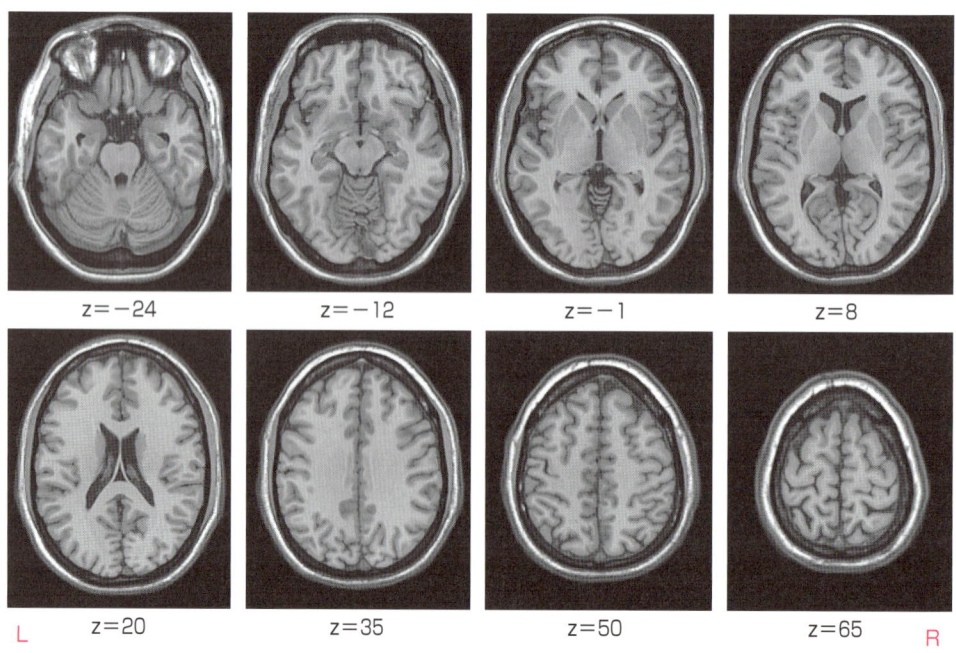

図 7-1　正常脳 MRI（T1WI）水平断面

「画像診断」に関するよくある質問

域の対応を**表7-1**に示した．この後の章（各論）に出てくる，「MRIのどのスライスをみたらわかりますか」の項目（Q12，17，22，33，35，37参照）に対しては，この図7-1の水平断を参照されたい．なお，病巣によっては水平断以外のスライス（冠状断，矢状断）の方がみやすい場合もあるので，各論では水平断以外も示す．

病巣のある脳部位がどこなのかを知るには，まずその部位の含まれるスライスがおおよそどのレベルなのかを知る必要がある．**図7-2**は図7-1を略図にしたものである．下のレベル（左上から右

表7-1 ブロードマン分類と脳回の対応 [3]（Damasio et al., 1991 より一部改変）

ブロードマン分類	溝を基準とした脳回	ブロードマン分類	溝を基準とした脳回
BA4	中心前回（一次運動野）	BA7	上頭頂小葉
BA44	弁蓋部 ⎫	BA5	上頭頂小葉前上部
BA45	三角部 ⎬ 前頭弁蓋	BA23, 31	後部帯状回
BA47	眼窩部 ⎭ *BA44+45＝Broca野	BA30, 26, 29	脳梁膨大後部領域
BA6	上中下前頭回後部＝運動前野， 内側面＝補足運動野	BA22	上側頭回 *左後1/3＝Wernicke野
BA10	⎫	BA41, 42	Heschl横回（一次聴覚野）
BA9	⎬ 上中前頭回：背外側前頭前野・内側前頭前野	BA21	中側頭回
BA8	⎭	BA20	下側頭回
		BA35, 36	第四側頭回
BA46	中前頭回：背外側前頭前野	BA32	上前頭回内側部
BA32	上前頭回内側部	BA37	中・下側頭回，第四側頭回の後部
BA11, 12	眼窩回	BA28, 27	海馬傍回
BA25	梁下野	BA24	前部帯状回
BA24	前部帯状回	BA38	側頭極
BA3, 1, 2	中心後回（一次体性感覚野）	BA17	鳥距領域・線条野（一次視覚野）
BA40	縁上回 ⎫	BA18	⎫
BA39	角回 ⎬ 下頭頂小葉	BA19	⎬ 舌状回・紡錘状回，楔前部

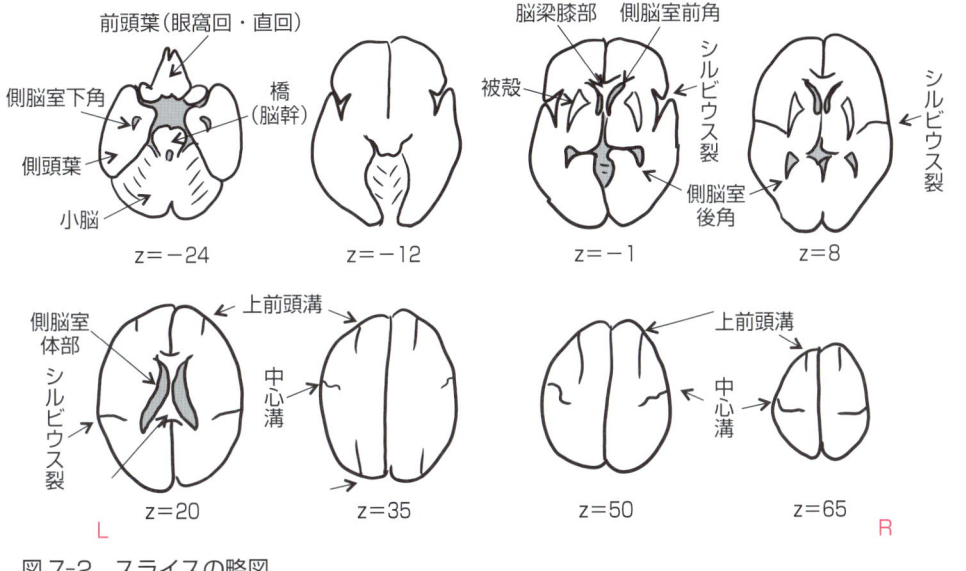

図7-2 スライスの略図

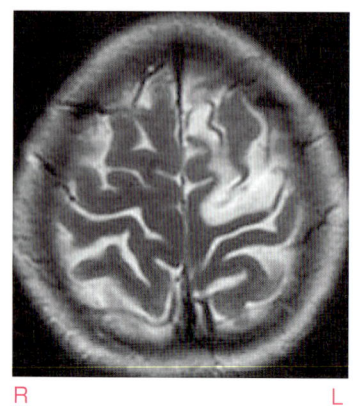
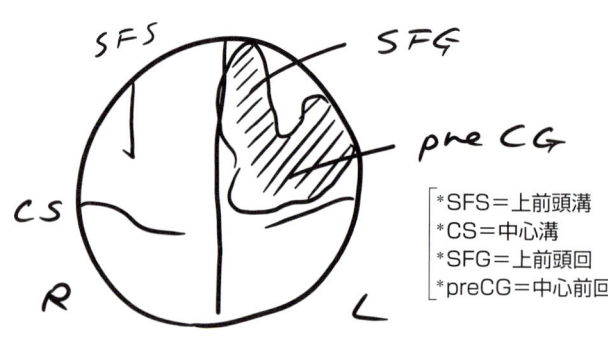

図7-3 陳旧性脳梗塞の例

下に向かって,レベルが上がっていく)から説明していくと,脳幹や小脳と同時にみえる大脳は,通常側頭葉と前頭葉(眼窩回・直回)のみである(z=−24).これより上のスライスでは,側脳室の形と脳溝を目安にして大まかなレベルを探るとよい(z=−1,8,20).側脳室前角と後角がみえるスライス(z=−1,8)が,おそらくもっとも失語症と関連した病巣をみるのに重要なスライスで,シルビウス裂より前方(図の上方)にみえるのは前頭葉,後方にみえるのが側頭葉である.さらに上のスライスで,側脳室体部がみえるレベル(z=20)では,後方に頭頂葉(下頭頂小葉),前方に前頭葉がみえる.側脳室がみえない高いスライス(z=35,50,65)では,脳溝により場所を同定することが重要である.もっとも重要なのは中心溝で,その前方が前頭葉(中心前回),後方が頭頂葉(中心後回)である.上前頭溝より内側が上前頭回,外側が中前頭回になる.

病巣を描き込む時には,以下の点に留意する.
①病巣は左か右か,両側か.
②病巣があるのはどの脳葉の,どの脳回か.
③病巣はどこまで広がっているのか.

図7-3に,陳旧性脳梗塞の具体例を示す.MRI画像(左)をみてポイントを押さえた描画(右)を行うには,上記の留意点を考慮して,①左である,②中心前回と上前頭回にも病巣がある,③中心前回がメインで,上前頭回にも病巣がおよんでいる,ということが表現された図を描く.なお,図7-1および本書の「MRIのどのスライスをみたらわかりますか」の画像では,向かって左を左脳(Lで表現.右脳はR)としているが,通常撮像されるMRIでは,向かって右が左脳であることに留意されたい.

次に読むとよい おすすめ　石原健司:CD-ROMでレッスン　脳画像の読み方,医歯薬出版,2010.

…… 文献 ……
1) MRIcronホームページ：http://www.mccauslandcenter.sc.edu/mricro/mricron/ (2012年9月現在)
2) Talairach J, Tournoux P (translated by Rayport M) : Co-planar stereotaxic atlas of the human brain. 3-dimentional proportional system: an approach to cerebral imaging. Thieme, Stuttgart, 1988.
3) Damasio H, Damasio AR：神経心理学と病巣解析(河内十郎・訳),医学書院,1991.

(永井知代子)

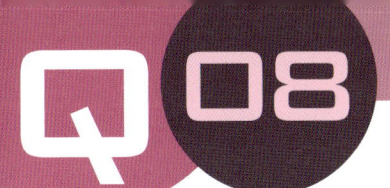

「スクリーニング」に関するよくある質問

問診票には どのようなものがありますか？

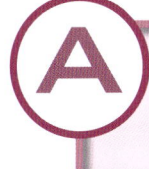

問診票には，障害を検出するためのものと，症状を把握するためのものがあります．ここでは，症状を把握するための問診票を紹介します．問診票を実施し，病棟生活や日常生活に支障をきたすような症状が検出された場合には，他のチーム・スタッフに速やかに報告し，必要に応じて適切な対処法を他職種や家族に伝達します．

　問診票は障害のスクリーニングを目的とするものと，症状を把握することを目的とするものがある．前者は，外来の初診で今後の治療方針を決定する材料として実施する時などに使用するため，短時間に実施でき，簡便であることが求められる．頭部外傷後の高次脳機能障害向けのスクリーニング検査には Repeatable Battery for the Assessment of Neuropsychological Status (RBANS)[1] がある．RBANS は当初認知症のスクリーニング検査として開発されたが，頭部外傷後の高次脳機能障害の人でも信頼性があると報告がされた[2]．日本ではまだ標準化されていない．

　症状を把握することを目的とした問診表には先崎ほか[3]（**表 8-1**），渡邉・廣實ほか[5]（**表 8-2**），早川[6]などがある．高次脳機能障害の症状は多様である．神経心理学的検査を実施し記憶障害があることが明らかになったとしても，日常生活でどのような症状に悩まされているかは明らかではない．高次脳機能障害のリハビリテーション（以下，リハビリ）では機能訓練に加え，必要に応じて代償手段の獲得を指導する．代償手段は日常生活に支障をきたしている症状ごとに対応する必要があるため，STは障害となっている症状すべてを把握する必要がある．また，環境調整として周囲の理解を求めるという場合もある．渡邉・廣實ほかは，症状の把握と対応策の提示を目的に問診表を考案した．STが初回面接時に実施することにより，その後の検査計画や訓練計画を立てる際に有用である（表 8-2）．

　問診票の記載の仕方は，患者自身が記載する自記式と，検査者が質問し患者に回答してもらう方法がある．問診票を実施し，高次脳機能障害があると疑われた場合には，該当する神経心理学的検査（Q11，16，21，34，36，38 参照）を実施し障害の有無について判断する．また，日常生活に支障をきたしている障害については，機能訓練を実施し障害の改善を図ると同時に，必要があれば代償手段を用いて活動や参加の制限を軽減するように工夫する．例えば，注意障害によりミスが多いという場合には，機能訓練として仮名拾いのドリルを行い，代償手段として作業の手順表を作り，自身の作業工程を確認しながら作業を遂行するというリハビリが考えられる．

表 8-1　脳損傷患者の日常生活による注意評価スケール[3,4]

not at all	全く認めない	0 点
occasionally	時として認められる	1 点
sometimes	時々認められる	2 点
almost always	ほとんどいつも認められる	3 点
always	絶えず認められる	4 点

1	眠そうで，活力（エネルギー）に欠けてみえる
2	すぐに疲れる
3	動作がのろい
4	言葉での反応が遅い
5	頭脳的ないしは心理的な作業（例えば，計算など）が遅い
6	いわれないと何事も続けられない
7	長時間（約 15 秒間以上）宙をじっとみつめている
8	一つのことに注意を集中するのが困難である
9	すぐに注意散漫になる
10	一度に 2 つ以上のことに注意を向けることができない
11	注意をうまく向けられないために，間違いをおかす
12	何かする際に細かいことが抜けてしまう（誤る）
13	落ち着きがない
14	一つのことに長く（5 分間以上）集中して取り組めない

＊3：麻痺のある場合には，そのことないしはその身体部位の動作の障害は除外ないしは差し引いて評価する．
＊4 および 5：失語症や認知症がある場合にも，それを含めて評価する．
　（＊は原本にはなく，訳者らが追加した．また，7 と 14 の（　）内の時間は，原本の項目の意味を把握した上で，採点しやすいように訳者らで追加したものである）

表 8-2　問診票[5]（廣實真弓，2011 より一部改変）

	問診	回答		
主に記憶に関する質問				
1	人の名前を思い出すことが苦手ですか？	はい	いいえ	どちらともいえない
2	物の置き場所を思い出すことが苦手ですか？	はい	いいえ	どちらともいえない
3	外出した時，忘れ物をしてくることがありますか？	はい	いいえ	どちらともいえない
4	5 分前のことを思い出すことが苦手ですか？	はい	いいえ	どちらともいえない
5	半日前のことを思い出すことが苦手ですか？	はい	いいえ	どちらともいえない
6	昨日のことを思い出すことが苦手ですか？	はい	いいえ	どちらともいえない
7	鍵をかけたかどうか思い出すことが苦手ですか？	はい	いいえ	どちらともいえない
8	火を消したかどうか思い出すことが苦手ですか？	はい	いいえ	どちらともいえない
9	予定を思い出すことが苦手ですか？	はい	いいえ	どちらともいえない
10	仕事や作業の手順を思い出すことが苦手ですか？	はい	いいえ	どちらともいえない
11	約束を守れないことがありますか？	はい	いいえ	どちらともいえない
12	発症（受傷）前の記憶があいまいですか？	はい	いいえ	どちらともいえない
13	同じ話を何度も聞いたり，話したりしますか？	はい	いいえ	どちらともいえない
14	道順を覚えることが苦手ですか？	はい	いいえ	どちらともいえない
15	行き慣れた場所に行く時でも道に迷うことはありますか？	はい	いいえ	どちらともいえない
16	道順を確認しながら目的地にたどり着くことができますか？	はい	いいえ	どちらともいえない
17	作り話をすることがありますか？	はい	いいえ	どちらともいえない

「スクリーニング」に関するよくある質問

18	他人が物をとったということがありますか？	はい	いいえ	どちらともいえない
19	話の筋や登場人物を思い出すことが苦手ですか？	はい	いいえ	どちらともいえない

主に注意に関する質問

20	集中力がないですか？	はい	いいえ	どちらともいえない
21	注意散漫ですか？	はい	いいえ	どちらともいえない
22	ミスが多いですか？	はい	いいえ	どちらともいえない
23	疲れやすいですか？	はい	いいえ	どちらともいえない
24	2つのことを同時にできますか？ （例：メモをとろうとしても，聞きながら書けない，書きながら聞けない）	はい	いいえ	どちらともいえない
25	一つのことを終えるのに時間がかかりますか？	はい	いいえ	どちらともいえない
26	一つのことを最後までできませんか？	はい	いいえ	どちらともいえない
27	自分の名前が呼ばれているのに気づかないことがありますか？	はい	いいえ	どちらともいえない

主に遂行機能に関する質問

28	自分で計画が立てるのが苦手ですか？	はい	いいえ	どちらともいえない
29	自分で判断したり，問題を解決することが苦手ですか？	はい	いいえ	どちらともいえない
30	自分が正しく作業をしているか確認しながら作業していますか？	はい	いいえ	どちらともいえない
31	必要に応じて間違いを修正し，計画を変更することができますか？	はい	いいえ	どちらともいえない
32	困ったことが起きた時，どうすればよいか思いつきますか？	はい	いいえ	どちらともいえない
33	作業中に声をかけられると，どこまで作業していたかわからなくなってしまうことはありますか？	はい	いいえ	どちらともいえない
34	決断するのに時間がかかることがありますか？ （例：どのメニューを注文するか決められない）	はい	いいえ	どちらともいえない
35	いきあたりばったりの行動をすることがありますか？	はい	いいえ	どちらともいえない

主にコミュニケーションに関する質問

患者が話し手の時

36	ことばが上手く出てこないことがありますか？	はい	いいえ	どちらともいえない
37	流暢に話せますか？	はい	いいえ	どちらともいえない
38	話にまとまりがないですか？	はい	いいえ	どちらともいえない
39	言い誤ることがありますか？ （例：いおうとしている単語と違う単語をいってしまう）	はい	いいえ	どちらともいえない
40	一人で話し続けてしまうことがありますか？	はい	いいえ	どちらともいえない
41	人の話を最後まで聞かずに，話に割り込んでしまうことがありますか？	はい	いいえ	どちらともいえない

患者が聞き手の時

42	人の話を100％理解できますか？	はい	いいえ	どちらともいえない
43	テンポの速い会話についていけないことがありますか？	はい	いいえ	どちらともいえない
44	話の要点がわからない時がありますか？	はい	いいえ	どちらともいえない
45	例え話や冗談がわからないことがありますか？	はい	いいえ	どちらともいえない

主に行動に関する質問

46	一つのことに執着してしまいますか？	はい	いいえ	どちらともいえない
47	言い出したらきかないことがありますか？	はい	いいえ	どちらともいえない
48	自己中心的な発言や同行で周りと強調できないことがありますか？	はい	いいえ	どちらともいえない
49	周りにちょっかいを出してしまうことがありますか？	はい	いいえ	どちらともいえない
50	無駄遣いをしてしまうことがありますか？	はい	いいえ	どちらともいえない
51	際限なく食べてしまうことがありますか？	はい	いいえ	どちらともいえない

52	ささいなことで怒ってしまうことがありますか？	はい	いいえ	どちらともいえない
53	大声を出すことがありますか？	はい	いいえ	どちらともいえない
54	じっとしていられませんか？	はい	いいえ	どちらともいえない
55	暴言がありますか？	はい	いいえ	どちらともいえない
56	暴力をふるってしまうことがありますか？	はい	いいえ	どちらともいえない
57	特定の人から離れないことがありますか？	はい	いいえ	どちらともいえない
58	言い出したらきかないですか？	はい	いいえ	どちらともいえない
59	一つひとつの動作がゆっくりですか？	はい	いいえ	どちらともいえない
60	自分から行動を開始しますか？	はい	いいえ	どちらともいえない
61	やる気がないようにみられることがありますか？	はい	いいえ	どちらともいえない
62	人に指示してもらわないと何もできませんか？	はい	いいえ	どちらともいえない
63	ぼんやりしているようにみられることがありますか？	はい	いいえ	どちらともいえない
その他の質問				
64	自分に障害があると思いますか？	はい	いいえ	どちらともいえない
65	能力的には無理なのに病前と同様の仕事をしたいと思いますか？	はい	いいえ	どちらともいえない
66	自分の間違いを指摘されても誤りを認めないことがありますか？	はい	いいえ	どちらともいえない
67	人を許すことができないことがありますか？	はい	いいえ	どちらともいえない
68	失敗すると他人のせいにすることがありますか？	はい	いいえ	どちらともいえない
69	依存的ですか？	はい	いいえ	どちらともいえない
70	こどもっぽいですか？	はい	いいえ	どちらともいえない
71	おちこみがちで，抑うつ的ですか？	はい	いいえ	どちらともいえない
72	ひきこもりがちですか？	はい	いいえ	どちらともいえない
73	表情がかたく，笑顔が少ないですか？	はい	いいえ	どちらともいえない
74	爪切り，歯ブラシ，はさみなどの道具がうまく使えますか？	はい	いいえ	どちらともいえない
75	服をうまく着られますか？	はい	いいえ	どちらともいえない
76	家族の顔をみてもそれが誰かわからないことがありますか？	はい	いいえ	どちらともいえない
77	支援者の顔を覚えられなくて困ることはありますか？	はい	いいえ	どちらともいえない
78	目はみえていても，左側（あるいは右側）にあるものを見落とすことがありますか？	はい	いいえ	どちらともいえない
79	電車の中や，人ごみの中だと落ち着かないことがありますか？	はい	いいえ	どちらともいえない
80	いつもと異なった状況では混乱しますか？	はい	いいえ	どちらともいえない
81	おかしくもないのに笑い出すことがありますか？	はい	いいえ	どちらともいえない
82	ささいなことで泣き出すことがありますか？	はい	いいえ	どちらともいえない

次に読むとよい おすすめ　廣實真弓：問診表．高次脳機能障害 CD-ROM で情報提供（渡邉　修・編），医歯薬出版，2011，pp59-62．

文献

1) Randolph C, Tierney MC, Mohr E et al.：The Repeatable Battery for the Assessment of Neuropsychological Status（RBANS）: Preliminary Clinical Validity. *Journal of Clinical and Experimental Neuropsychology*, **20**(3)：310-319, 1998.
2) McKay C, Casey JE, Wertheimer J et al.：Reliability and validity of the RBANS in a traumatic brain injured sample. *Archives of Clinical Neuropsychology*, **22**(1)：91-98, 2007.
3) 先崎　章，枝久保達夫，星　克司・他：臨床的注意評価スケールの信頼性と妥当性の検討．総合リハ，**25**：567-573，1997．
4) Ponsford J, Kinsella：The use of rating scale of attentional behaviour. *Neuropsychol Rehabil*, **1**：241-257, 1991.
5) 廣實真弓：問診表．高次脳機能障害 CD-ROM で情報提供（渡邉　修・編），医歯薬出版，2011．pp59-62．
6) 早川峰司，生駒一憲，大城あき子・他：救急医療施設における頭部外傷後高次脳機能障害の問題点．日救急医会誌，**18**：169-178．2007．

（廣實真弓）

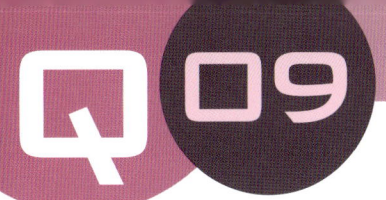

「報告書」に関するよくある質問

報告書の書き方のポイントは何ですか？

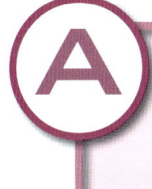

報告書は，客観的な根拠（データ）に基づき書くこと，また共通の用語を用いて簡潔に書くことが大切です．文章は短く，「思う」「感じる」などの主観的な表現は不適切です．また提出する先によっても内容は変わってきます．医療関係者以外に提出する場合には，平易な言葉への読み替えが必要です．ここでは，評価のまとめ（医療職間での報告）を例に挙げて解説します．

　高次脳機能障害の階層性を考えて整理していくとよい．まずは，背景症状（意識・注意・意欲），見当識，次に記憶，言語，行為，視覚認知，視空間認知（構成機能を含む），そして，いわゆる前頭

表 9-1　高次脳機能障害の報告書の作成のヒント

機能	情報収集の手立て	コメント例
感覚，運動など	観察，カルテ情報など	麻痺，不随意運動，感覚レベルの障害（視覚障害，聴覚障害など），dysarthria などの有無・程度
背景症状 （意識，注意，意欲）	会話，反応全般，JCS，GCS，CAT，CAS など	・意識清明 ・覚醒度の低下の有無
見当識	会話，MMSE など （日付・場所）	・良好 ・日時については… ・場所については…
記憶	WMS-R，RBMT，数唱，ROCFT，会話など	・記憶障害（記銘力の低下）の有無 　さらに具体的には 　　・学習効果が得られない 　　・再生では／再認では／カテゴリーヒントでは（比較）……
言語	会話，SLTA，WAB，D.D.2000 など	・失語症状の有無 　さらに具体的には 　　・聴覚的理解の障害，喚語困難，書字障害，発語失行など
行為	SPTA など	・肢節運動失行，口部顔面失行，観念失行，観念運動失行などの有無
視覚認知	VPTA など	・統覚型視覚失認，連合型視覚失認，相貌失認などの有無
視空間認知 （構成機能）	ROCFT，立方体模写など	・構成障害，半側空間無視，地誌的見当識障害などの有無
前頭葉機能 （注意・遂行機能）	FAB，BADS，ストループテスト，TMT-A，B など	・注意〔選択／維持／配分など〕の障害の有無
知的機能	WAIS-Ⅲ，RCPM，コース立方体，HDS-R，MMSE など	・知的機能の低下の有無
生活面	カルテ，観察，本人・家族からの情報など	・ADL は…… ・IADL は…… ・勤務先〔学校〕では……
態度	反応全般 （態度，病識，礼容など）	・礼容は保たれていた ・検査中の態度は良好であった ・検査には積極的〔熱心〕に取り組んだ ・拒否的態度がみられた ・易疲労性を認めた

葉機能（注意・遂行機能），知的機能，生活面，態度などの順で書く．
　また，高次脳機能障害だけでなく，運動レベルの障害（麻痺・失調・不随意運動など），感覚レベルの障害（視覚障害，聴覚障害など），心理面・検査中の態度，生活面についても忘れずにコメントを書く．
　みるべき機能と障害の有無を検索するための主な手立て（検査，観察など），報告書への表記例を**表 9-1**，**図 9-1** に示す．

■■ **神経心理学的検査結果報告書** ■■　　　　20○○年○月○日

S. K. 様（54歳，高卒，男性・右利き）の神経心理学的検査結果についてご報告申し上げます．

◆ **現病歴**：交通事故による脳外傷（20○○年○月○日発症）
◆ **主　訴**：物忘れが多くなった
◆ **実施した検査の種類**：（検査実施日：20○○年○月○日〜○月○日）
　　・高次脳機能スクリーニング検査
　　・改訂版ウェクスラー記憶検査（WMS-R）
　　・リバーミード行動記憶検査（RBMT）
　　・知的機能検査（Mini-Mental State Examination：MMSE，レーブン色彩マトリシス検査：RCPM）
　　・前頭葉機能検査（ストループテスト，トレイルメーキングテスト（TMT）Part A，B）

1）感覚・運動など
　検査に影響を及ぼすような視覚・聴覚の障害，麻痺や失調は認められない．
2）意識，見当識，注意
　若干の覚醒度の低下がある．見当識は時間・場所ともに良好に保たれている．
3）記憶
　若干の記銘力の低下がある（WMS-R：言語記憶 82，視覚性記憶 76，一般性記憶 79）．言語性検査，視覚性検査でも直後再生の成績は低いものの遅延再生は可能であり，RBMT の成績も健常者の下限を若干下回る程度であった（標準プロフィール点 13/24，スクリーニング点 5/12）．これらの結果から，記憶障害はあるもののそれ自体が日常生活上の大きな問題となるものではないと考えられる．
4）言語
　コミュニケーションに影響を及ぼすような明らかな失語症状は認められない．
5）行為，視覚認知，視空間認知など
　スクリーニング検査上は，明らかな障害は認められない．
6）前頭葉機能（注意，遂行機能）
　注意障害が認められる．注意の維持や選択の課題では年齢相応の成績だが，注意の配分・転換などを含むやや複雑な課題では反応時間の延長がみられ，成績も低下していた（ストループテスト：色名呼称 22 秒・色漢字不一致 75 秒，TMT-A：55 秒・TMT-B：182 秒）．
7）知的機能
　明らかな知的機能低下は認められない（MMSE：28/30，RCPM：32/36）．
8）生活面
　基本的な ADL は自立しており，一応留守番も任せられるが，何もいわれなければテレビをみてぼんやりと過ごしていることが多い．また，交通手段を利用しての外出や高額の金銭管理は難しい．妻と二人で 30 年来酒店を経営しており，本人はまた以前のように店の経営をやりたいと考えているようだ（以上，妻より）．
まとめ
　現在の大きな問題は，①全般的に動作が緩慢で，課題の遂行に時間がかかること，②検査中，自発的な発言・行動はほとんどなく，発動性／意欲の低下があることの 2 点と考えられます．若干の注意機能の低下，記憶障害もありますが，これらが通常の日常生活に大きな影響を与えることはないと考えます．ご家族は，自発的に行動を起こすことが難しく，日中ぼんやりと過ごすことが多いことを心配されています．見守りが必要ですが，能力的には簡単な家事や店番はできる状態にあると考えます．

　　　以上
　　　　　　　　　　　　　　　　　　　　　　　　　　　　　　　　　　　　　　　言語聴覚士：○○○○

図 9-1　神経心理学的検査結果報告書（例）

次に読むとよい　おすすめ　Hodges, JR・著，森　悦朗・監訳：臨床家のための高次脳機能のみかた，新興医学出版，2011．

（植田　恵）

II 各論

記憶とその障害はどのように分類されますか？

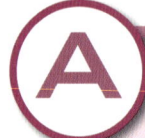

記憶の分類		
記憶過程からの分類	①登録→②保持→③再生	
記憶の保持時間からの分類	1) ①瞬時（即時）記憶，②近時記憶，③遠隔記憶 2) ①短期記憶，②長期記憶	
記憶内容からの分類	①陳述記憶	（ⅰ）エピソード記憶，（ⅱ）意味記憶
	②非陳述記憶	（ⅰ）手続き記憶，（ⅱ）プライミング， （ⅲ）古典的条件づけ，（ⅳ）順応水準効果
その他の重要な記憶概念	ワーキングメモリ（作業記憶），展望記憶	
記憶障害の分類		
障害期間からの分類	①前向（性）健忘，②逆向（性）健忘	
背景疾患からの分類	精神疾患関連健忘	全生活史健忘，解離性健忘
	その他の重要な健忘	一過性全健忘，てんかん性健忘

　記憶は一般的に，記憶の過程，記憶の保持時間，および記憶する内容から分類される．また，これらには分類されないが重要な記憶の概念として，ワーキングメモリ（作業記憶）と展望記憶がある．一方，記憶障害は健忘と呼ばれ，脳損傷が生じた時点を基準として，それ以前に記銘したことを想起できない記憶障害と，それ以降に生じたことを記銘できない記憶障害とに分けられる．また，健忘にはその原因からいくつかのタイプがある．以下では，まず記憶の種類について述べ，続いて記憶障害について説明する．

1．記憶の分類

1）記憶の3ステップ

　物事の記憶は，①登録（記銘，符号化），②保持（把持，貯蔵），③再生（想起，取り出し），という3つのステップを踏んで行われる．例えば，大学に入学して初めて会った先生から授業を受ける．この先生の顔や名前を覚えるのが登録である．1週間後，また同じ先生が教室に現れると，みたことのある先生という既知感が生じる．この場合，記憶が一週間保持されていたことになり，先生の顔をみて名前を思い出したとしたら，それが再生である．顔の既知感が生じるのを再認再生，顔をみて名前を思い出すのは補助再生，自発的に先生の顔を思い浮かべられるのを随意再生という．記憶の3ステップのうち，登録と再生は様々な脳損傷で生じ，脳損傷がなくても健常者の注意力低下だけでも

生じうる．しかし，保持の障害は健忘の特徴である．

2）記憶の保持時間からの分類

　保持時間からの分類として有名なものに短期記憶・長期記憶がある．これは本来，実験心理学などでよく用いられる分類で，短期記憶は通常 1 分以内の記憶をいう．感覚入力された情報を一時的に保持する記憶であり，次の入力があったり時間がたつと再生できなくなる．数唱課題（検査者が「351729」などといった直後に被検者に同じ数列を繰り返していってもらう課題）は短期記憶をみるもっとも簡便な方法である．記憶容量（スパン）には限界があり，通常 7 ± 2 といわれるが，何度もリハーサルすることでこのスパンは伸ばすことができる．一方，長期記憶は 1 分以上の記憶で，短期記憶と違い記憶容量の限界はなく，ほぼ無限に保持が可能である．

　短期記憶と似た名前のものとして近時記憶があるが，これは短期記憶ではなく長期記憶に属するので注意が必要である．近時記憶は臨床神経心理学においてよく用いられる用語で，この分類で短期記憶に相当するのは瞬時（即時）記憶である．長期記憶に相当する近時記憶・遠隔記憶は，登録した後に干渉（関係のない事柄を提示して記憶を妨害すること）が入った後の再生をみるという点が大きく異なる．近時記憶は数分から数時間，遠隔記憶は日から年という大きい単位での記憶をいう．

3）記憶内容からの分類

　記憶内容は，大きく陳述（宣言的）記憶と非陳述（非宣言的）記憶に分けられる．陳述記憶とは言語化・イメージ化できる記憶で，できごとの記憶であるエピソード記憶と，知識としての記憶を指す意味記憶に分けられる．非陳述記憶は無意識に覚えている記憶で，その代表は手続き記憶である．これはいわゆる体で覚える記憶で，例として自転車の乗り方，ピアノの弾き方などが挙げられる．プライミングは直前にみたものなどにより再生が促進される現象を指す．例えば時計をみた後に「時○」の○を埋めよ，という問題を出されると，間や刻ではなく計と書くなどの現象である．

4）その他の重要な記憶概念

(1) ワーキングメモリ（作業記憶）

　ワーキングメモリとは，何か目標を達成するために一時的に情報を蓄える記憶のことをいう．前述の短期記憶と似た概念だが，短期記憶はその保持能力に重点を置いているのに対し，ワーキングメモリは操作性も考慮し，階層性をもった記憶システムの概念である．すなわち，ワーキングメモリシステムは，聴覚言語的な情報を扱う音韻ループ，視空間的な情報を扱う視空間スケッチパッド，できごとの情報を扱うエピソードバッファという 3 つの下位システムと，これらを制御する上位システムである中央実行系からなる（**図 10-1**）．

(2) 展望記憶

　予定記憶ともいい，これからすべきことを覚えている能力をいう．この中には，予定時刻に

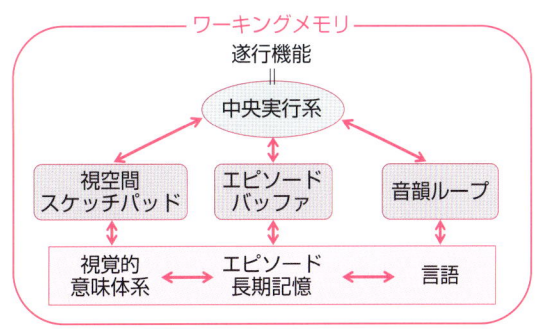

図 10-1　ワーキングメモリシステム

なったら，あるいは今から何分後，など所定の時間がたったら行動する，という時間ベースの記憶と，外的手がかり（ベルが鳴るなど）に基づいて予定の行動をとる，という事象ベースの記憶がある．後者にはさらに，そのような予定があったという存在記憶と，どのような予定であったかという内容記憶がある．展望記憶は遂行機能と密接な関係がある．

2．記憶障害の分類

1）障害期間からの分類

　記憶障害は，障害が起きたと思われる時点を基準として，前向健忘と逆向健忘に分けられる．前向健忘とは，障害が起きた後から登録できなくなる症状をいい，Q11で述べる検査で調べるのは，一般にこの前向健忘に関する内容である．逆向健忘は障害の起きた時点より前に覚えた記憶の障害をいい，通常障害の起きた時点に近い過去の記憶は障害が残りやすく，より古い記憶は障害されにくい．このような傾向を時間的勾配という．逆向健忘で再生できなくなる内容には，自分の経験に関する自伝的記憶と，世の中の有名なできごとに関する社会的記憶がある．前向健忘・逆向健忘は通常合併するが，中には逆向健忘だけが目立つ孤立性逆向健忘がある．

2）その他の健忘

　一過性全健忘とは，突然始まる記憶障害を主症状とする発作性疾患である．発作中は強い前向健忘と数日から数か月，時に数年にわたる逆向健忘を生じる．症状は数時間から24時間以内に改善する．逆向健忘は古い記憶から改善し，最終的には発作中のことの記憶障害のみが残存する．診断基準では，以下の6項目を満たした時に診断される．①発作開始が目撃されていて，観察者から発作内容の十分な情報が得られる，②発作中明瞭な前向健忘が存在し，同じことを繰り返し質問する，③意識障害や自己認識の障害は存在せず，認知障害は健忘に限られる，④ほかの局所神経症状や機能関連徴候を伴わない，⑤発作は24時間以内に消失する，⑥最近外傷のあった患者や活動性のてんかんがあった患者は除外する．

　一過性全健忘と鑑別が必要なものに，てんかん性健忘がある．できごとの後，しばらくは普通に記憶されていた内容が，その後抜け落ちてしまい，しかし記憶検査を行うと異常がない場合などに考えられる．診断基準では，①繰り返し生じる一過性の健忘，②発作中，記憶以外の認知機能は保たれていることが目撃されている，③脳波でてんかん様の波が記録されるか，ほかの部分てんかん症状と共起するか，あるいは抗てんかん薬により明らかに症状が改善する，とされている．発作が繰り返されること，一回あたりの症状持続時間が30〜60分と短い点が特徴とされる．

　全生活史健忘や解離性健忘は記憶障害というより無意識下に忘却が起きている現象であり，自分の名前・住所などのほか，自分に関する記憶が抜け落ちる．通常精神的ショックやトラウマなど，忘れたいできごとが背景にある．可逆的であり，急激に全快する場合がある点，本来の健忘では保たれるはずの自分の名前の記憶などが選択的に再生できなくなる点が特徴である．

> **次に読むとよい おすすめ**　高倉公朋，宮本忠雄・監：最新　脳と神経科学シリーズ8　記憶とその障害の最前線，メジカルビュー社，1998．

（永井知代子）

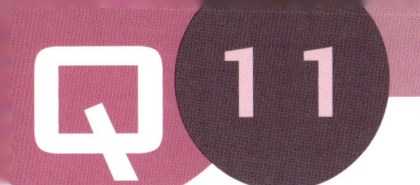

Q11 記憶障害の検査にはどのようなものがありますか？

A

視覚性記憶検査	ベントン視覚記銘検査（BVRT），レイ複雑図形検査（ROCFT）
言語性記憶検査	三宅式記銘力検査，レイ聴覚性言語学習検査（RAVLT）
総合的記憶検査バッテリー	改訂版ウェクスラー記憶検査（WMS-R），リバーミード行動記憶検査（RBMT），Randt 記憶検査（RMT）

　記憶障害は，患者および家族が主訴として訴えてくることの多い症状である．しかしよく聞いてみると，「物忘れ」の内容が「ことばを忘れて（ことばが出てこないために）会話が成り立たなくなってきた」「以前できていたことが，やり方を忘れてできなくなった」など，失語や失行を思わせるエピソードの場合があるので，注意が必要である．また記憶機能は一般的知能や注意・集中力と密接な関係があるので，まず簡便な一般神経心理学的検査で記憶障害の有無をチェックし，障害の可能性があれば，さらに記憶検査を行うのがよい．

1. 一般神経心理学的検査に含まれる記憶項目

　Mini-Mental State Examination（MMSE）や改訂版長谷川式簡易知能評価スケール（HDS-R：Revised Hasegawa Dementia Scale）などには，記憶の項目が含まれている．いずれにも含まれるのが 3 単語（桜，猫，電車など）の即時再生・遅延再生で，検査者がいった 3 単語をすぐに繰り返していう即時再生では瞬時記憶を，計算など別の課題（干渉に当たる）をこなした後にいう遅延再生では近時記憶をみる．HDS-R ではこのほか，5 物品（歯ブラシ，くしなどの日用品）をみせて，語想起課題などの干渉を入れた後に何々があったか遅延再生させるという，視覚性記憶の項目も含まれている．ほかの項目に比べ，これら記憶項目，特に遅延再生の成績が極端に不良である場合には記憶障害が示唆される．

2. 各記憶検査の特徴

1）視覚性記憶検査

　主な課題として，再認課題，再生課題，対連合課題がある．再認課題とは，一連の図形などをみた後に，それを含むより多くの図形をみて，初めにみたものがどれであったかを示すものや，提示された図形が既にみた一連の図形に含まれていたかを答えるものをいう．再生課題は一般に描画課題で，所定の時間（5 秒，10 秒など）図形をみて，その直後または遅延時間をおいてその図形を描くものである．対連合課題は，図形と色など，視覚刺激のペアを学習し，その一方を手がかりにして他方を想起する課題である．

ベントン視覚記銘検査（BVRT：Benton Visual Retention Test）もレイ複雑図形検査（ROCFT：Rey-Osterrieth Complex Figure Test）も再生課題である．それぞれ直後再生，遅延再生がある．BVRTの利点は，3セットあるので繰り返し評価（術前・術後など）に使えることと，誤反応タイプが分析できるので誤答の原因を調べられることである．見本図形は10枚ずつあり，台形などの単一図形のものと，周辺の小さい図形も含め3つの図形からなるものまで様々である．ROCFTで使う見本図形はBVRTに比べて複雑な単一図形で，どのような順で描いたか，どこの部分が描き落とされたかで，視覚記憶の特徴をつかむことができる．なお，いずれの検査も模写課題として行うことが可能なので，構成能力もみることができる．連合記憶の単独検査はないが，後述の改訂版ウェクスラー記憶検査（WMS-R：Revised Wechslar Memory Scale）では視覚性連合記憶の項目がある．

2）言語性記憶検査
　対連合課題，リスト学習課題，および物語再生課題がある．三宅式記銘力検査は対連合課題で，10種の単語ペアの読み上げを聞いて覚えた後，ペアの一方を検査者がいい，それにより他方を想起するという課題である．単語ペアには意味的関連のある有関係対語と関連のない無関係対語があり，それぞれ3回ずつペアの読み上げ→再生を繰り返し，学習効果をみる．レイ聴覚性言語学習検査（RAVLT：Rey Auditory Verbal Learning Test）は15個の単語リストの読み上げを聞いてそれを再生するという課題を5回繰り返し（リストA），その後別の15語単語リストを同様の方法で5回繰り返し（リストB），その後リストAの単語を何個覚えているか，遅延再生と再認を行う課題である．物語再生課題の単独検査はないが，以下に述べる総合的記憶検査バッテリーには通常含まれている．

3）総合的記憶検査バッテリー
　WMS-Rはもっとも標準的な記憶検査バッテリーであり，記憶の様々な側面を包括的に調べることができる．見当識を調べる質問や注意・集中をみる項目に始まり，視覚性記憶・言語性記憶を調べる課題が，即時再生→遅延再生の順で行われる構成になっている．視覚性の課題には，図形の再認・形と色の対連合記憶・図形の描画再生がある．言語性の課題には，単語の対連合記憶（三宅式と異なり有関係・無関係単語ペアがランダムに提示される）と物語再生がある．それぞれに即時再生と遅延再生があるが，その間に数唱（順唱，逆唱）課題と視覚スパン（順方向，逆方向）課題が行われる．リバーミード行動記憶検査（RBMT：Rivermead Behavioural Memory Test）は日常生活に即した記憶を調べるのを目的としており，顔と名前の記憶，道順の記憶などが含まれる．また，展望記憶を調べることのできる唯一の検査でもある．WMS-Rが1時間以上かかるのに対し，RBMTは30分程度でできるのも利点である．Randt記憶検査（RMT：Randt Memory Test）も短時間でできる記憶バッテリーで，視覚性・言語性課題が含まれ，即時再生・遅延再生を行う．難易度が同程度のセットが5つもあるため，術前・術後の記憶機能評価や，一過性全健忘のような短期間に症状が変化する疾患の評価に有用である．

> **次に読むとよいおすすめ**
> 橋本律夫，田中康文：記憶障害の評価法．臨床リハ別冊 高次脳機能障害のリハビリテーション Ver.2（江藤文夫，武田克彦，原　寛美・他編），医歯薬出版，2004，pp168-174．

（永井知代子）

Q12 MRIのどのスライスをみると記憶障害があるとわかりますか？

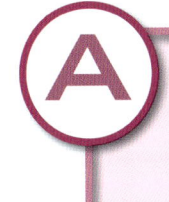

A 記憶障害をきたす病巣には，側頭葉内側部（海馬を含む），間脳（視床，乳頭体・脳弓），前脳基底部，脳梁膨大後部領域などがあります．脳の正中部に集中しているため，主に脳の中心部に注目してみていきます．海馬や前脳基底部を詳しくみるには冠状断が適しています．

　記憶障害をきたす主な病巣には，①海馬を含む側頭葉内側部，②間脳（視床，乳頭体，脳弓），③前脳基底部，④脳梁膨大後部領域などがある．**図12-1**に，これらの位置的関係を示した．②〜④は脳の正中領域にあり，①も比較的内側にある．記憶の回路として有名なパペッツ回路（Papez circuit）は，海馬—脳弓—乳頭体—視床前核—帯状回—海馬という閉回路であり，この過程で①〜④を経由することになる．もともとパペッツ回路は情動回路として提唱されたが，現在ではむしろ記憶回路として知られる．現在，情動回路として知られるのは，扁桃体—視床背内側核—眼窩回—鉤状束—前部側頭葉—扁桃体というヤコブレフ（ナウタ）回路（Yakovlev（Nauta）circuit）である．パペッツ回路の損傷にヤコブレフ（ナウタ）回路の損傷が加わると，健忘が重度になるといわれる．各領域がみえるMRIスライスを**図12-2**に示した．

　①は海馬・海馬傍回を中心とした側頭葉内側部をいう．この領域は，冠状断でみると扁桃体のみえるスライスの後方にみえてくる．この領域の損傷による健忘は側頭葉性健忘といわれる．ヘルペス脳炎や脳血管障害による場合が多く，また重症てんかんの治療として行われる切除術後などにも生じる．海馬内の構造には，歯状回・CA1・CA3などがあるが，このうちCA1は低血糖や無酸素脳症で選択的に障害されやすく，このような病態でも，海馬選択的な損傷が生じる場合がある．一般に前

①側頭葉内側部：海馬とその周辺
②間脳：視床（前核，背内側核）・乳頭体・脳弓
③前脳基底部：マイネルト基底核など
④脳梁膨大後部領域

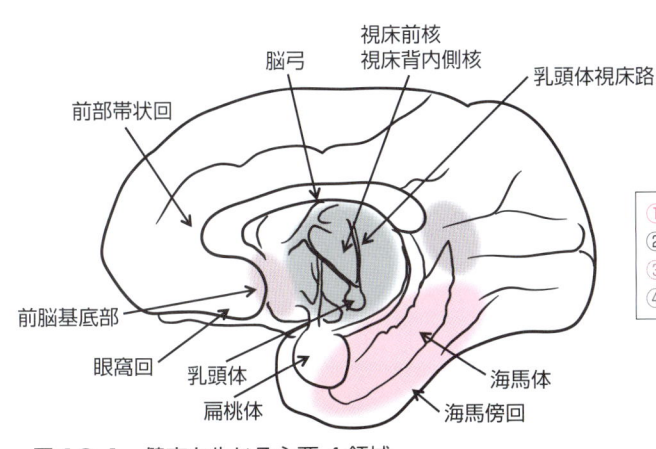

図12-1　健忘を生じる主要4領域

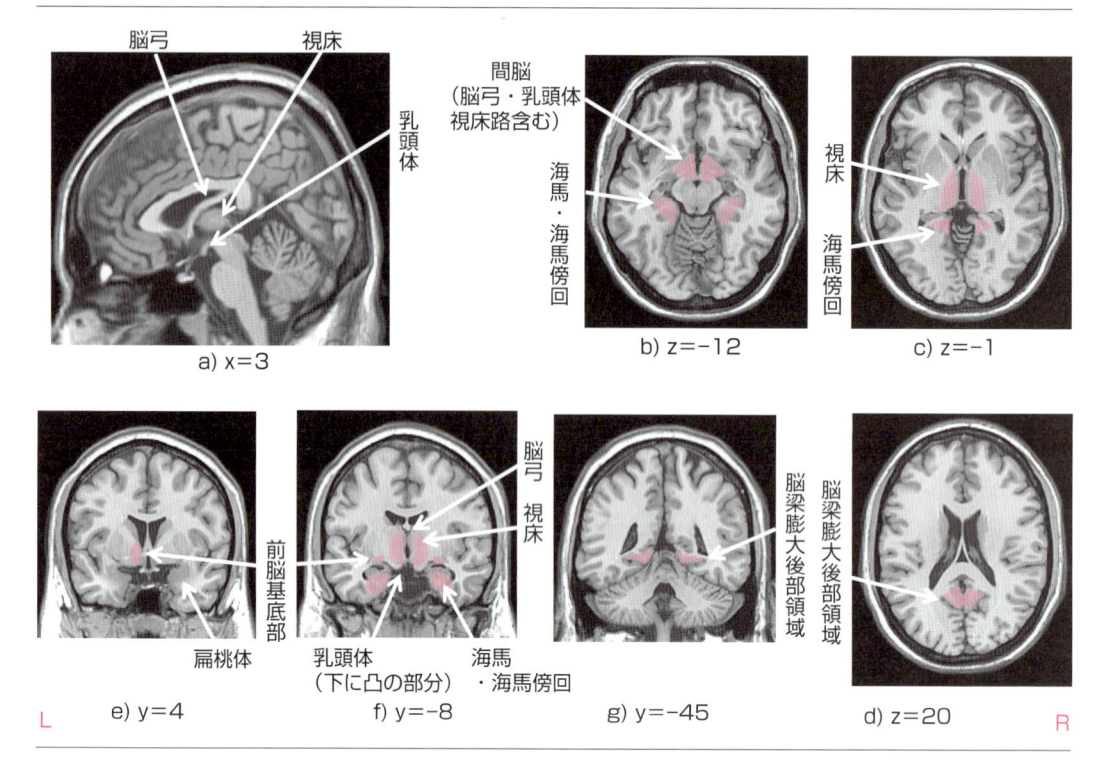

図 12-2　健忘をきたす脳部位　a）矢状断，b-d）水平断，e-g）冠状断

向健忘が強く，両側病変では障害が顕著である．

　②の間脳の損傷による健忘は間脳性健忘といわれ，視床の障害による影響が強いと考えられている．両側病変では障害も重度である．視床の核の中では内側・前方にある視床前核・視床背内側核が関わる．視床は大脳正中部の大きな皮質下構造物で多数の核からなるが，特に正中に近い側をみていくとよい．この時，脳弓や乳頭体にも注意する．間脳性健忘の原因としては，ビタミンB1欠乏によるコルサコフ症候群が有名で，前向健忘，逆向健忘，見当識障害，作話，および自己の病態の洞察欠如が特徴である．

　③の前脳基底部は，脳弓・前交連・視索上核で作られる三角地帯に入る領域といわれ，中隔核・ブローカ三角帯・マイネルト基底核からなる，コリン作動性システムである．前交通動脈の動脈瘤破裂後に生じる健忘として注目されるようになった．前向健忘，逆向健忘，無気力・攻撃性などの人格変化，空想作話，遂行機能障害が特徴といわれる．この領域をみるには，前交連に近いスライスの冠状断の正中付近と，そこから後方外側をみていくとよい．

　④の脳梁膨大後部領域とは，帯状回後部の一部だが，後部帯状回はブロードマン分類ではBA23，31であり，脳梁膨大後部領域はBA26，29，30なので異なる領域である（表7-1（13頁）参照）．この領域の損傷では，左の病巣が大きければ言語性の前向健忘が，右が大きければ視覚性の前向健忘と道順障害をきたす．この領域は，水平断（図12-2d））でも冠状断（図12-2g））でも脳梁膨大の後方で確認することができる．

次に読むとよいおすすめ　DeArmond SJ, Fusco MM, Dewey MM: Structure of the human brain. A photographic atlas, 3rd ed, Oxford University Press, 1999.

（永井知代子）

Q13 「記憶障害」に関するよくある質問

記憶障害の訓練にはどのようなものがありますか？

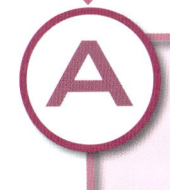

A 記憶障害の機能訓練は，様々なものが考案されています．記憶障害の介入には，機能障害を改善するための機能訓練や代償手段の活用，環境調整があります．

　記憶は，注意や情報処理などの認知機能が働いていることを前提としている（Q18参照）．また，記憶障害は遂行機能にも影響を及ぼす．そのため，記憶障害の訓練の効果は，記憶障害の改善が得られるかどうかという点に加え，記憶以外の認知機能障害の有無や，それらの改善に左右されることになる．

1. 病期と訓練

　記憶障害の回復が起こる時期は，発症から比較的初期に限られる[1]．そのため，急性期と維持期（生活適応期）のリハビリは内容が異なる．急性期には，病棟生活に支障がないかどうかの見極めが重要で，記憶障害の評価と日常生活における症状の観察と，変化する症状に合わせたタイムリーな対応策の指導が重要になる．
　一方，維持期では記憶障害に対する訓練というよりは，学習法や内的ストラテジーの活用法の指導や代償手段の活用法の指導，環境調整といった介入をする．

2) 訓練を始める準備

　ほかの認知機能の障害同様，当事者が自分の障害を認識していることが重要である．『脳卒中治療ガイドライン 2009』[2]では記憶障害の検査の結果は当事者だけでなく，家族にも説明されることが推奨されている（グレードB）．

3) 記憶障害の訓練

1) 学習法

　当事者にあった学習法を指導する．記憶障害に対する学習法には，反復練習，エラーレス学習（errorless learning）などがある．反復練習の効果は，訓練した題材にのみ生じると考えられている[3]．エラーレス学習とは誤りをおかさせない学習法のことを指し，エラーフル学習（errorful learning）とは誤りをおかすことを許す，つまり試行錯誤をしながら学習する方法を指す．エラーレス学習がエラーフル学習に比べ効果的であるという報告[4]と，両者の学習法の効果には差がなかったが，当事者はエラーレス学習を好んだと報告している研究者がいる[5]．

2）内的ストラテジーの指導

　記憶しやすくするために内的ストラテジーを指導する．内的ストラテジーはPQRST法が有名である．preview（予習），question（質問），read（読む），state（表現する），test（テスト）という方略を使用する．

　そのほかにチャンク化（情報をカテゴリー化して記憶する），語呂合わせ，視覚情報の方が記憶しやすい場合は，写真などの活用を行う．

3）代償手段の活用

　記憶障害を補うための道具や手段には，メモ，メモリーノート，カレンダー，手帳，日記，携帯電話（メモ機能，写真），アラーム，ICレコーダがある．記憶障害があるとメモの活用が提案されるのが一般的である．しかし，メモが活用できるようになるかどうかは，記憶障害以外の他の認知機能の障害を合併しているかどうかに左右され，活用できるようになるまでには繰り返しの練習が必要になる．

4）訓練の形態

　訓練の目的に応じて個別訓練とグループ訓練（Q58, 59参照），あるいは両者の併用を検討する．

【セラピストが確認しておくべきこと・当事者と訓練しておくべきこと（直接訓練）】		
メモの内容	メモには何を書いておくべきか確認する．当事者がそのメモをみた時に何を思い出せるのかは当事者の記憶障害の程度と種類によって異なる．そのために記憶障害の状態を以下の点について確認して，どの項目をメモに記入するべきか確認する必要がある	
	メモを書いた人は誰か	例：「〇〇市役所福祉課（氏名）より」
	メモを書いた日にち	例：「記入日２０〇〇年〇月〇日」 （後でメモをみた時に日付が何を示しているかわかるようにする．日付だけ書いてあると，その日に何かをしなければいけないのか，その日にそのメモを渡されたのかわからなくなる場合がある）
	メモを書いた（渡した）場所	例：〇〇市役所福祉課
	メモのテーマ	何のために書いたメモか明記する 例：「次回の面談日について」「持参してほしい物」など，何を思い出すためのメモかわかるように記入する
	約束の内容	例：日にち「面談日２０〇〇年〇月〇日」，場所「〇〇市役所福祉課」
メモの管理	当事者が頻繁に目にする場所にメモを貼る	
当事者が思い出しやすいヒントを使うこと	例えば，文字だけで書かれたメモよりも，写真がついていた方がよい人，図で示した方が思い出しやすい人，自分の字で書いた方が思い出しやすい人など様々な場合がある	
【支援者に説明するポイント（環境調整）】		
周囲の人がメモを書く場合	メモを渡す目的の説明	後で当事者がメモをみた時に，誰が何の目的でメモを渡したか明確にわかるようにメモを作る
	記載してほしい内容の確認	記憶障害の代償として，どのような項目について記載したメモが有効か具体的に説明する

表 13-1　記憶障害の人に渡すメモの作り方（直接訓練・環境訓練）

メモリーノートの活用	チーム全体でメモリーノートの使用を支援する
メモリーノートのサイズ	訓練開始当初は様々な項目について記載する必要があること，どこにメモリーノートがあるか目立ちやすい大きさであることから，A4サイズの大きさから始めるとよい．実用的な目的では，携帯に便利なA5サイズが便利である
メモリーノートの中身	1頁に次の項目を記入できるようにレイアウトする．これらすべてを1冊のファイルにとじ，このファイル1冊だけ携帯すれば，必要なことをすべてチェックできるようにする．また項目ごとにインデックスをつけて，どこをみればよいかわかるように工夫する．ただし，インデックスを多くすると必要な頁を探せなくなることが多いので，項目分けは最小限にとどめる
週間スケジュール・月間スケジュール	・1週間ごとにスケジュールを記入していく．日曜日には，必ず，翌週のスケジュールを確認する習慣をつける．病棟生活では，リハビリの時間帯，検査の日程などを記入することから訓練する ・月間スケジュールの管理にも使う ・予定が決まったら，記入する
毎日の日課の管理（毎日記入するページ）	・その日のスケジュール（予定と実行），やるべきこと（to do list）を記入する
やるべきこと（to do list）を記入する頁	・「何日に何をやる」「やり終えたことを報告するべき相手」「実行したかどうかのチェック」という項目が記載できるようにする ・やるべきことのページに記入したら，すぐに週間スケジュール，毎日の日課のやるべきこと（to do list）にも転記する

表13-2 メモリーノートの作り方

5）訓練の実際

　記憶障害の訓練についての報告や，市販されている教材を参照するとよい．メモやメモリーノートの指導は記憶障害の代償手段の代表的な訓練である．ここではメモの作り方（**表13-1**）と，メモリーノートの作り方（**表13-2**）について説明する．

…… 文献 ……

1) 本多留美，綿森淑子：記憶の障害．標準言語聴覚障害学：高次脳機能障害学（藤田郁代，関　啓子・編），医学書院，2009，pp109-26．
2) 篠原幸人，小川　彰，鈴木則宏・他編：脳卒中治療ガイドライン 2009，共和企画，2009．
3) 種村　純：認知リハビリテーションの実際．高次脳機能障害ハンドブック：診断・評価から自立支援まで（中島八十一，寺島　彰・編），医学書院，pp107-119，2006．
4) Baddeley A, Wilson BA：When implicit learning fails: Amnesia and the problem of error elimination. *Neuropsychologia*, **32**(1):53-68, 1994.
5) Fillingham J, Sage K, Lambon Ralph M：The treatment of anomia using errorless learning. *Neuropsychological Rehabilitation*, **16**(2):129-154, 2006.

（廣實真弓）

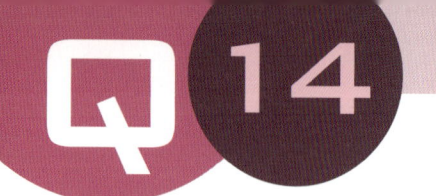

Q14 記憶障害に対する日常生活での工夫にはどのようなものがありますか？

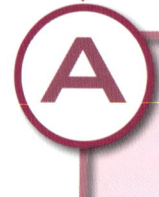

A 記憶障害により日常生活に支障が出た場合には，当事者だけではなく，家族と一緒に対処法や代償手段の活用について検討し，一緒に訓練します．例えば，メモやスケジュール表の活用や，周囲が声かけするなどの工夫を行います．記憶障害について家族が理解していることも重要です．

ここでは，日常生活にみられる記憶障害の症状をいくつか取り上げ，その対処法や家族への説明の仕方について説明する（**表 14-1**）．

1. 同じ質問を繰り返す

記憶の保持時間が短くなると同じ質問を繰り返すことがある．急性期の患者は「あれ，どうして私は病院にいるのだろう」と疑問に思う．そのため，患者は，家族や看護師が近くにいると「あの，私

表 14-1 記憶障害の症状と対応策（例）[2]（廣實真弓，2011 より一部改変）

スタッフの名前を思い出せない	名札を使用する
	名札に顔写真もつけてもらうと思い出しやすい
	スタッフの名前を間違えることがあることを説明し，周囲の人に理解を求める
物の置き場所を思い出せない	物を置く場所とそこに置く物を決める
	ラベルを貼るなど目印をつける
	外出の時は，忘れ物をしていないか声かけをする
	外出の時は，手荷物の数を 1〜2 個にする
少し前のことが思い出せない	鍵をかけたか，火を消したか，等危険を伴うことに対しては，周囲が声かけし確認を促す
	鍵をかける，火を使うことは家族の役割とし，当事者は行わないことに決める
	約束はメモに書いて渡す．メモには，誰と，何を約束したか，約束の日時，場所を書く
	書いたメモは当事者がよくみるところに貼る
何度も同じことを聞く	本文参照
予定を思い出せない	スケジュール表（図 14-1）を作成し，一つの予定を行ったらその都度スケジュール表にチェックする
	スケジュール表は当事者がよくみるところに貼る
道順を思い出せない	付き添いを頼む，人にたずねながら行く
	携帯電話や目印になる建物が書かれたメモを活用する
仕事や作業の手順を思い出せない	遂行機能障害（Q24 参照）
できごとの順番が正しく思い出せない	本文参照

はここで何をしているのでしょう」と同じ質問を繰り返す．同じ質問をする患者に対しては，繰り返し説明することが重要である．その対応が不十分だと，患者の不安感が強くなり，精神的な安定を欠くことになり，結果的に安定的な介入が難しくなる．

家族に対する記憶障害の説明と対処法の説明は重要である．同じ質問をされる家族の心理的負担は大きい．患者の行動をどう理解すればよいのか，なぜ何度も同じ質問をするのか，なぜ説明を覚えられないのか，などの様々な疑問をもち，不安になるからである．

記憶障害があると，事実とは異なることをいう場合がある．例えば2度目の入院なのに，「初めて入院した」という．家族は何度も2度目の入院だと説明するが，患者は説明を覚えられず，また前に入院していたという実感もないため，初めての入院だと繰り返す．

このようなケースに対する働きかけとしては，2度目の入院だという事実を記憶させようとやっきになるのではなく，むしろ，どうして患者が2度目の入院か，初めての入院かにこだわりを示すのかスタッフと一緒に考えてみることを家族に勧める．例えば事実と異なるという理由で，患者の発言を家族が繰り返し訂正したことで，患者は自分の能力を悲観し，自己効力感を失い，不安感を抱いてしまった結果，自分が正しいことをアピールするようになったのかもしれない．

患者がどうして不安なのかについて，患者に直接聞いてみると対処法の糸口がみつかる時がある．実際は2度目の入院だったとしても，患者にとっては初めての場所で，自分が周りに迷惑をかけているのではないかと不安に思っているとする．初めての場所だからうまく行動できないのだといいたいが，周りは2回目の入院だと指摘する．では，自分はどうしてうまく行動できないのだろうか，答えがみつからず，不安になっているのかもしれない．このような理由で不安になって質問しているならば，スタッフと家族はきめの細かい声かけを実行し，正しく行動できていることを頻回にフィードバックするとよい．

また，代償手段を用いて患者の質問の回数を減らすことに成功したケースがある．介護者である妻が視界からいなくなると不安感が強くなる重度の記憶障害の人がいた．妻は離れる時に「トイレに行きます」「洗濯物を干しに行きます」と説明しても，それが記憶できないため，一人置いて行かれたのではないかと不安になり，泣き出してしまうということが続いた．居場所を記したメモの活用が検討されたが，メモの置き場所が問題になった．当事者が必ず気づく場所にメモを置く必要があった．妻と相談し，メモを貼るためのマジックテープつきリストバンドを作製した．妻は，夫のそばを離れる時には必ずメモをリストバンドにつけ，「洗濯物を干しに2階へ行きます」と声をかけるようにした．最初の1か月で効果は現れ，泣きながら妻を探すようなことはなくなったと報告がきた．

2. 嬉しいことは記憶しやすい，多重感覚を用いた方が記憶しやすい

嬉しいことは記憶しやすいという人がいる．記銘時に工夫をすることにより，記銘すべき情報の処理がより深くなるようにすることが大切である[1]．

また何かを記憶しようとする時には，一つの感覚だけでなく，見たり，声に出したり，聞いたり，書いたりして覚えると想起しやすい．

例えば，1日のスケジュール表（**図14-1**）は1日の予定を書き出すだけでなく，実際に行ったことにチェックを入れ，支援者と1日の活動を話し合う．さらに活動の模様をデジタルカメラで写し，プリントアウトしてスケジュール表に貼るとよい．

20〇〇年〇月〇日（〇）

	予定	実行したこと
8：00	燃えるごみを出す	☐
9：00	病院でリハビリ	☑ STとPT
10：00		☐
11：00		☐
12：00	デパートで妻と外食	☐
13：00		☐
14：00	昼寝	☐
15：00		☐
16：00		☐
17：00		☐
18：00		☐
19：00		

今日やるべきこと
☐燃えるごみを出す
☑リハビリのために病院へ行く
☐デパートで妻と外食
☐

今日楽しかったこと・反省点
☐
☐
☐
☐
☐

図 14-1　1日のスケジュール表（例）

3．嫌なことを経験したことは記憶しているが，なぜ嫌だったのかは思い出せない

記憶障害のある人が嫌がる声かけの一つに「私のこと覚えていますか？」「これ，覚えていますか？」という声かけがある．例えば，記憶障害に対する病識が保たれている人は，自分に記憶障害があり，様々なことを思い出せないことで悩んでいる．そのような人にとっては「～覚えていますか？」という質問は苦痛で，覚えられない自分に対しての喪失感や無力感を増長させることになる．記憶障害に遂行機能障害が合併している場合には，論理的な思考が苦手になり，原因を説明されても理解できない場合がある．一度嫌なこととして記憶されると，嫌だと感じたことに至った経緯や理由を後で説明されても納得できず，結局，嫌なことを経験したという嫌な記憶として残っていることがある．当事者が失敗体験を積み重ねるような対応にならないように支援者や家族は気をつける必要がある．

次に読むとよい おすすめ　廣實真弓：生活全般に関わる高次脳機能障害による症状と対応策．高次脳機能障害 CD-ROM で情報提供（渡邉　修・編），医歯薬出版，2011.

文献

1）坂爪一幸：高次脳機能の障害心理学－神経心理学的症状とリハビリテーション・アプローチ－，学文社，2007.

2）廣實真弓：生活全般に関わる高次脳機能障害による症状と対応策．高次脳機能障害 CD-ROM で情報提供（渡邉　修・編），医歯薬出版，2011，pp14-33.

（廣實真弓）

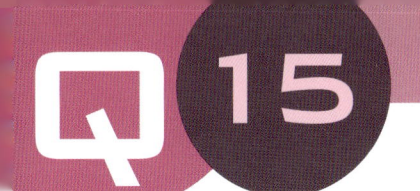

Q15 「注意障害」に関するよくある質問

注意機能とその障害はどのように分類されますか？

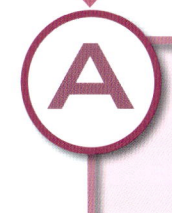

A 注意機能は全般性注意と方向性注意に分類され，前者の障害で全般性注意障害が，後者の障害では半側空間無視が生じます．通常，注意障害という場合は全般性注意障害を指し，注意の構成要素に応じて，選択性，維持性，転換性，配分性の4つに分類されます．

　目や耳などの感覚器には，膨大な量の情報が絶え間なく入ってくる．私たちはこれを処理して適切な反応に結びつけ，社会生活を営まなくてはならない．そのためには，情報の一部に注意を向けたり，注意の対象を変えたり，同時に複数の対象に適当な分量ずつ注意を向ける必要がある．これが注意機能である．したがって，注意機能は遂行機能やワーキングメモリと密接な関係がある．

　注意機能は，通常全般性注意と方向性注意に分類される．方向性注意とは，右や左といった特定の空間方向に対する注意のことをいい，これの障害により生じるのが半側空間無視である．しかし，通常注意障害という場合は，全般性注意の障害を指すため，ここでは全般性注意とその障害に焦点を当てる．半側空間無視以外にも注意障害が関係する症候として同時失認やバリント症候群があるので，これらについても説明する．

1．全般性注意とその障害

　全般性注意の分類はいくつかあるが，もっとも一般的なのは選択機能，維持（アラートネス，ビジランス）機能，制御機能の3つに分ける分類であろう．このうち制御機能はさらに転換機能・配分機能に分けられ，遂行機能と重複する機能である．ここでは，①選択機能，②維持機能，③転換機能，④配分機能の4つに分け，その機能と障害について説明する．

　①**選択機能**：外界からの様々な情報（刺激）から，特定のものへ注意を向ける機能を指す．この機能は，スポットライトのような役割をすると例えられることが多い．この機能が失われると，注意が散漫な状態になる．そのため，物事をきちんと判断できなくなったり，ぼーっとした印象を与えるようになる．あるいは，周囲に存在する関係ない刺激に反応してしまい，あちこちに注意を移してしまう．

　②**維持機能**：一度向けた注意を一定の時間，維持する機能を指す．この機能が失われると，注意を一度向けること自体はできるが，その注意が次から次へと移ってしまうため，本来集中すべきことを行えないなどの症状が現れる．

　③**転換機能**：一度向けた注意を，その他のものへ移す機能を指す．この機能が失われると，ずっと一つのことにのみ注意が向いてしまう．そのため，同じことを何度も繰り返したり，複数の課題を順

番にこなすことが下手になったり，人に呼びかけられても気づかなくなったりする．

　④配分機能：複数の作業を同時に行う時に，目的に応じてそれらの作業に，限りある注意資源をうまく振り分ける機能を指す．この機能は，上の3つよりも高次な機能であると考えられ，現在ではワーキングメモリにおける中央実行系に相当する機能であるとされる．この機能が失われると，同時に複数の作業を遂行することができなくなる．すなわち，全体の容量が限られている中で，複数のスポットライトの光の範囲や明るさをうまく調整する機能であると考えられる．

　一般的に，全般性注意障害ではこれらの機能の障害が，程度の差こそあれ，様々に入り混じった形で出現する．そのため，これらの注意障害を，全般性・維持性・容量性の3つに分ける分類や，上の4つに加え注意の資源容量の低下を追加して5つに分けた分類も存在する．

2．その他の注意障害

1）方向性注意障害

　この障害により生じるのが半側空間無視で，ある特定の空間（たいていは左側）にのみ注意が向かなくなる．視野欠損はないにもかかわらず，絵の模写をしても右側にしか描かなかったり，食事においても，右側にあるものしか食べないなどの特徴的な症状が現れる．側頭から頭頂・後頭領域までの比較的広い範囲での病巣で引き起こされる．そのため，右半球損傷患者の3～4割に出現することが知られている．このような高い頻度でみられる症状であるが，患者の病識が乏しく，事故も起こりやすいため，半側空間無視の有無を調べる際には格段の注意が必要となる．

2）同時失認

　一度に1つの対象しか視覚的に認識できなくなる比較的めずらしい高次脳機能障害である．①両側頭頂後頭葉損傷により生じる背側型同時失認と，②左後頭側頭葉損傷で生じる腹側型同時失認がある．

　①背側型同時失認：部屋の中にある机をみた際には机しかみえなくなり，他の物体との位置関係は把握できない．一枚の絵をみても1つの対象しかみえず，その絵が全体でどのような意味をもっているかを答えることができない．注意して移動をすると，前にみえていたものは消えてしまう．盲目のようにふるまい，対象が動くと認知が難しくなる．バリント症候群は，視覚性注意障害・精神性注視麻痺・視覚性失調からなる症候群であるが，このうち視覚性注意障害が，背側型同時失認とほぼ同じものを指している．

　②腹側型同時失認：時間をかければ複数対象の認知が可能な場合がある．逐次読み（一文字一文字読む）が特徴的で，純粋失読との類似性が指摘されている．

次に読むとよい **おすすめ**　先崎　章，加藤元一郎：注意障害．臨床リハ別冊 高次脳機能障害のリハビリテーション Ver. 2（江藤文夫，武田克彦，原　寛美・他編），医歯薬出版，2004，pp20-25.

（永井知代子）

Q16 「注意障害」に関するよくある質問

注意障害の検査にはどのようなものがありますか？

A

一般神経心理学的検査に含まれる注意項目	数唱〔WAIS-III，WMS-R の項目〕，視覚性記憶範囲〔WMS-R の項目〕，Symbol Digit Modalities Test（SDMT）〔Digit Symbols subtest，WAIS-III の項目〕，精神統制〔WMS-R の項目〕，serial 7s〔MMSE，HDS-R の項目〕，トレイルメーキングテスト Part A（TMT Part A），ストループテスト
総合的注意検査バッテリー	標準注意検査法（CAT）

注意機能は記憶や遂行機能と密接な関係があり，また一般的知能の基盤になる能力でもあるため，様々な検査の下位項目に含まれることが多い．以下では，これらを総合的な注意検査バッテリーと分けて説明する．

1. 一般神経心理学的検査に含まれる注意項目

ウェクスラー成人知能検査（WAIS-III：Wechsler Adult Intelligence Scale Third Edition）に含まれる項目として，①数唱，② Symbol Digit Modalities Test（SDMT）がある．

①数唱：「39246」などの数字列を検査者がゆっくり読み上げ，その直後に被検者がそのまま再生する順唱と，「64293」のように逆順に再生する逆唱がある．数字列の桁数は小さいものから始まり次第に大きくなっていき，正解した桁数が大きいほど高得点になる．

② SDMT：単独の検査であり，類似した検査である Digit Symbols が WAIS の下位項目に含まれる．これは 1 ～ 9 にそれぞれ割り振られた記号があり，その対応した数字か記号を所定の時間内にどれだけ正確に速く記入できるかをみる．

数唱は WMS-R にも含まれる項目で，WMS-R には言語性スパンである数唱と同時に，視覚性スパンを測る視覚性記憶範囲という項目もある．これは，**図 16-1** のような 8 個の四角（それぞれに数字が割り振られているが，被検者には知らされない）が並んだカードを用いて，検査者が特定の順番で四角をタッピングした直後に同じ順で被検者がタッピングする課題と，逆順にタッピングする課題がある．WMS-R の中には，このほか精神統制の項目として 1 ～ 20 の数字を正しい順でいう／五十音を正しい順でいう／1，4，7…のように，1 から始めて順に 3 ずつ足した数字をいう，という課題があり，これも注意機能をみる項目である．

MMSE や HDS-R に含まれる serial 7s も注意項目であり，100，93，86…のように，100

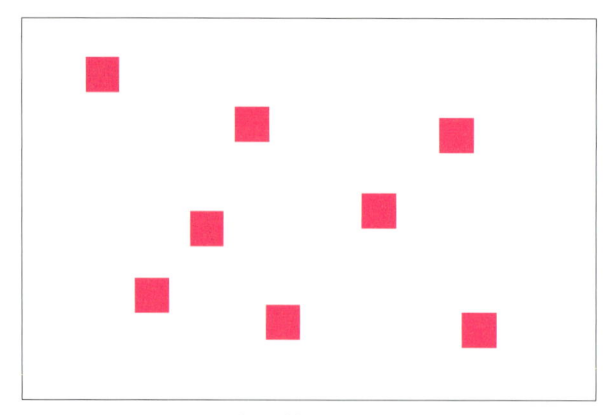

図 16-1　WMS-R 視覚性記憶範囲で用いる図版

表 16-1　標準注意検査法（CAT）の下位項目と検査される主な注意機能

下位項目	検査される注意機能
① スパン（数唱／視覚性スパン）	維持
② 抹消・検出課題（視覚性抹消課題／聴覚性検出課題）	選択
③ SDMT（Symbol Digit Modalities Test）	転換　配分
④ 記憶更新検査	選択　維持　転換　配分
⑤ PASAT（Paced Auditory Serial Addition Test）	選択　維持　転換　配分
⑥ 上中下検査	選択　維持　転換　配分
⑦ CPT（Continuous Performance Test）	
・反応時間課題（SRT：Simple Reaction Time）	維持
・X 課題	選択　維持
・AX 課題	選択　維持　転換　配分

から順に 7 ずつ引いた数字をいう課題も同様である．また，遂行機能の検査の章にある，トレイルメーキングテスト Part A（TMT Part A）やストループテストも，注意機能をみる検査に含まれる．

2. 総合的注意検査バッテリー

　標準注意検査法（CAT：Clinical Assessment for Attention）は，総合的に注意機能をみる唯一のバッテリーであり，「1. 一般神経心理学的検査に含まれる注意項目」で述べた検査の多くを含んでいる（**表 16-1**）．①スパン，②抹消・検出課題，③ SDMT，④記憶更新検査，⑤ Paced Auditory Serial Addition Test（PASAT），⑥上中下検査，⑦ Continuous Performance Test（CPT），以上の 7 つの下位項目からなり，下位項目単独の実施も可能である．

　①**スパン**：「1. 一般神経心理学的検査に含まれる注意項目」で述べた数唱と視覚性スパンの課題である．

　②**抹消・検出課題**：選択的注意をみる課題で，視覚性と聴覚性がある．視覚性抹消課題では，多数ある視覚刺激（図形，数字，文字）のうち，ターゲットとなる刺激だけに注意を向けて，ターゲットではない干渉刺激は無視し，速く正確にターゲットを抹消するという課題である．聴覚性検出課題は，5 種類の音（ト，ド，ポ，コ，ゴ）を聞いて，ターゲットであるトの時だけ反応するという課題で，正確さをみる．

③ **SDMT**：「1．一般神経心理学的検査に含まれる注意項目」で既に説明した．
④ **記憶更新検査**：連続的に読み上げられる数系列を聞き，予告なく読み上げが止まった時点から3つないし4つ前までの数字を数唱課題のように答えるという課題である．
⑤ **PASAT**：連続的に聴覚提示される1桁の数字を聞いて，その前後の数字を順次暗算していく課題である．
⑥ **上中下検査**：紙の上段・中段・下段にランダムに配置された上・中・下の文字を，字の意味に惑わされずにその位置を答えるという課題で，一種のストループ課題である．
⑦ **CPT**：コンピュータディスプレイ上に提示される数字に対して，速く正確に反応することを求める課題である．3つの下位項目からなり，反応時間課題（SRT：Simple Reaction Time）では，数字7のみが1～2秒ランダムに提示され，それに対しての反応（キー押し）の速さをみる課題である．X課題は，1～9までの数字が提示され，7の時だけ反応するという課題である．AX課題は，X課題同様1～9の数字が提示されるが，3に続いて7が提示された時だけ反応するという課題である．

CATの下位項目が，主にどの注意機能を反映しているかを表16-1の右側に示した．4種類の注意機能を必要とする記憶更新検査，PASAT，上中下検査，CPTのAX課題はより高度な課題であり，遂行機能検査あるいはワーキングメモリ課題といってもよい種類の検査である．

> **次に読むとよい おすすめ**
> 村松太郎, 鹿島晴雄：注意・記憶・遂行機能の症候学―最近の進歩．よくわかる失語症セラピーと認知リハビリテーション（鹿島晴雄，大東祥孝，種村　純・編），永井書店，2008, pp25-33.

（永井知代子）

Q17 MRIのどのスライスをみると注意障害があるとわかりますか？

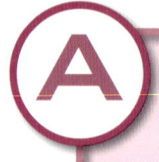

A 注意障害は様々な病巣をもつ患者さんが多いため，病巣というより注意機能を支える神経ネットワーク構成部位をみます．特に注意機能との関連が深い脳部位には，中脳背側，視床，前部帯状回，上頭頂小葉，下頭頂小葉，前頭眼野のほか，遂行機能関連領域でもある背外側前頭前野，眼窩回，前部内側前頭前野があります．

　注意という概念は様々な機能を含む．実際，臨床的に注意機能を調べる検査を行うと，様々な病巣をもつ患者が低成績を示しうる．そこで，注意障害をきたす病巣というより，注意機能を支える神経ネットワーク構成部位が，MRI上のどのスライスに現れるのかを示していく．

　種々の注意機能が適切に働くためには，まず覚醒状態の維持が必要である．その神経基盤として，脳幹網様体から視床非特殊核群に至る上行性網様体賦活系があり，ここから大脳皮質各領域に投射して意識レベルを維持する．すなわち①脳幹（中でも中脳）背側と②視床が重要である．さらにこの系は，③前部帯状回や④下部頭頂葉とともに活動し，注意の維持に関わる．これはalertingとも呼ばれ，入力刺激に対する高い感受性の状態を実現・維持するネットワークとして知られる．

　次に，複数の感覚入力から特定の情報を選択するネットワークがあり，orientingと呼ばれる．Q15の「注意の分類」のうち選択・転換機能に相当し，これが働くには，現在注意を向けている対象から注意を解放（disengagement）し，注意を別の対象に移動し（shift），その対象に注意を定着する（engagement）能力が必要である．この時，対象に向けた視線移動および視運動協応を伴うため，⑤前頭眼野や⑥上頭頂小葉が働く．

　図 17-1 は，空間性注意の神経基盤とされる領域を模式的に示したものである[1]．この領域のいず

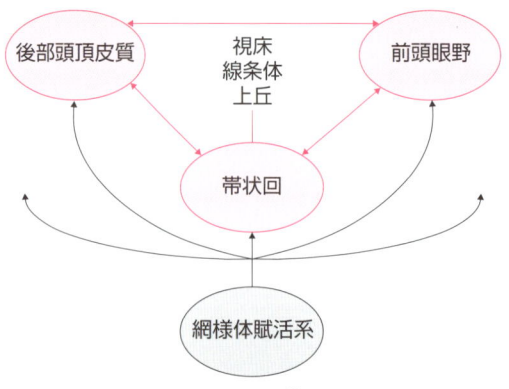

図 17-1　空間性注意ネットワーク[1]（Mesulam, 2000 より一部改変）

「注意障害」に関するよくある質問

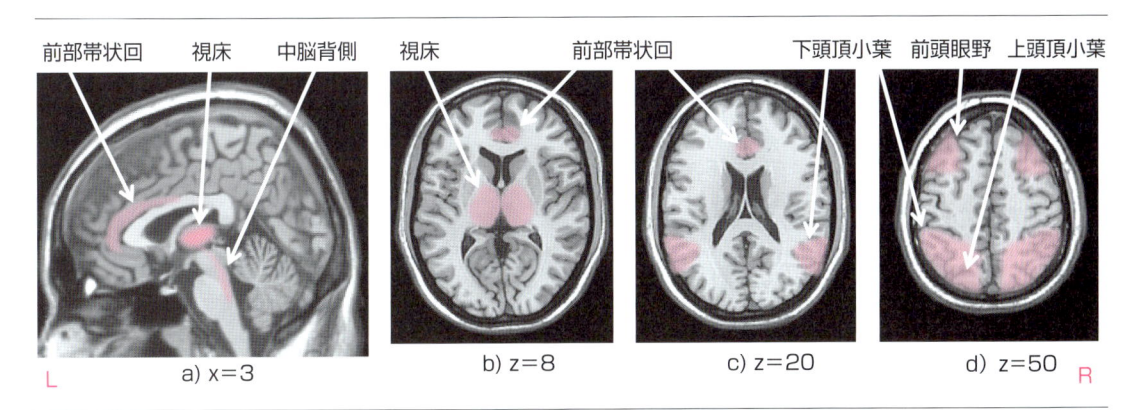

図 17-2　注意機能に関わる主な脳部位　a）矢状断，b-d）水平断

れかに損傷が起きると，上述の機能不全が生じる．図の後部頭頂皮質には，Mesulam によると ⅰ：上頭頂小葉，ⅱ：下頭頂小葉，ⅲ：頭頂間溝（ⅰ，ⅱ：を分ける脳溝），ⅳ：内側頭頂皮質（BA5, 7 の内側面と BA31，表 7-1（13 頁）参照）の 4 つが含まれる．方向性注意の障害である半側空間無視が頭頂葉以外の障害でも生じることを説明する図だが，脳部位から考えると，全般性注意の神経基盤でもある．

　さらに，複雑な意思決定とエラーモニタリングに関わるネットワークがある．これはいわゆる遂行機能（executive function）であり，ワーキングメモリの上位システムである中央実行系とも類似している．前項の注意分類では，配分機能がこの一部に当たる．中心となる脳領域は，⑦背外側前頭前野，⑧眼窩回，⑨前部内側前頭前野および前部帯状回であるが，これらについては遂行機能障害の項で説明する．

　①～⑥がよくみえる MRI の矢状断と水平断を図 17-2 に示した．正中に近い矢状断「a)」では，中脳背側部と前部帯状回，視床内側がみやすい．水平断のうち，AC-PC 線から 1 cm ほど上のレベル「b)」では，内側に視床，脳梁のすぐ上には前部帯状回がみえる．2 cm ほど上のレベル「c)」でも前部帯状回がみられ，外側には下頭頂小葉がみられる．5 cm ほど上のレベル「d)」になると，後方に上頭頂小葉，前方に前頭眼野がみられる．

次に読むとよい **おすすめ**　Raz A, Buhle J：Typologies of attentional networks. *Nature Neuroscience*, **7**：367-379, 2006.

・・・・・文献・・・・・
1) Mesulam M-M: Attentional networks, confusional states and neglect syndromes. Principles of behavioral and cognitive neurology. 2nd ed（Mesulam M-M ed）, Oxford University Press, 2000, p220.

（永井知代子）

Q18 注意障害の訓練にはどのようなものがありますか？

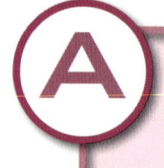

A 注意は認知機能全体の基盤となっていると考えられているため，注意の訓練はほかの認知機能の訓練に優先して，あるいは並行して実施します．訓練には，注意の維持，注意の選択，注意の転換，注意の配分の訓練があります．訓練するにあたっては，注意の分類を知り，分類された要素ごとに機能訓練を立案します．ただし，注意の各要素は相互に関係しながら機能し，また注意という機能はその他の認知機能と相互に関係しながら働いていることを理解し，訓練を立案します．

注意には全般性注意と方向性注意がある．ここでは注意とは全般性注意を指すことにする．方向性注意は半側空間無視を指し，別の項目（Q38）で扱う．

注意障害に対する機能訓練は，ドリルのようなシンプルな訓練が中心になる．障害の認識と，その障害による影響を理解することにより，機能訓練への必要性を当事者自身が感じて，意欲的に訓練を取り組めるように準備することが重要である．

そのためには，注意とその他の認知機能との関係について理解する必要がある．注意を始め，様々な認知機能は独立して機能しているのではなく，相互が関係して働いている．Ben-Yishay らのモデル[1]（図 18-1）では，覚醒や注意が基盤にあり，遂行機能などより上位の機能が十分に働くためには下位の機能が働いている必要があると説明している．Malia と Brannagan[2]は，注意，視覚性の処理，情報処理，記憶，遂行機能が相互に関係しながら体系的に働いていること，ただし注意はほかの認知機能に対し前駆体であることを図 18-2 のようなモデルを用いて説明している．いずれの説明においても，高次脳機能障害の人の訓練はまず注意障害に対する訓練を実施することが必要であることがわかる．

「注意」という認知機能はどのような要素 (components) から構成されているのか，その考え方は研究者によって異なる．ここでは Sohlberg と Mateer[3]の分類を用いて，それぞれに対応する訓練を説明する．注意は，注意の維持，注意の選択，注意の転換，注意の配分という要素から成り立つ．機能訓練は，注意の要素に対する訓練であり，それぞれの要素の検査法と類似した課題が用いられることが多い．そのため，訓練前後に神経心理学的検査を実施することで，訓練効果が測定できる．脳外傷による高次脳機能障害の人を対象とした研究で，急性期では時間の経過とともに注意障害が改善し，維持期には訓練によって注意障害が改善することが証明されている．

ここでは注意の維持（表 18-1），注意の選択（表 18-2，図 18-3），注意の転換（表 18-2，図 18-4），注意の配分（表 18-2，図 18-5）の訓練法を紹介した．注意障害に対する機能訓練の

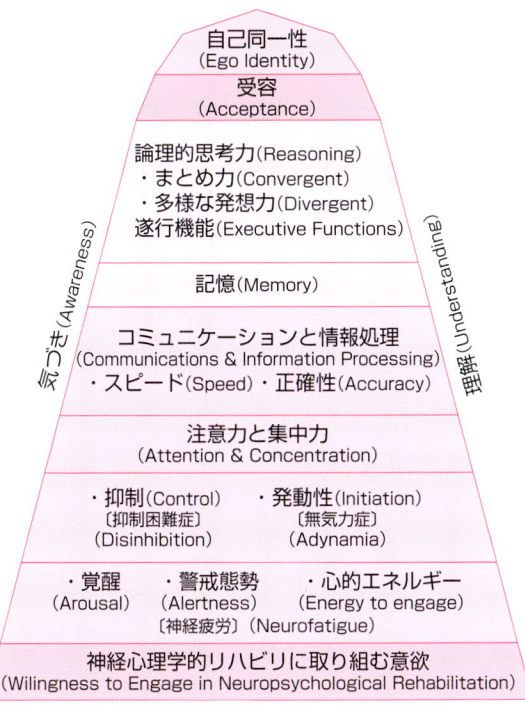

「注意障害」に関するよくある質問

図 18-1　神経心理ピラミッド：Ben-Yishay らのモデル [1]（立神粧子，2010）

図 18-2　認知機能と注意：Malia と Brannagan のモデル [2]（Malia ほか，2007）

表 18-1　「注意の維持」の訓練（例）

訓練のポイント
・当事者が好きな課題，得意な課題は，嫌いな課題，苦手な課題に比べて長時間集中していられるという点を考慮に入れ，当事者に即した課題を設定する． ・そのためには当事者の趣味や好きな物を十分に理解しておく必要がある． ・またセラピスト側が課題を一緒に楽しむことにより，当事者の動機づけを高める工夫も有効である

ドリルは市販されているので活用するとよい．

表 18-2 ①「注意の選択」，②「注意の転換」，③「注意の配分」の訓練（例）

訓練のポイント
・当事者が，注意とその他の認知機能の関係について理解し，注意障害の日常生活への影響を理解した上で始めると効果的である ・当事者本人が所要時間を計測し，記録に残し，注意障害の改善を振り返る材料とする ・訓練のやり方をセラピストが指導した後は，自主訓練，宿題にしてもよい
準備する物（訓練①〜③共通）
用紙（図 18-3，図 18-4，図 18-5），筆記用具，ストップウォッチ．
手順（訓練①〜③共通）
1）時間を計測する 2）課題を終了したら，所要時間を記録する 3）見落としがないか確認する 4）セラピストは，当事者が見落としや誤答に関する自己チェックを正確に実行していたかどうかを見直す ・見落としの多い当事者の場合には，どのような工夫で見落としがなくなるか検討する ・例えば，「一度見直して終了する」「手で数字をなぞりながら確認する」などのストラテジーが考えられる ①「注意の選択」の訓練手順 　準　　備：騒音のある環境（例：家でテレビの音が聞こえる部屋，集団訓練を行っている場所）で実施する 　目　　的：このような環境下では，課題の難易度が上がることを実感することで，注意障害の影響を理解し，障害に対する認識を深める 　用　　紙：図 18-3 　言語教示：用紙に書かれた教示通り ②「注意の転換」の訓練手順 　用　　紙：図 18-4 　言語教示：用紙に書かれた教示通り ③「注意の配分」の訓練手順 　用　　紙：図 18-5 　言語教示：用紙に書かれた教示通り

すべての5に〇をつけてください．

9 3 9 5 1 6 0 2 1 7 2 5 7 9 4 2 5 8 4 1 6 5 4 5 8 0 2 7 6 2 4 9 4

1 5 6 8 8 5 4 5 9 0 4 8 2 5 2 9 7 4 6 3 4 8 4 4 0 6 1 8 6 7 1 9 9

0 5 2 4 4 5 8 5 7 4 2 3 7 1 3 6 1 5 6 7 4 1 7 6 5 7 4 6 4 2 4 1 3

1 7 6 7 9 7 0 4 1 5 6 8 5 7 0 3 2 4 6 4 8 3 2 4 8 6 5 9 3 8 6 0 5

見落とした5の数　　　　個　　所要時間

図 18-3 「注意の選択」の訓練に用いる用紙

「注意障害」に関するよくある質問

注意をスイッチしていく課題です（注意の転換とも呼びます）．まず5に〇をつけてください．5の後に続けて8が出てきたら，それ以降は6に〇をつけてください．もし6の後に続けて4が出てきたら，それ以降はまた5に〇をつけてください．複雑な課題ですが，集中して行ってください．

9 3 9 5 1 6 0 2 1 7 2 5 7 9 4 2 5 8 4 1 6 5 4 5 8 0 2 7 6 2 4 9 4
1 5 6 8 8 5 4 5 9 0 4 8 2 5 2 9 7 4 6 3 4 8 4 4 0 6 1 8 6 7 1 9 9
0 5 2 4 4 5 8 5 7 4 2 3 7 1 3 6 1 5 6 7 4 1 7 6 5 7 4 6 4 2 4 1 3
1 7 6 7 9 7 0 4 1 5 6 8 5 7 0 3 2 4 6 4 8 3 2 4 8 6 5 9 3 8 6 0 5

間違った回数　　　　回　　所要時間　　　　　　

図18-4　「注意の転換」の訓練に用いる用紙

2つのことを同時に行う訓練です（注意の配分と呼びます）．9か「め」という字が出てきたら〇をつけてください．その課題と並行して，足で3度床をたたき，1秒ポーズを入れるという課題を行います．つまり，9あるいは「め」に〇をつける課題を行いながら，足では，床を3度たたき，1拍休む，3度たたき，1拍休む，という課題を続けます．

7 9 あ 6 3 5 き 8 め 0 9 り ね 6 1 2 な 3 6 9 2 め 2
9 2 6 に め 9 0 1 3 9 た 3 1 7 2 め 0 6 ゆ ち 5 9 4
い 8 め く 6 1 9 3 ぬ 1 6 2 み ね 3 2 1 9 せ 5 0 4 7
2 3 お ふ よ 0 6 1 2 ほ 5 9 3 わ 4 1 3 4 つ 6 3 え 9

間違った回数　　　　回　　所要時間　　　　　　

図18-5　「注意の配分」の訓練に用いる用紙

次に読むとよい おすすめ　間瀬光人，阿部順子・監，名古屋市総合リハビリテーションセンター・編：認知機能回復のための訓練指導マニュアル，メディカ出版，2009．

文献

1) 立神粧子：前頭葉機能不全その先の戦略—Rusk通院プログラムと神経心理ピラミッド，医学書院，2010．
2) Malia K, Brannagan A：How to do Cognitive Rehabilitation Therapy: A Guid for All of us. Part Two, 2007.
3) Sohlberg MM, Mateer CA：Communication Issues. Cgonitive Rehabilitation: An Integrative Neuropsychological Approach, New York, Guilford, 2001.

（廣實真弓）

Q19 注意障害に対する日常生活での工夫にはどのようなものがありますか？

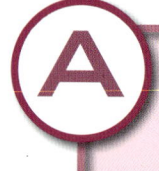

A 注意障害による問題が日常生活で起きている場合には，本人が気をつけるように工夫することと，周囲が注意障害のことを理解し，適切に支援することが必要です．日常生活で起こる問題点ごとに分析を行い，代償手段の活用や周囲への説明などの環境調整を行います．

STをはじめとするセラピストは，日常生活にどのような問題が起こっているのか把握することから始める．本書の問診票（Q8参照）を活用してもよい．当事者の障害についての認識が不十分な時には，家族から情報を収集する．

注意障害があっても日常生活に支障が出ないようにするための本人への訓練（内的方略と呼ぶ）は，ステップ1〜4を目的に行う．機能訓練についてはQ18で紹介した．

ステップ1：当事者が自分の障害について認識すること
ステップ2：障害によりどのような問題が日常生活で起こりえるのか理解すること
ステップ3：問題が起きないように何ができるのか理解すること
ステップ4：問題が起きた時にはどのように対処できるのか知ること

問診票や聞き取りで確認できた症状の一つひとつについて，症状の確認（ステップ2）と，その対応策の指導（ステップ3），そして，問題が起きた時にどう対処すべきかについて指導する（ステップ4）．なお，ステップ1については訓練を開始する時に行うとよい（Q18参照）．

また，当事者に対する介入だけでなく外的方略として，環境調整として部屋の工夫（例：静かな個室で作業する）や家族教育（Q57参照）などを行う．

当事者により対応策や対処法は異なるが，注意障害があるとどのような症状が日常生活でみられるのか，また，その対応策や対処法としてどのようなことが考えられるのかをまとめた（**表19-1**）．注意障害の機能訓練のみでは日常的な注意機能の改善は限定されるといわれている[1]．そのため，日常生活で起こる問題点を分析し，個々の問題点に対する対応法の訓練が重要である．

「注意障害」に関するよくある質問

表 19-1 注意障害の症状と介入・対応策・問題が起きた時の対処法（例）

注意の要素，関連するその他の認知機能の障害	症状	介入・対応策・問題が起きた時の対処法（例）
注意の維持	集中力がない	集中できる時間を延長するリハビリ ・例：好きな課題，得意な課題の方が長時間実施可能（Q18参照） 一つの課題を一気に仕上げられない場合は，適度に休憩時間を入れながら行う ・例：疲労度のセルフ・モニタリングシート（図 19-1）を作成し，何分間の作業に対し，何分間休憩すると疲労がたまらないかを分析する．復職に際しては，そのデータに基づき，休憩がとれるよう職場に相談するなどの対応を行う
注意の維持，欲求コントロールの低下など複合的な理由	話の途中で違うことを始めたり，急に席を立ってしまう じっとしていられない	SSTで，人の話を最後まで聞くことや，席を立ちたくなった時には声をかけてから席を離れるなどのスキルを学習する 易疲労性によるものならば，休憩をとるなどの疲労に対する対処法を訓練する（Q18参照） グループ活動を行いながら，集中できる時間を徐々に延長していく 注意の維持の訓練を行う（Q18, 56参照）
注意の選択	気が散る ・例：音がしたり，何かが視界に入ると注意がそれる	気が散らない環境から雑音のある環境へ徐々に慣れていく ・例：個室で課題を実施→大部屋でも同じ課題ができるようになる（Q18参照） 環境を整備する ・例：静かな部屋で作業する，窓に向かう席ではなく，壁に向かう席に座る（Q18参照）
	大勢の中では自分が呼ばれていることに気づかない	グループ活動を行いながら自分への声かけに気づけるよう訓練をする 環境調整として，名前を呼ばれても気づかないことがあるが，これは障害によるものであることを周囲に説明する．本人の注意を話し手に向けてから話しかける（Q41参照）などの対処法を指導する
注意障害とその他の要因が合併	ミスが多い	ミスの原因を分析する（Q18参照） ・例：疲労度と関係するのか ・例：注意の選択と関係するのか（気が散りやすい環境になっていないか） ・例：注意の配分と関係するのか（同時に2つ以上のことを要求される課題となっていないか） ・例：遂行機能障害と関係し，手順の混乱があるのか．手順書があればミスがなくなるのか確認する ミスを防止する ・例：一つの課題を行う時に，終了だと考える前に，必ず見直す習慣をつけるための訓練を行う ・ミスが起きた時の対処法を学ぶ ・例：起こりうる問題ごとに対処法をリストアップしておく（本人の障害についての認識を深める） ・例：問題点ごとの対処法を一緒に考え，表にしておく．自分で対処法を思い出せない時には，その表をすぐみる，という訓練を行う

（次頁へつづく）

表 19-1 注意障害の症状と介入・対応策・問題が起きた時の対処法（例）（つづき）

配分性注意とその他の要因が合併	人の話を聞きながらメモをとれない	メモをとれない原因に失語症や認知機能の低下による言語機能の問題がないことを確認する．これらが原因の時には，メモの練習の前に，そちらにアプローチする．あるいは，職場，学校に対し，仕事の内容や，連絡事項は紙に書いて渡してもらうなど，環境調整する
		メモをとる量を段階的に増やしながら練習する ・例：短い文の書きとり，50字分の伝達事項のメモをとる，100字分の伝達事項のメモをとる
		内線電話を使い，メモをとる練習を行う
注意障害とその他の要因（情報処理能力の低下，遂行機能障害など）が合併	一つの仕事をすばやく，正確にこなせない	「ミスが多い」参照
		作業工程表を作成し，一つの作業が終了するごとに，ミスがないか確認する訓練を行う
		環境調整として，作業の途中で話しかけない方がよいことを周囲に説明する
		環境調整として，所要時間を長めに設定することを周囲に説明する．休憩時間を適宜とることが可能になり，確認作業を十分に行うことで，作業の効率がよくなることが期待できる

1) 1時間ごとにアラームを設定し，時間がきたらセルフ・モニタリングシートに自分の疲労度を記録する
2) チェックするだけでは疲労に対する実感が足りない場合には，チェックがついた項目の数を数値化し，チェックした項目の数が意味する評価（例：3以上の時は「大変疲れている」）を言語化することで自身の疲労度を実感しやすくする
3) セルフ・モニタリングシートを活用し，当事者は日常生活でどの時間帯が集中しにくいのか，休憩をとることで集中しやすくなるのか，リハビリに通う平日の疲労度と家庭で過ごす週末の疲労度に違いがあるのか，などのデータを蓄積する．

	9時	10時	11時	12時	1時		6時	7時	8時
眠い									
お茶									

記入例

サイン	9時
眠い	
お茶を飲んだ	○
ストレッチした	○
横になりたい	
合計	
3以上は大変疲れている 2は疲れている	2

図 19-1 疲労度のセルフ・モニタリングの実施（例）

···· 文献 ····

1) 種村 純：認知リハビリテーションの実際．高次脳機能障害ハンドブック：診断・評価から自立支援まで（中島八十一，寺島 彰・編），医学書院，2006，pp107-119．

(廣實真弓)

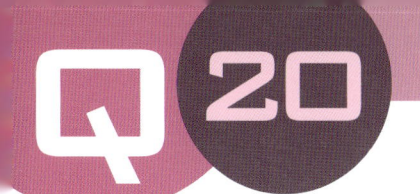

Q20 遂行機能障害はどのように分類されますか？

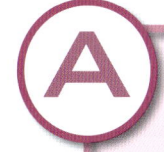

「遂行機能障害」に関するよくある質問

A

遂行機能に含まれる機能
流暢性，柔軟性，セットの転換，概念形成，抽象的思考，選択的注意，行為の抑制，プランニング，情報・行動の組織化，フィードバックの利用，意思決定

遂行機能分類	遂行機能障害	主な具体的症状
①意志もしくは目標の設定	運動開始・目的設定の障害	自発性低下，運動開始困難
②計画の立案	現実的な計画の障害	遂行困難な計画，固執
③目的ある行動もしくは計画の実行	計画実行の障害	保続，抑制障害，運動維持困難，社会的逸脱行為
④効果的に行動すること	自己モニタリング・修正の障害	

1. 遂行機能の定義

　遂行機能（あるいは実行機能：executive function）とは，何か目的を設定し，その目的を達成するために計画を立て，その通りに実行する機能全般を指す．遂行機能は，意志から最終的な出力までを含むかなり広い概念であり，何かしらの出力を伴う行為はすべて遂行機能が必要になるとみなすこともできる．そのため，失語や失行などの症状も広い意味では遂行機能障害に含まれる．しかし，一般に遂行機能障害といった場合は，意図や目的に従って行動する過程の障害のうち，入力や出力のモダリティを越えて生じるものを指す．これが障害されると，決まりきった方法で何かを行うことはできても，臨機応変かつ効率的な方法で物事を行うことが困難になる．

2. 遂行機能と類似の概念

　従来，前頭葉機能とされていたものが遂行機能に相当するのだが，必ずしも前頭葉のみではなく，広い脳領域が関わることがわかってきたため，最近では遂行機能ということばが一般的である．また，問題解決（problem-solving）能力と呼ばれることもあり，最終的に達成されるべき課題が相対的に難しい場合には問題解決という用語が当てられることが多い．

　遂行機能とは別の枠組みで捉えているが，本質的には近い機能を指しているものとして，①活動のプログラミング・調整・実行を行う系（Luria），②監督注意機構（SAS：Supervisory attention system）（Shallice），③中央実行系（CE：Central executive）（Baddeley）ということばもあ

る．③はワーキングメモリのコンポーネントの一つで，下位システムを制御する上位システムの役割をもつ（Q10 参照）．

3. 遂行機能に含まれる機能

　遂行機能は種々の能力を含み，これを系統的に整理した分類に近いものは後述の4つのコンポーネントであろう．しかし，実際には以下の用語の方が有名で，検査にも直結すると思われるので，ここで整理しておく．流暢性，（思考の）柔軟性，セット（構え）の転換，概念形成，選択的注意，行為の抑制，プランニング，情報・行動の組織化，フィードバックの利用，抽象的思考，意思決定（decision making）がそれである．

　流暢性とは，一つの条件に当てはまる答えを自由に列挙する能力をいい，例えば動物名をたくさん挙げる能力などをいう．失語における流暢性とは意味が違うので注意を要する．（思考の）柔軟性とは，一つの可能性に捉われずに様々な可能性を挙げる能力をいい，セットの転換とはこのような柔軟性に基づいて，適切な戦略に切り替えて問題解決に向かう能力をいう．この能力をみる検査としてウィスコンシンカードソーティングテスト（WCST）が有名である．概念形成とは，対象を抽象化して，その特性をあるグループに一般化する能力をいい，例えば，ぶどうとみかんの共通点を果物と答えるなどがそれである．抽象的思考はこの概念形成と関係があり，個々の具体的な事物について考えるだけでなく，抽象化した普遍的な概念を用いて考えることをいう．選択的注意と行為の抑制は，目的のために適切な対象に注意を集中したり，それ以外への注意や行動を抑制する能力である．ストループテストはこの機能をみる検査である．プランニングと情報・行動の組織化は，目的遂行のため全体を見渡し，効率よくそれを行うための計画を行うことを指す．その過程で適宜修正を行うためのフィードバックの利用も重要な機能である．意思決定は，ある目標を達成するために複数の選択可能な代替的手段の中から最適なものを選ぶことである．

4. 遂行機能分類とその障害による症状

　遂行機能の分類としては，4つの下位機能（コンポーネント）の複合体として遂行機能を捉えたものがある[1]．①意志もしくは目標の設定，②計画の立案，③目的ある行動もしくは計画の実行，④効果的に行動すること，の4つである．以下では，これらの説明と，それが障害された場合の症状について述べる．

　①意志もしくは目標の設定（volition or goal formulation）：当初は目標の設定（goal formulation）と名づけられた．これには，目標を達成しようとする意図（intention）や動機づけ（motivation）から，目標の明確化および現在の状況を把握する能力までが関与する．この機能が障害されると，行動開始時に必要な意志が湧かなかったり，目標を設定できなくなる．また，行為を開始することができない（運動開始困難，自発性低下，無気力等），自分で計画・目標を立てられない，指示してもらわないと何もできないなどの症状が挙げられる．ただし，意志のみの障害であれば，逆に指示さえ貰えれば行動を行うことができる．

　②計画の立案（planning）：目標達成のためのステップや手段を考え，それを現在使用できる資源を元に評価・選択し，最終的に一つの計画を決定する能力である．この機能が障害されると，効率の悪い，もしくは非現実的で遂行困難なプランを立てたり，目的に応じた計画を立てられず決まり

「遂行機能障害」に関するよくある質問

きった行動をとったり（固執），物事の優先順位をつけられなくなったりする．

　③**目的ある行動もしくは計画の実行**（purposive action or carrying out activities）：計画における各段階の行為を正しい順序で実行していく能力である．具体的には，それぞれのステップを正しく開始，終了させ，また必要に応じて維持や変換をさせていく能力とされる．この機能が障害されると，計画通りに実行できず，次のステップに進めずに同じ行動を続けたり（保続），自身の意思・計画とは異なった行動をとってしまう（模倣行為・利用行動・環境依存症候群・他人の手徴候），などの症状が挙げられる．また衝動性や抑制障害もみられるが，これらの症状発現には次の効果的な行動の障害も関係していると思われる．

　④**効果的に行動すること**（effective performance）：効果的とはすなわち，計画した行為の実現が適切に行われるということで，自分自身の行為の監視・修正・調節をする能力が必要とされる．この能力は，自己監視能力（self monitoring），自己修正能力（self correction），自己意識能力（self awareness），行動制御能力（ability to regulate behavior）ともいわれる．これらが障害されると，実行中の行動をモニターしたり修正したりすることができなくなり，途中で行為を中止する（運動維持困難），文章や会話がまとまりなく続いたりいきなり終わったりする，社会的逸脱行為に至る，などの症状がみられる．

次に読むとよい おすすめ

田渕　肇，鹿島晴雄：遂行機能障害．臨床リハ別冊 高次脳機能障害のリハビリテーション Ver. 2（江藤文夫，武田克彦，原　寛美・他編），医歯薬出版，2004，pp46-50．

……文献

1) Lezak MD, Howieson DB, Bigler ED, et al. : Executive Functions. In : Neuropsychological Assessment, 4th ed, Oxford University Press, 2012.

（永井知代子）

Q21 遂行機能障害の検査にはどのようなものがありますか？

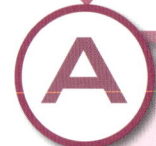

A

単体の遂行機能検査	ウィスコンシンカードソーティングテスト（WCST），ストループテスト，トレイルメーキングテスト Part B（TMT Part B），ギャンブリングテスト（IGT），語想起，運動シーケンステスト
総合的遂行機能検査バッテリー	日本版 BADS 遂行機能障害症候群の行動評価，前頭葉機能検査（FAB）

　Q20 のように遂行機能と呼ばれる能力の中には様々な機能が含まれ，またそれぞれが関連しあうため，遂行機能全般を評価するバッテリーはほとんどない．後述する BADS や FAB は総合的な検査であるが，これもすべてを網羅するというものではなく，症状に即した別の検査の併用が必要になる．

1. 単体の遂行機能検査

1）ウィスコンシンカードソーティングテスト（WCST：Wisconsin Card Sorting Test）

　遂行機能検査の中でおそらくもっとも有名な検査である．日本ではより簡便になった慶應版 WCST（KWCST）が広く使われており，パソコン版ソフトは日本脳卒中学会のホームページ[1]からダウンロードして使用することができる．この検査は主にセットの転換や柔軟性をみる検査で，**図 21-1** のように下側に配置されたカードを，上の 4 種類のいずれかに分類するという課題である．被検者は，100 枚（KWCST では 60 枚）のカードを一枚ずつ，検査者の「あっています」「違います」ということばだけをヒントに，毎回あっているといわれるように分類を続ける．4 種類のカードは「色」「形」「数」カテゴリーに関してそれぞれ 4 パターンがある．例えば被検者が下のカードを左端のカードの仲間として分類した場合，形を基準として分類したことになる．それに対して検査者が「違います」といったなら，被検者は形ではなく色か数が分類基準なのだろうと推測して，次のカードは色か数が合っているものに分類する．例えば色に分類して，検査者が「あっています」といったなら，被検者は次のカードも色に分類していく．ところが，この分類基準カテゴリーが予告なく変換される．色による分類が 10 回（KWCST では 6 回）続いたのに，同じように分類しても次の回から「違います」といわれるので，被検者はカテゴリーが変わったことに気づき，その次の回か

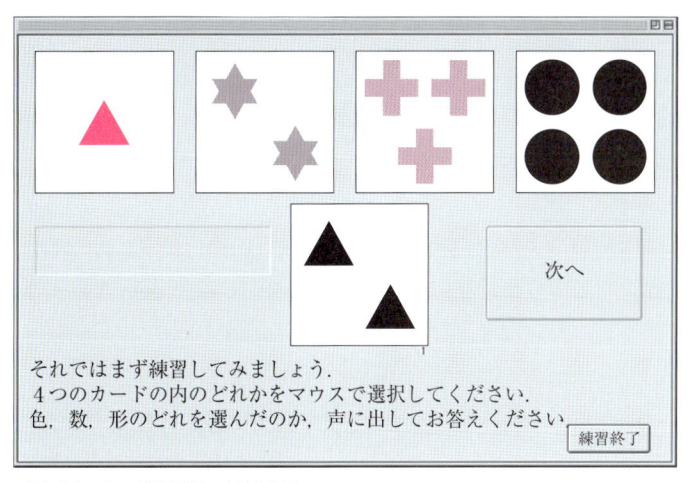

図 21-1　慶應版　WCST

らは数や形による分類を始める．これがセットの転換であるが，それがうまくいかないと保続性エラーを起こして同じカテゴリーに執着したり，途中でカテゴリーを失ったりして必要なカテゴリー達成数（10 回あるいは 6 回続けて正解できたカテゴリーの数で，通常 4 以上）に到達できない．

2) ストループテスト（Stroop test）

　これは選択的注意機能をみる検査である．赤い色で書かれた赤という字は素早く読めても，青い色で書かれた赤という字を読むのには健常者でも時間がかかる．これをストループ効果というが，課題遂行のためには，字であることに注意を向け，色情報を抑制しなくてはならないが，遂行機能障害があるとこれらが十分に働かないため，健常者よりさらに時間がかかる．

3) トレイルメーキングテスト（TMT：Trail Making Test）

　Part A と Part B があり，Part A は主に注意機能を，Part B は遂行機能をみる検査として知られている．Part A は，一枚の紙にランダムに書かれた 1〜25 までの数字を順に線でつないでいく課題で，単純な注意機能の検査として行われる．続いて Part B では，同様にランダムに書かれた 1〜13 までの数字と，あ〜しの平仮名を，数字・平仮名を交互に昇順につないでいくことが求められる．この場合は，単純な注意機能だけではなく，数字・五十音という 2 つの系列内での昇順に注意を向け，それを交互に線で結ぶという，いわばワーキングメモリ負荷の高い課題になっている．遂行機能障害の人では，Part A に比べ Part B の時間が極端に長かったり，遂行不能であったりする．

4) ギャンブリングテスト（IGT：Iowa Gambling Test）

　ギャンブル依存（病的賭博）に陥る患者には，目先の利益に極端にとらわれ，長期的な利益を見失う判断パターンがある．これを検査の形で再現するのがギャンブリングテストである．カードの山が 4 つあり，被検者はそれから一つ選び，それによって定められた（仮想の）金額を受けとる．このとき，受けとるだけでなく所定の金額を支払う決まりもある．最終的にできるだけ多くの所持金になるように考えて山を選んでいくよう教示される．4 つの山のうち，受けとる金額が高い山は，逆に支払

53

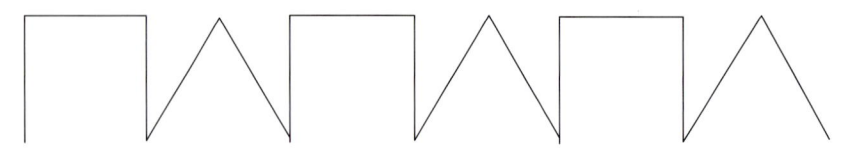

図21-2　運動シーケンステスト

いも多く，最終的には所持金が少なくなるように作られている（損な山）．通常ではこのことに気づき，次第に受けとり金額があまり高くないが支払いも多くない山を選択するようになっていくが，病的賭博傾向のある被検者では損な山を選び続ける．特に自己監視能力や抑制機能に障害があるとこのパターンをとりやすい．

5）その他

　動物名を一分間に何個列挙できるか，といった語想起課題は，認知症や失語の検査に含まれるが，流暢性を反映する遂行機能検査の一つとしても行われる．また，**図21-2**のような図形の模写はルリアの運動シーケンステストとして知られ，交互に現れる四角い部分と三角の部分の繰り返しを再現できず，三角の部分だけが保続性に繰り返されたりする．セットの転換，抑制機能などが十分に働いていないとこのようなエラーが生じやすい．

2. 総合的遂行機能検査バッテリー

1）日本語版 BADS (Behavioural Assessment of the Dysexecutive Syndrome) 遂行機能障害症候群の行動評価

　BADSは実際の日常生活で問題となる遂行機能障害を検出する目的でつくられた総合バッテリーで，①規則変換カード検査，②行為計画検査，③鍵探し検査，④時間判断検査，⑤動物園地図検査，⑥修正6要素検査，の6つの下位検査からなる．

　①規則変換カード検査：21枚のトランプを使って新しい規則を記憶したり，ある規則から別の規則に変換する能力をみる．

　②行為計画検査：実際に物品を操作する課題である．管の底にあるコルクを，規則を守りつつ，ビーカー・蓋・針金・プラスチック容器などの物品を適切に用いて取り出す計画を立て，実行できるかをみる．

　③鍵探し検査：広場のどこかに鍵を落としたという想定のもとで，広場を表す正方形の中をどのような順で探していくか，その道順を描き込む．計画的で効果的な探索をしているかを採点する．

　④時間判断検査：「犬の寿命はどれくらいですか」などの，時間に関して常識的な推論ができるかどうかをみる4つの質問を行う．

　⑤動物園地図検査：動物園の地図に，所定の動物をすべて見て回る道順を描き込む課題で，2つの規則を守りながら適切で効果的な順番を計画できるかをみる．

　⑥修正6要素検査：10分間に6つの課題に答えるというもので，2つの規則を守りつつ，解答に必要な時間配分を適切に行うことができるかをみる．

　なお，BADSにはDEX（Dysexecutive Questionnaire）という20項目からなる質問紙もあり，日常生活における遂行機能障害の可能性を5段階で回答する．

2）前頭葉機能検査（FAB：The Frontal Assessment Battery at Bedside）

簡易な遂行機能検査バッテリーである．①類似性，②流暢性，③運動系列，④葛藤指示，⑤ Go/No-Go，⑥把握行動，という 6 つの項目を通して，前頭葉損傷でみられやすいとされる症状を評価する．

①**類似性**：概念形成をみる課題で，バナナとオレンジの類似性などを問う．

②**流暢性**：語想起課題である．

③**運動系列**：3 つの手の形のパターンを検査者が示し，その系列を正しい順に何度も再生できるかをみる，運動プログラミングの項目である．

④**葛藤指示**：検査者が 2 回手を叩いたら被検者は 1 回，検査者が 1 回叩いたら被験者は 2 回，というように，視覚刺激の模倣ではなく異なる行為を正しく行う能力をみる．

⑤ **Go/No-Go**：検査者が 1 回手を叩いたら被検者は模倣して 1 回叩くが，検査者が 2 回叩いたら被検者は何もしない，という課題である．模倣したくなるのを抑制する能力をみる．

⑥**把握行動**：被検者の手掌に触れた検査者の手を，「握らないでください」という指示に従って握らずにいられるかどうかをみる．非影響性の亢進した患者では把握してしまう．

次に読むとよいおすすめ
Lezak MD（鹿島晴雄・総監修）：レザック神経心理学的検査集成，創造出版，2005．

文献

1) 日本脳卒中学会ホームページ：http://cvddb.med.shimane-u.ac.jp/cvddb/user/wisconsin.htm（2012 年 9 月現在）

（永井知代子）

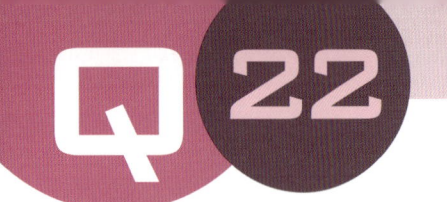

Q22 MRIのどのスライスをみると遂行機能障害があるとわかりますか？

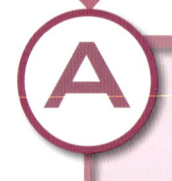

A 遂行機能障害をきたす主な脳部位は，外側面では背外側前頭前野，内側面では眼窩回，内側前頭前野，前部帯状回です．背外側前頭前野は側脳室のみえるスライスの上方，眼窩回は脳幹のみえる低いスライス，内側前頭前野と前部帯状回は脳梁直上をみるとわかります．

遂行機能は，以前は前頭葉機能と呼ばれていたことからわかるように，前頭葉，特に前頭前野が大きく関わっている．したがって，遂行機能障害をきたしやすい疾患も，前頭葉損傷や機能不全が中心となるものが多い（**表 22-1**）．遂行機能は，注意機能の一部として扱われることもあり（Q17 参照），またワーキングメモリの上位システムである中央実行系も似た概念でもある．いずれにおいても，その機能の中心となる脳領域は，①背外側前頭前野，②眼窩回，③前部内側前頭前野，および④前部帯状回である．

①は BA46 を中心とした前頭葉の外側面で，上前頭回・中前頭回の一部である．一方，②～④はいずれも前頭葉内側面にあり，②は内側底面にある（BA10,11,12）（＊眼窩部 BA47 は下前頭回の一部であり，眼窩回とは異なる）．③と④は隣接しており，働きも類似している．

図 22-1 に上記の領域がもっともよくみえる MRI スライスを示した．矢状断正中近辺では，脳梁（膝部）のすぐ上に前部帯状回が，さらにその上に内側前頭前野がある．水平断では，AC-PC 線より 2 cm ほど下の，脳幹のみえるスライスでは，正中部近辺に眼窩回がみえる．脳梁のみえるスライスでは，脳梁の直上に帯状回，内側前頭前野がみえる．以上は内側面の構造であるが，外側面をみていくと，AC-PC 線より 1 cm 以上上で，側脳室のみえるレベルの範囲では背外側前頭前野がある．

表 22-1　遂行機能障害をきたしやすい疾患

頭部外傷
前大脳動脈灌流領域の脳梗塞
前頭葉腫瘍術後
前頭側頭型認知症
自閉症スペクトラム
注意欠陥多動性障害（ADHD）
統合失調症

「遂行機能障害」に関するよくある質問

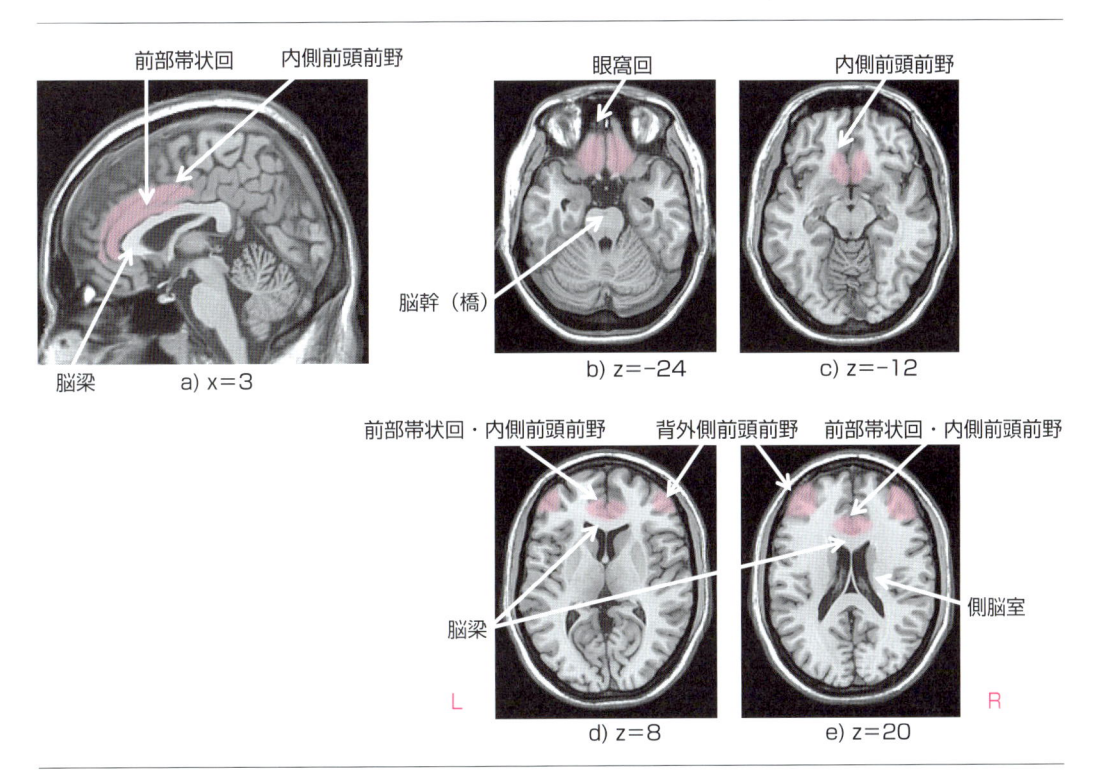

図22-1 遂行機能障害をきたす部位　a）矢状断，b-e）水平断

次に読むとよい**おすすめ**　Mai JK, Assheuer J, Paxinos G: Atlas of the human brain, 2nd ed, Elsevier, 2004.

（永井知代子）

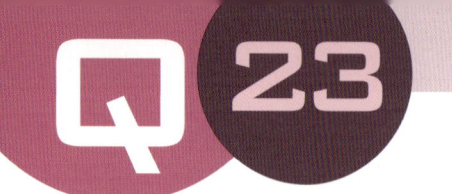

Q23 遂行機能障害の訓練にはどのようなものがありますか？

A 遂行機能には，「意志もしくは目標の設定」「計画の立案」「目的ある行動もしくは計画の実行」「効果的に行動すること」の要素があり[1]（Q20 参照），それらの要素に対する訓練があります．遂行機能障害の訓練には，本人の機能障害にアプローチする訓練，ストラテジーの獲得を目指す訓練，代償手段を活用するための訓練があります．

1. 訓練を開始する準備

　遂行機能障害は知的能力障害やほかの高次脳機能障害の検査に支障がなくても出現することがあり[2]．当事者や家族が理解するのが難しい障害である．訓練を開始する前に，遂行機能障害により，どのような症状が現れるのかを説明し，障害に対する認識を深める必要がある．

　また当事者や家族は，目の前に起こる様々な症状に対し不安感を抱いていることも少なくない．症状の説明は，障害の理解を深めるだけでなく，不安の軽減にもつながる．

　自分の障害について正しく理解していることは，リハビリに対するモティベーションを高めると同時に，代償手段の積極的な活用を促すことになる．

2. 遂行機能障害に対する訓練

　遂行機能の訓練では，複数の要素を対象とした訓練が一般的である．ここでは，「意志もしくは目標の設定」「計画の立案」「目的ある行動もしくは計画の実行」「効果的に行動すること」の要素に対する訓練のうち，計画の立案，目的ある行動もしくは計画の実行，効果的に行動することに関わる訓練を紹介する（**表 23-1**）．その他，具体的な訓練法については様々な成書で紹介されているので参考にしてほしい．

　訓練には大別して当事者に介入する直接訓練（ストラテジーの獲得を含む）と，代償手段を活用する訓練がある．

1）機能の改善を目指す直接訓練

　①問題解決訓練（PST：problem-solving training）：課題を分析し，それを操作しやすい工程に分け，実行する．工程ごとに結果を評価し，誤りがないかどうか振り返る．

　②自己教示訓練（self-instructional training）[2,3]：第 1 段階はこれから行うことの手順を声に出してから，実行する．第 2 段階はささやき声でいうようにする．第 3 段階では声に出さずに心

「遂行機能障害」に関するよくある質問

表 23-1 遂行機能障害の訓練（例）：活動を一緒に計画する訓練

課題：就労前の訓練として，「パソコンにデータの入力，印刷し，11 時には帰宅する」という一連の作業の計画を立てる．実際の仕事場面を想定して行う	
1) 訓練課題の確認をする	・職場では入力ミスは厳禁であることの確認をする ・そのためにどうすればよいか質問する→見直す作業が必要だということを確認する ・工程表が必要かどうか確認する*
2) 作業の工程表を作る	・どのような工程が必要か，紙に書き出す ①作業開始の準備の工程 　（例：パソコンの立ち上げ，ソフトの保存場所，保存するファイル名のつけ方，プリンタの確認，用紙のサイズ，レイアウト（余白など），モノクロかカラーか，などを職場の人に確認するという工程を想定できるかどうか） ②作業の工程 　（入力，見直すための印刷，誤植の確認，再入力，印刷という工程を想定できるか） ③作業効率と休憩の関係について確認 　（正確に，迅速に作業を行うためには何分ごとに休憩すればよいか，自分で認識できているかどうか） ④作業終了の工程 　（例：印刷物をセラピストに提出する，パソコンをシャットダウンする，着替えて退室するという工程を想定できるか） ・準備する物をリストアップする 　（例：目ざまし時計，アラームなど，経過時間を確認できる物）
3) 各工程の所要時間を考える	
4) 11 時に終了するためには，何時何分にどの作業を行うか考える	
5) 実行する	
6) 振り返り	・正確に実行できたかどうか，問題が起きた場合にはその対処法を振り返る（問題解決訓練）

*工程表は「必要ない」と思っている当事者に対する対応：
①セラピストは工程表が必要だと思っても，本人の意向を尊重し，工程表を作らない．工程表がなくても作業ができるかどうかを体験することが重要である．作業がうまくいかなかった場合には，どうすればよかったかの振り返りをする．障害の認識はこのように体験を通して深めていくのがよい．また，対応策を検討することが遂行機能障害の訓練にもなる．
②工程表を用いずに，自己教示訓練として口頭で手順を確認してから，作業を開始することも可能である．

の中で自分に話しかける．

　③**流暢性訓練**：語頭音，カテゴリーなど，提示されたヒントに対し，できるだけたくさんの単語を想起する訓練である．

　④**抽象性訓練**：例えば，複数の単語や事象などの共通点や類似点をみつける訓練で，情報の関連づけや取捨選択する能力の改善を目指す[2]．

　⑤**目標管理訓練（GMT：Goal Management Training）**[3]：目標管理訓練には 5 段階ある．第 1 段階はこれからすることの意識づけをし，第 2 段階は目標の選択，第 3 段階はその目標をより下位の目標に分析する．第 4 段階では目標と下位の目標を挙げ，記銘する．第 5 段階では行為の結果と目標を比較する．目標が達成されていない時には第 1 段階に戻る．

2) 代償手段

　①**スケジュール表の利用**：1 日（1 週間，1 か月）のスケジュールを書き出し，実行したらチェックする（Q14 参照）．

②**問題が起きた時の対応マニュアルの作成**：高次脳機能障害により起こりうる問題を想定し，その対応策を手帳に書いておく，あるいは，携帯のメモ機能に書きこんでおき，問題が起きた時にはそれをみるようにする．

3. 訓練の効果

日本脳卒中学会などが作成した『脳卒中治療ガイドライン 2009』[4]をみると，遂行機能など認知機能の評価を行い，その結果を家族に説明することは推奨されている（グレードB）[4]が，遂行機能障害に対する訓練効果について高いエビデンスの研究成果は報告されておらず[4]，今のところ明らかではない．また遂行機能は，ほかの様々な認知機能の上位にある機能だと考えられるため（Q18参照），遂行機能障害に対する機能訓練の効果は，その他の認知機能の改善に左右される場合がある．

4. 機能訓練・日常生活での訓練の効果をより確かなものにする

遂行機能は他の認知機能と相互に関係した機能であるため，訓練効果の検証は必ずしもやさしくはない．これまでの臨床経験から以下のような介入が有効なのではないかという印象をもっている．

(1) 患者とセラピストが振り返りの機会をもつ

日々の活動の中で，成功したことや，うまくいかなかったことについて振り返り，対応策や今後の目標を，目にみえる形で外在化し，後で本人が振り返ることができるようにすることは有効である．この体験の積み重ねにより，患者が自分一人で振り返りをする時のポイントを学ぶことになる．

(2) 遂行機能障害への理解を深める

遂行機能は理解しにくい認知機能の一つである．どのような問題が日常生活で起こりうるのか理解するための指導を行うとよい．

例えば，パンフレットなどを用いて障害についての知識を深める，ピアグループによるグループ活動に参加し，他の参加者の行動を観察すると，どのような問題が起こりうるのか理解できる場合がある．

(3) 問題が起きないように何ができるか考えつくための指導をする

どういう時に問題が起こるのか，要因を把握できるようになることは，問題を回避する上で重要である．例えば，疲れてくると生あくびが出てきて，その後，集中力が低下するという人の場合には，休憩をとるとよいということを思いつくように指導する．

(4) ルーティン化された活動は実行可能であることを活かす指導

遂行機能はルーティン化された活動を実行する時には用いられないため，繰り返し練習することで，実行可能になる活動が多いことを説明する．例えば，問題解決訓練を活用し，ある目標（課題）に対し効果的な問題解決訓練をみつけ，繰り返し練習する．

> **次に読むとよい おすすめ**　鎌倉矩子：高次脳機能障害の作業療法．三輪書店，2010．

文献

1) 田渕　肇，鹿島晴雄：遂行機能障害．臨床リハ別冊 高次脳機能障害のリハビリテーション Ver. 2（江藤文夫，武田克彦，原　寛美・他編），医歯薬出版，2004，pp46-50．
2) 坂爪一幸：高次脳機能の障害心理学－神経心理学的症状とリハビリテーション・アプローチ－．学文社，2007．
3) 鎌倉矩子：遂行機能の障害．高次脳機能障害の作業療法（鎌倉矩子，山根　寛，二木淑子・編），三輪書店，2010，pp359-406．
4) 篠原幸人，小川　彰，鈴木則宏・他編：脳卒中治療ガイドライン2009．共和企画，2009．

〈廣實真弓〉

Q24 「遂行機能障害」に関するよくある質問

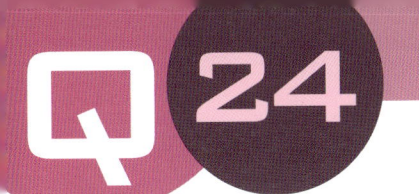

遂行機能障害に対する日常生活での工夫にはどのようなものがありますか？

A 遂行機能障害は，検査場面よりも日常生活において問題となることが多い障害です．当事者が工夫しながら行うことと，周囲に理解を求めて手伝ってもらった方がよいことを区別しておくとよいでしょう．

1. 日常生活での工夫

　日常生活の工夫としては次のようなことが考えられる．様々な活動や問題点に対する工夫をする時に，当事者が工夫すること，周囲が手伝うことを区別して考えるとよい．

(1) ルーティン化された活動は実行可能であることを活かす（当事者へのアプローチ）

　遂行機能障害の人に対しては，ルーティン化された活動とルーティン化されていない活動との区別をつけることは重要である．遂行機能はルーティン化された活動を実行する時には用いられないためである．繰り返し練習することで，実行可能になる活動が多い．

(2) 活動を一緒に計画するか，計画表を渡す（当事者へのアプローチ）

　当事者の能力に応じて，支援者は一緒に計画を作ることを協力するか，当事者の目標を達成するための計画表（工程表）を作成し渡すとよい．

(3) 行動を開始する前に手順を確認する習慣をつける（当事者へのアプローチ）

　これから何を，どのような順番で行うのかを確認してから行動を開始する習慣をつけるとよい．確認の仕方は当事者に合わせて検討する．口頭で確認できる当事者もいれば，紙に書かれていた方が確認しやすい当事者もいる．（Q23 参照）

(4) 作業途中で，自分の行動を振り返る習慣をつける（当事者へのアプローチ）

　自分が正しく行動できているかどうか確認することで，目標を達成できることがある．問題解決訓練（Q23 参照）を活用し，ある目標（課題）に対し効果的な問題解決訓練をみつけ，繰り返し練習するとよい．

(5) 周囲の人への障害の説明と支援の要請（環境調整）

　高次脳機能障害者の人には身体に麻痺がなく，会話もできる人も多いため，周囲の人は当事者に障害があると認識せずに接していることも多い．しかし認知機能の障害により，テンポの速い会話にはついていけないなどのコミュニケーション障害の人もいる（Q40 参照）．コミュニケーション障害に遂行機能障害を合併している場合には，仕事の指示を正確に理解できないことに加え，作業手順を思いつかずに，仕事が正確にできないなどのトラブルになることがある．あるいは朝の会議の仕事の打ち合わせの時にメモがとれないということもある．このような場合でも，周囲の人が適切に話しかけ

たり（Q40 参照），ジョブコーチをつけて仕事の工程表を作ってもらったり（Q55 参照）すれば仕事ができる人もいる．

2. 遂行機能障害の症状と日常生活での工夫

遂行機能障害の症状で頻出するものをいくつかを取り上げ，日常生活での工夫について説明する．

1）発動性の低下

発動性の低下は高次脳機能障害者に高頻度にみられる症状である（Q29 参照）．発動性の低下により行動を開始しないが，声をかければ行動できるという症状は検査の中には現れにくいため，さぼっている，怠けていると誤解されることも多い．発動性の低下は，このような誤解を受けやすいことと，周囲から声かけなどの協力が有効に機能するため，まず周囲の人へ障害の説明をし，理解を深めることから始めるのがよい．

発動性の低下の原因が器質的な脳損傷による場合には，グループ訓練の活用とチーム・アプローチを検討する．グループ訓練でほかの参加者の行動を観察し，まねることから行動が始まることもある．他者からの声かけや，他者の行動の観察という何らかのヒントにより行動が開始できた時には，周囲の人は必ず称賛することをルールとし，繰り返し称賛する．ルールはチームで共有し，このような正の強化を実行していくチーム・アプローチが重要である．

発動性の低下により，質問に対する応答に時間がかかる，あるいは無反応だという当事者がいる．このような場合には選択肢を提示するなどのコミュニケーション・スキル（Q41 参照）を活用すると反応が得られる場合がある．

発動性の低下のある人に対しては，コミュニケーション QOL の低下という問題も起こる．反応が乏しいと周囲の人が，だんだん話しかけなくなるということはほかのコミュニケーション障害でもよくみられる．ソーシャル・スキル・トレーニング（SST）（Q52 参照）などのグループ訓練やグループ活動に参加した時には，当事者からの反応があっても，なくても，その人の発言の機会を確保するという姿勢は大切である．筆者の知り合いの女性は，発動性の低下の改善を目的にグループ訓練に参加していた．彼女には，選択肢を提示するというスキルが有効だったが，それがグループに浸透していなかった．しかし，なかなか話し始めない彼女であったが，そのグループでは必ず質問に対して回答する機会が確保されていた．テーマについて参加者が順番に答えていくという課題を行っていて彼女の番になった時に，いつもより彼女の発言を待つ時間が短かったため，順番を飛ばされたと彼女は思ったようだ．そこで彼女は「どうして私の順番を飛ばすのですか」と，すかさず発言したという．このエピソード以降，彼女の発言は徐々に増えていったという．発動性低下のある当事者から実際に発言が聞けたかどうかだけではなく，発動性の低下があって行動を開始しなくても，その人の存在を認め，ほかの参加者と均等の機会を確保されていることの重要さを伝えるエピソードだと思う．

2）抑制のとれた行動

自己統制の欠損による行動の問題である．これについては Q26，48 で詳述されているので参考にしてほしい．

（廣實真弓）

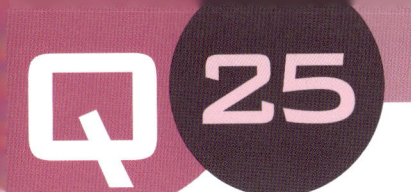

Q25 「社会的行動障害」に関するよくある質問

社会的行動障害はどのように分類されますか？

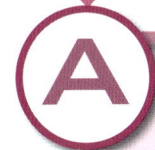

社会的行動障害	症状
依存性・退行	すぐに他人を頼る，子どもっぽくなる
欲求コントロール低下	無制限に食べたり，お金を使ったりする
感情コントロール低下	すぐ怒ったり笑ったりする，感情を爆発させる
対人技能拙劣	相手の立場や気持ちを思いやることができず，よい人間関係が作れない
固執性	一つのことにこだわってほかのことができない
意欲・発動性の低下	自分からは何もしないが，外からの刺激によって改善する
抑うつ	気分が落ち込んでいる．悲しみや絶望感，悲壮感などで精神的に落ち込んでいる
感情失禁	ちょっとした情動的刺激で怒ったり笑ったりする
その他	引きこもり，脱抑制，被害妄想，徘徊などが含まれる

[1]（長岡正範，2006），[2]（加藤元一郎，2006 より一部改変）

　厚生労働省は 2001 年度から 2005 年度にかけて「高次脳機能障害支援モデル事業」を実施した．このモデル事業のデータに基づき，社会的行動障害には，依存性・退行，欲求コントロール低下，感情コントロール低下，対人技能拙劣，固執性，意欲・発動性の低下，抑うつ，感情失禁やその他として引きこもり，脱抑制，被害妄想，徘徊などが含まれると定義された[1,2]．

　高次脳機能障害の主要症状には，記憶障害，注意障害，遂行機能障害，社会的行動障害などがある．それぞれの主要症状は，相乗的に影響し合うことにより，日常生活障害や社会生活障害を強化している．例えば，注意障害があることにより，物事に集中できず記銘力低下が顕著となったり，周囲の変化を把握し対応することができなくなり遂行機能がさらに低下し，その結果として，依存性や退行などの社会的行動障害が増強することがある．一方，辺縁系脳炎などにより，記憶障害，注意障害，遂行機能障害と比較して，社会的行動障害だけが目立ち，精神科を受診する高次脳機能障害の人も存在する．精神科診断基準としては『ICD-10 国際疾病分類　第 10 版』や『DSM-IV-TR 精神障害の診断と統計の手引き』が用いられており，高次脳機能障害が診断名として用いられることは稀である．多くの場合，器質性精神障害と診断される．

　以上の通り，高次脳機能障害の主要症状は相乗作用をもち増悪する．一方，社会的行動障害は**図 25-1** に示したように，脳の直接的損傷に由来する症状であるとともに，その他の主要症状そのものや，それにより障害された日常生活や社会生活から 2 次的に引き起こされる症状でもある．その

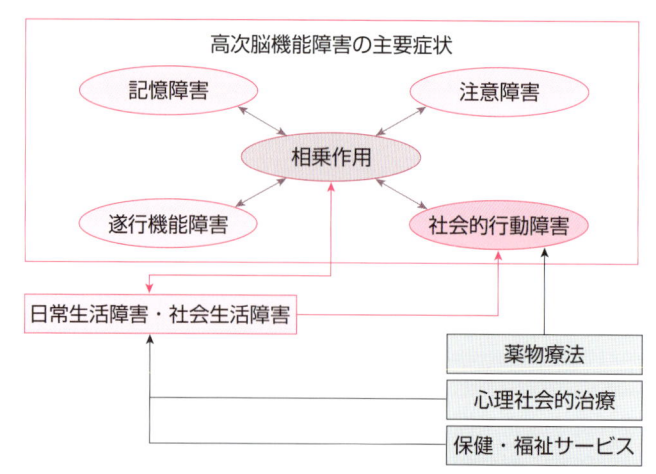

図25-1 高次脳機能障害の主要症状と社会的行動障害の関係

症状は周囲の人の対応をはじめ，取り巻く環境の影響を受けやすい．

　しばしば日常生活や社会適応を困難にしたり，周囲の人を悩ませたりしているのは，認知機能障害よりも，社会的行動障害であることが多い．社会的行動障害に対する介入は，前述のような発現機序を考慮して多面的なアプローチを実施する．記憶障害，注意障害，遂行機能障害に比較すると，社会的行動障害には向精神薬を中心とした薬物療法が有効である．しかし，一般的には精神科受診の抵抗感は患者や家族だけではなく医療関係者の間でも高く，適切な診断や薬物療法，心理社会的治療を受けていない高次脳機能障害の人が多く存在しており，精神科コンサルテーションを積極的に行うべきである．

　リハビリ担当者は，社会的行動障害の細かな分類に終始するよりも，むしろ，その存在に気づき，精神科医師にコンサルテーションし，専門的評価や治療に結びつける役割が求められている．そのためには，リハビリ担当者は，高次脳機能障害になる前の性格や行動についてよく知る家族，友人，同僚などから詳細な情報を集め，現在の患者の性格や行動と比較することが大切である．その際に注意をしなければならない点は，多かれ少なかれ発症前からもっていた性格傾向や行動特性が顕著に現れているだけであり（性格の先鋭化），高次脳機能障害によって引き起こされた症状とみなしていない場合があることである．このような場合，「もともとの性格」「性格だから仕方がない」として，見逃されたり放置されたりしていることがある．本人や家族が症状として認識していないことも稀ではなく，社会的行動障害の有無については，早い段階にスクリーニング目的の問診を実施する必要がある．さらに，専門的評価や治療の対象とすべきかどうかは，その性格や行動に関して，本人が悩んでいるかあるいは家族など周囲の者が困っているかどうかを参考とする．

　本書では，社会的行動障害の代表的な障害の症状や対処法について説明する（Q26〜30参照）．

・・・・・・ 文献 ・・・・・・

1) 長岡正範：標準的訓練プログラム，高次脳機能障害ハンドブック　診断・評価から自立支援まで（中島八十一，寺島　彰・編），医学書院，2006，pp71-106．

2) 加藤元一郎：臨床症状，高次脳機能障害ハンドブック　診断・評価から自立支援まで（中島八十一，寺島　彰・編），医学書院，2006．pp21-45．

（平林直次）

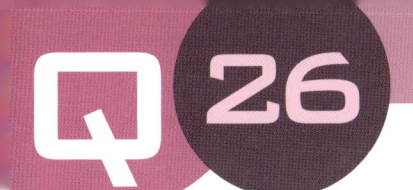

Q26 「社会的行動障害」に関するよくある質問

欲求コントロール低下や感情コントロール低下の評価と治療には
どのようなものがありますか？

A 欲求コントロール低下や感情コントロール低下の評価としては，脳の器質的病変を検索する目的から，形態をみる頭部 CT や頭部 MRI，脳血流などの機能をみる PET，SPECT 検査といった画像検査のほか，簡易前頭葉機能検査（FAB：Frontal Assessment Battery）があります．一般神経心理学的検査も参考情報として有用でしょう．また，障害と関係なく，生来の性格傾向のこともありますので，病気や事故の経過，発症・受傷前の生活歴，現在の生活状況や行動特性といった客観的情報の聞きとりも重要です．治療には，各人の特性に配慮した対応法の確立や環境調整，薬物療法がありますが，精神医学の観点から，欲求コントロール低下と感情コントロール低下について評価方法や介入方法，薬物療法について説明します．

1. 欲求コントロールについて

　欲求（欲動，本能）とは，生得的で生物学的な起源による心の内から駆り立てる力，ないしはその心的表象をいう[1]．

　人は皆欲求があるが，社会生活を営む中で，理性を働かせ，適度に制御している．多少の無駄遣いは誰しもあるが，後先考えずにネットショッピングをし過ぎて破産する，際限なく食べて体調を崩す，ということはない．しかし，脳損傷に直接起因して欲求の制御能力が低下すると，性欲，食欲，物欲など様々な欲求に基づく問題行動が出現し，暴飲暴食による健康被害や，浪費による経済的破綻，性的逸脱行為などが出現し，生活に大きな支障をきたす．

2. 感情コントロールについて

　感情とは，一時的な，反応性の主観的感覚[2]で，一般に，生体が外部から刺激を受け入れ，身体内部に変化が生じ，それが原因で生体に行動を生じさせるような状況で生じる心的状態をいう[1]．

　人は社会生活を送る中で，他人の気持ちをくみとりつつ，自分の気持ちと折り合いをつけながら過ごしている．怒りを覚えれば，怒鳴ってよいか状況判断をし，もし怒鳴ったとしても，それが適切だったかを振り返り，反省する．しかし，感情コントロール力が低下すると，状況の判断なしに些細なことで感情をあらわに行動化してしまうことから，易怒性や攻撃性につながりがちであり，周囲の人たちと葛藤したり，気分変動の激しさから自分自身が戸惑ったり，周囲の人が振り回されたりし，他者との衝突が繰り返される．

こうした状態は，脳損傷に直接起因して欲求や感情の制御能力が低下している場合もあれば，認知障害などの二次的な結果として，衝動性が高まり，行動が制御できない結果，起こっている場合もある．食べた記憶がないという記憶障害や，見通しを立てて行動できないという遂行機能障害などの症状が絡み合い，続く失敗体験が患者に自信を失わせ，不安・混乱を招き，問題行動に至らしめるのである．このような事態が繰り返され，長期化すれば，不適応行動は習慣化してしまうため，早期の対策が望まれる．原因を見極めた上で，適切かつ必要な対応をとることが大切である．具体的には，問題行動を引き起こす要因が何であるかを評価・整理し，その要因に対する対応法を確立し，関係者で共有する．

3. 評価方法

①**ベースライン評価**：手芸，木工といった具体的課題を通じての行動評価．日常生活や職場での行動観察．

②**問題行動を生ずる契機を分析**：疲労度や騒音，時間帯など，共通点はないか，分析する．医療者の関わり方に患者の苛立つ原因が潜んでいることもある．例えば，よかれと思って手伝い過ぎて患者の意思や主体性を奪っていないかなど．

③**評価尺度**：日本版 Profile of Mood States（POMS：気分尺度）や TBI 31（脳外傷者の認知―行動障害尺度）のほか，適応行動尺度（ABS）や，S-M 社会生活能力検査といった客観的評価尺度を活用する．

④**医原性**：使用薬剤の中に，脱抑制を招いたり，易怒性を助長したり，コントロール力を低下させる誘引となるような薬剤（鎮静剤など）がないか，再評価する．

4. 具体的な対応

1）環境調整

高次脳機能障害があるからといって，何の理由もなく怒ったり，問題行動に出たりするわけではない．たいてい何かのきっかけ（強化因子）がある．

①**対患者**：騒音のない，静かで，疲れさせない環境を整える．十分な栄養，睡眠を確保する．二次障害を避けるため，見通しを与えて不安を軽減し，思い・気持ちを安心して吐き出せる場を作る．

②**外的**：脱抑制の対象となりそうな刺激物（強化因子）を患者の周囲から取り除く．例えば，過剰な金銭は手渡さず，手持ち金額の上限を設定する．刺激が大きいほど反応も大きくなるため，刺激をできるだけ小さくし，遠ざける．例えば，決まって特定の患者と衝突する場合は，その二人の間につい立てを設置する，二人のリハビリテーション実施日を別の日にするなど．特定の時間帯や時期（生理前など）に不調になることがわかっていれば，事前に配慮し，その時間帯・時期は避けてスケジュールを組む．

③**医療者・家族の関わり方を見直し，工夫する**：患者に負荷がかからないよう，医療者側の中の穏やかな気持ちを確認する．表情は，明るく穏やかに，声の調子は，はっきり，かつゆっくりと，声かけは，短く，わかりやすくを心がける．禁止する「だめ」よりお勧めする「しましょう」を多くする．「何がよい？」という曖昧な提案より，「AとBのどっちにする？」という明快な選択肢を提示する．失敗しそうなことは勧めない．患者のペースを守る．手伝い過ぎない．待つ．適宜休憩をはさ

む．焦らず，ゆったり時間を組む．

2) 行動療法・行動変容法

　患者とともに，何が問題か明らかにし，どう対処するか，何度も話し合い，考え，確認する．読書など，あらかじめ気持ちを切り替える方法を考えておく．自身で切り替えが難しい時は，支援者は対立したり説得したりせず，「お茶を飲む？」など，場面や話題をさりげなく変えるとよい．「ストレッチする」といった別動作を間に挟むこともよい．「行動する前に必ず待つ」「イライラしたら深呼吸する」「怒りノートをつける」「トイレに行く」といったルールを作り，忘れないように紙に書き出し，目につくところへ貼っておく．そのルールが実践できた時は，カレンダーに花まるを記入したり，称賛したり，努力をねぎらったり，励ましたりといった正の強化に努める．この時，ほめ方としては，「がんばれ」ではなく，「がんばったね」が望ましい．あくまでも患者主体のがんばりであること，医療者は高圧的な指導者ではなく，患者の伴走者であることを伝え続けることで患者が自身の尊厳を失わずに，行動変容への努力を続ける強い動機づけとなるのである．なかなかルールを守れない時は，再度見直す．時には「中断（不適切な行動をとった場合，それを無視して医療者・家族はその場からしばらく離れる．TOOTS：time-out on the spot）」という対応をとらざるをえない場合もある．また，落ち着いてからは「なぜ怒ったのだろう」と振り返りを行い，とるべき行動を教える．トラブルの後は謝るなどの対処法を具体的に伝える．

3) 薬物療法

　気分安定薬（バルプロ酸やカルバマゼピンなど）や抗精神病薬（オランザピンやクエチアピンなど）の服用によって，感情の爆発を軽減させることができる．しかし，眠気やふらつき，その他身体的副作用があることから，精神科医などの専門家による定期的な観察や検査が必要である．抗不安薬（ベンゾジアゼピン系）は，用量によっては脱抑制を招き，抗うつ薬は，時に怒りを助長することもあるため，使用には注意を要する．

文献

1) 加藤　敏，神庭重信，中谷陽二・編：現代精神医学事典，弘文堂，2011．
2) 北村俊則：精神・心理症状学ハンドブック，第2版，日本評論社，2003．

〈梁瀬まや〉

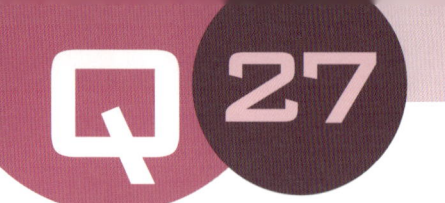

Q27 対人技能拙劣の評価と治療にはどのようなものがありますか？

A 対人技能拙劣とは，相手の立場や気持ちを思いやることができず，よい人間関係が作れないことを指します．課題となっている対人関係の場面を取り上げ，その場でフィードバックする，対人技能の再学習のための一対一の練習やグループ訓練などが行われます．標準化された評価法はなく，日常生活を観察するなどして評価します．

　対人技能拙劣とは，相手の立場や気持ちをつかんだり，思いやったりすることができず，人間関係においてストレスが生じたり，関係性がうまく作れないことである．対人技能拙劣について標準化された評価法は現在のところ行われていないが，日常生活レベルにおいて，自分の一方的な思いを押しつけてしまったり，ささいなことで相手を非難するなどのかたちで観察される．そのために，高次脳機能障害の人は，新しい人間関係を築くことが下手だったり，せっかくできかけた人間関係を壊してしまったりすることもある．家族や支援者との関係でストレスが生じることがある．

　対人技能は，もともと高度で複雑な機能の上に成り立っている．例えば，相手に何か頼むという場面を取り上げてみよう．自分の欲求に気づく，相手の立場を把握する，相手の感情を推測する，自分と他人の関係をつかみながら適切なことばを選んで相手に表出する，など，どこか一つの過程が障害されていても，ぎくしゃくしたものになる．健常者にとっては当たり前にできることでも，高次脳機能障害の人にとっては高度な技術を必要とする．特に，共感能力の低下，コミュニケーション障害の人は，対人関係の困難が表れやすい．

　訓練場面や集団生活で，問題が起きた場合によく行われる方法として行動の修正や望ましい行動を指示する（リアルフィードバック）というものがある．当事者は何がうまくいっていないのかわからないことがあるため，その場で客観的な事実を本人にフィードバックしていくことで自らの障害に対しての認識を深めてもらう機会となる．

【例1】異性への適切な対応に問題がある場合
　Aさんは，脳幹梗塞後の男性患者で，発症後より女性に出会うと決まって「あなたはべっぴんさんだから，触っちゃおうかな」といって，女性の身体に触ろうとする．
　これに対して，支援者はその場ですぐに，「そういう風にされると女性は嫌な気持ちがするものですよ」と伝え，その行動を止める．

【例2】自己抑制に問題がある場合
　Bさんは，交通事故後に脳外科的な手術を行った患者で，うまくいかないことがあるとすぐにイラ

「社会的行動障害」に関するよくある質問

イラして，他人や家族にあたってしまうことが多い．

　これに対して，支援者はイライラした理由を聞き，「○○○だったから，イライラしたんですね」と共感を示し，「イライラしたときに他人にぶつけるのではなく，イライラがおさまるまで深呼吸をする練習をしましょう」など望ましい行動を提示する．

　また，グループ訓練では，対人技能の練習などを目的としたグループワークを行うこともできる．リーダーはあらかじめ，社会的なルール，他者への配慮，自己抑制，基本的なマナー，異性への適切な対応など，同じような課題をもった参加者を集めると，グループの学習を進めやすい．できるだけ1回の活動の時間内で，個々の参加者にあった練習課題を決めて，2人，または3人などの場面を設定し，会話のやりとりを練習することができるようにする．リーダーはよかった点を「○○○といわれたのはよかったですね」「○○○されたのはよかったですね」とフィードバックし，さらに改善できそうなことがあればそれを伝える．

　また，在宅リハビリなどでは，家族と一緒に練習課題を決めて，取り組んでもらう．

　これらの当事者とのやりとりでは，支援者側が一つのモデルとして機能するようにするとよい．例えば，共感能力の低下している人では，支援者側が自分の気持ちを率直に表現したり，共感を示すように対応する．

　また，対人関係の困難さは，当事者よりも家族や支援者を含めた周囲にとってのストレスになっていることも多い．その場合，当事者の課題が障害からくるものなのか，リハビリによってどの程度の回復が見込めるのか，検討が必要である．場合によっては，家族への支援により重点を置くことが有用である．

〈白戸あゆみ〉

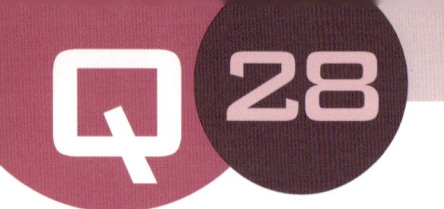

Q28 固執性の評価はどのように行われますか？

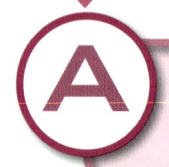

A 確立された評価尺度は存在しないため，こだわりの質，程度を個々に評価し，さらに高次脳機能障害の程度を加味して対応を検討する必要があります．

　固執（こしゅう：「こしつ」は慣用読み）という言葉は日常用語でも広く使用され，『広辞苑』では「①自分の意見などをかたく主張してまげないこと，②過去の印象や特定の行動などが心の中に残っていてそれが反復出現し，心と行動の自由度がなくなること」と記述されている[1]．また精神医学的には「何かあることを経験したあとで，それが心の中にいつまでも残り，繰り返し再生され，ある行動なり表象なりが最初の形のまましばらく反復され，そのほかの行動や表象が現れにくくなること」とされ，また「固執そのものは保続（perseveration）と原語を同じくするが，これと違い正常な心的現象である」「固執の程度が強まって思考や行動の自由を妨げるようになると強迫になり，異常心理の領域へ移行する」と記載されている[2]．つまり精神医学的に固執と記述される際にはそれは正常心理の範疇にあり，病的現象と捉える際には「保続」または「強迫」と捉えるべきとされている．われわれが高次脳機能障害の人のかたくなな主張やこだわりを論じる際には保続，もしくは強迫とするべきであり，固執という言葉を使用することは厳密には正しくないのかもしれない．しかし介助者が高次脳機能障害の人のこだわりのある言動に対して「固執」という言葉を用いたくなる理由は，おそらくそれらが粘着性（鈍重・固執・安定性と爆発性）といった特有の行動特性の一部として認められ，その主張は全面的には受け入れがたいとしても，往々にして的を射た正当な内容を含んでいることも多く，一概に異常な言動と切り捨てるにははばかられることが多いからであろう．この正常と異常の間の「中途半端さ」がしばしば介助を困難にすることは想像に難くない．

　高次脳機能障害の人に固執（あえてこの言葉を使うが）がみられることは経験的によく知られているが，固執性と高次脳機能障害について深く論じたものは意外に少ない．その中でも比較的よく記述されているものは側頭葉てんかんのゲシュヴィント症候群であろう．ゲシュヴィントは側頭葉てんかん患者の発作間欠期の行動特徴として粘着性，迂遠，宗教・哲学への関心の増大，過剰書字などをあげた．もちろんてんかん患者すべてがこのような傾向を有するわけではなく，WHOの『てんかん辞典』は「てんかん性格という概念は無意味である」としている[3]．「粘着性」という言葉はもともとクレッチマーが闘士型の気質として述べたものであるが，やや一人歩きの感があり「粘着性」が「てんかん性格」だという根強い誤解もある．

　さて固執性の評価であるが，もし高次脳機能障害の固執性を「強迫」と捉えるならば，例えば，エール・ブラウン強迫観念・強迫行為尺度（Y-BOCS）のような強迫性障害診断テストは評価に有効かもしれない．しかし実際には強迫の評価尺度の利用が高次脳機能障害の固執性評価に有用であっ

「社会的行動障害」に関するよくある質問

たという報告はなく，筆者も臨床的に実感をもったことがない．いくつかの理由が考えられるが，例えば強迫は患者にとって「ばかばかしいけどやめられない」と感じるものであるのに対し，高次脳機能障害の固執性は自らのこだわりが「思考や行動の自由を妨げている」という認識が本人にも乏しいため，Y-BOCSのような自己記入式尺度では十分拾いきれないのかもしれない．また，彼らの固執性には遂行機能障害（手順通りできない，思考・行動の切り替えができない），注意障害（落ち着かない，集中できない），情緒的な問題（冷静な判断ができない，頑固，怒りっぽい）などの関与が大きく，表現型として似ていても根本的に強迫とは機序が違うのかもしれない．一方，これらの症状を「保続」と捉えるならば，例えば，保続性の評価を下位分類にもつ検査（WCST）などは保続性検出の一助となるかもしれない．しかし，これらもまた「保続がある」ことはわかったとしても，現場での固執性評価のニーズを十分に満たしてくれているとはいいがたい．歯切れの悪い結論になってしまうが，結局は様々な心理検査や評価尺度を組み合わせつつ，個別かつ総合的に評価をしていくしかないのだろう．また患者の固執性に高次脳機能障害の関与があるとしても，彼らの心理社会的背景の問題に関心を向けることも必要となるであろう[4]．

次に読むとよいおすすめ
上野千穂，木下利彦：てんかんとパーソナリティ．精神医学キーワード事典（松下正明・編），中山書店，2011，pp287-288．

…… 文献

1) 新村　出・編：広辞苑　第六版．岩波書店，2008，p1013．
2) 宮本忠雄：固執．新版精神医学大事典（加藤正明，笠原　嘉，小此木啓吾・他編），弘文堂，1993，p244．
3) H. Gastaut, WHO国際てんかん用語委員会・編：てんかん事典（和田豊治・訳），金原出版，1974．
4) 上野千穂，木下利彦：てんかんとパーソナリティ．精神医学キーワード事典（松下正明・編），中山書店，2011，pp287-288．

（岡崎光俊）

Q29 意欲低下の評価と治療にはどのようなものがありますか？

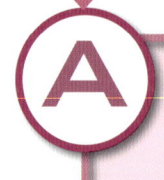

A 意欲低下とは，アパシー（Apathy）とも呼ばれ，欲動が減少し発動性が低下すること[1]です．評価法は確立されていませんが，「やる気スコア」で評価することができます，また，治療には薬物療法や周囲に理解してもらうなどの環境調整を行います．

意欲低下とは，欲動が減少し発動性が低下する，すなわち，動機づけの欠如であり，自分から行動を始める，動く，発想することができない，あるいは始める意欲がもてない状態のことである．

この症状の局在性を明確に述べることはできないが，前頭葉背外側部，基底核，眼窩部，内包（後脚），視床などの損傷などによるものが報告されている．もっとも多い部位は前頭葉で，進行期のアルツハイマー型認知症では60%以上で意欲低下がみられるといわれている．その次に頻度が高いのは基底核の障害で，パーキンソン病，進行性核上性麻痺，ハンチントン病などの基底核を障害する疾患の約40%に意欲低下がみられる．ほかにも，外傷性脳損傷の60%，脳卒中後遺症の34%，レビー小体型認知症の22%，多発性硬化症の21%に意欲低下がみられる．

意欲低下の症状としては，自分から何かを始められない，考えや言葉が浮かばない，表情がかたく他人に興味がない，意欲をもてない，作業の途中で動作が止まってしまうなどがある．このため，周囲からはだらしがないと思われてしまうこともある．しかし，実際には，意欲が低下しているという症状によるもので，周囲の理解が必要である．

1. 評価方法

意欲低下の評価方法は，その機能そのものを検出する神経心理学的検査は確立していないが，患者のやる気の程度を主観的なスコアで測定する apathy scale が「やる気スコア」（**表29-1**）として邦訳されている．やる気スコアでは，16点以上を意欲低下ありと評価する．

2. 具体的な対応

1）薬物療法

意欲低下の治療は，まだ十分に確立しているとはいえないが，薬物療法として，うつ病に使用される選択的セロトニン再取り込み阻害薬（SSRI：selective serotonin reuptake inhibitor）またはセロトニン・ノルアドレナリン再取り込み阻害薬（SNRI：serotonin noradrenaline reuptake inhibitor）が使用されることがある．意欲低下はノルアドレナリン系，ドパミン系と関係が深いと考えられており，脳内ノルアドレナリン濃度を上昇させるSNRIのミルナシプラン，NaSSAのミ

「社会的行動障害」に関するよくある質問

表29-1　やる気スコア[1,2]

1	新しいことを学びたいと思いますか？	全くない	少し	かなり	おおいに
2	何か興味をもっていることがありますか？	全くない	少し	かなり	おおいに
3	健康状態に関心がありますか？	全くない	少し	かなり	おおいに
4	物事に打ち込めますか？	全くない	少し	かなり	おおいに
5	いつも何かしたいと思ってますか？	全くない	少し	かなり	おおいに
6	将来のことについて計画や目標をもっていますか？	全くない	少し	かなり	おおいに
7	何かやろうとする意欲はありますか？	全くない	少し	かなり	おおいに
8	毎日張り切って過ごしてますか？	全くない	少し	かなり	おおいに
9	毎日何をしたらいいか誰かにいってもらわなければなりませんか？	全く違う	少し	かなり	まさに
10	何事にも無関心ですか？	全く違う	少し	かなり	まさに
11	関心を惹かれるものなど何もないですか？	全く違う	少し	かなり	まさに
12	誰かにいわれないと何もしませんか？	全く違う	少し	かなり	まさに
13	楽しくもなく、悲しくもなく、その中間くらいの気持ちですか？	全く違う	少し	かなり	まさに
14	自分自身にやる気がないと思いますか？	全く違う	少し	かなり	まさに

1～8は、全くない：3点、少し：2点、かなり：1点、おおいに：0点で計算
9～14は、全く違う：0点、少し：1点、かなり：2点、まさに：3点で計算

ルタザピンなどの効果が期待される．ほかに、麦角アルカロイド誘導体のニセルゴリンは広く脳血管障害の治療に用いられる脳循環代謝改善薬で、脳血管障害の後遺症に伴う意欲低下や抑うつに対し、保険適応が認められている．また、塩酸ドネペジルはアルツハイマー病の意欲低下についてエビデンスが確立しつつあり、プラミペキソール、塩酸セレギリンはパーキンソン病の意欲低下への効果が期待されている．

2）環境調整

意欲低下への対応法としては、患者に対する理解がもっとも必要である．患者に対して「なまけている」といわない、患者が興味をもちそうな作業をまず提示する、するべきことのチェックリストを作る、できないことを叱るのではなくできることをほめる、共感する、言葉やタイマーなどで活動開始のキューを出す、匂いや味、色や形など五感に訴えかける、選択肢を複数用意し自分で選んでもらうなどの工夫が必要である．

文献

1) 加治芳明, 平田幸一：高次脳機能障害Q&A 「アパシー」という言葉をよく聞きますが、これについて教えてください. Modern Physician, **30**(1), 144-148, 2010.

2) 橋本圭司：高次脳機能障害リハビリテーション入門 (安保雅博・監、橋本圭司、上久保毅・編著), 診断と治療社, 2009. pp36-37.

（白戸あゆみ）

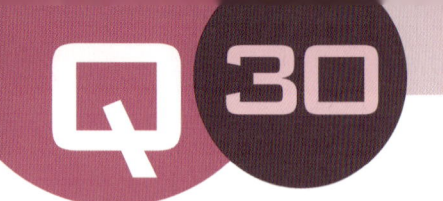

Q30 障害の認識に問題があることの評価と介入にはどのようなものがありますか？

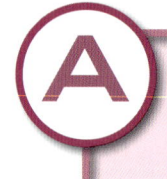

A 検査法として確立されたものはなく，質問紙を実施し評価するのが一般的です．介入は，患者の認識に応じて認知リハビリを用いたフィードバックや，疾病教育，環境調整，ナラティヴ・アプローチなどから選択することが重要です．

1. 用語と定義

　高次脳機能障害の症状の一つである「病識の欠如」とは，「自分が障害をもっていることに対する認識がうまくできない，障害がないかのようにふるまったりする」ことだと定義されている[1]．「自分が障害をもっていることに対する認識がうまくできない」ことを指す用語は，国内外で様々な用語が使われている．例えば，国外では"lack of insight"，"impaired awareness"，"anosognosia"，"lack of/impaired self-awareness"，"unawareness"，"denial"などと，国内では「病識の低下・欠如」「無自覚」「病態失認」「アウェアネス障害」「否認」などと呼ばれてきた．しかし，同一の用語を用いている場合でも，研究者によって異なる病態を指すことも稀ではない．そのため文献を読む時には，どの用語がどのような定義で使われているのか注意を払う必要がある．

　本書では，障害についての認識が不十分なことを「障害の失認」と呼ぶことにする．障害の失認は麻痺に対してだけでなく，失語症のような言語障害や，記憶障害に対しても現れることが知られている．一人の患者がある認知機能の障害に対し失認を呈していても，ほかの障害については失認がみられないという場合がある．失認のある患者はうまく行動できなくても自分の行動について無関心であったり，うまくできていないことを他者から指摘されると驚く様子をみせるが，怒ることはない．

　また，他者に障害について指摘されると怒り出したり，強く否定するなどの心理的な防衛反応を示す場合を「否認」と呼ぶことにする．否認は身体の障害だけでなく，高次脳機能障害などあらゆる障害に対して起こりえる．障害の失認と否認は合併していることが多いが，失認と否認とでは介入法が異なるため，支援者は両者を注意深く見極めることが重要になる．

2. 障害の失認や否認がもたらす影響

(1) リハビリの効果が上がりにくい

　障害の失認のある患者はリハビリの必要性を実感しない．その結果，熱心にリハビリを行うという態度は薄れ，効果が上がりにくくなる．就労支援という点では，失認がある患者は，失認のない患者に比べ，就労までのリハビリの期間が長いことが報告されている．

(2) 生活に適応することが困難である

有効な代償手段があっても，患者がそれを活用する必要性を感じないため，導入が難しい．高次脳機能障害に対するリハビリを開始するためには，自分に障害がある，ということを認識していることが重要になる．

また，他者と適切に関われない時に，自分に障害があると認識していないため，誤りを認めることができず，トラブルの原因となることもある．

(3) 社会的行動障害の原因となる

障害の否認のある患者に障害があることを指摘すると，怒り出したり，大声をあげるなどの社会的行動障害を示す場合がある．

(4) 家族の心理的負担が大きくなる

障害の失認や否認の影響で，リハビリの効果が上がらないことや周囲とトラブルが起こることが家族のストレスとなっていることが知られている．また，障害の否認のある家族に問診票を実施すると，障害の有無や程度について過小評価する．このような家族は，当事者に対して過剰なリハビリを要求し，当事者を心身両面から追いつめることも起こりかねない．

3. 評価と観察のポイント

失認や否認に対する標準的な検査法はない．評価は質問紙を用いて行うのが一般的である．例えば，患者と家族の回答の食い違いから失認の有無を判断する．質問紙は症状の有無を質問するものと，症状の出現の頻度を質問するもの，本人の自覚や，障害についての認識のレベルを質問するもの，高次脳機能障害全体に対し質問するもの，高次脳機能障害の内ある特定の認知機能について質問するものとがある（**表30-1**）．

質問紙を用いた評価法に加え，面接や行動観察も失認の評価では重要な意味をもつ．失認の観察のポイントは以下の通りである．

・自分の障害に対し自ら適切に説明できるかどうか
・誤った行動をとった時に，周囲から指摘されると気づくかどうか
・誤った行動をとった時に，自ら気づくことができるかどうか
・誤った行動に気づいた時に，問題点を分析し自己修正できるかどうか
・本人が予想しない事態が起きた時に，問題解決ができるかどうか
・自己修正があるかどうか

表30-1 質問紙の種類

質問紙の種類
・病前と現在を比較し，症状の有無について質問する（Q8参照）
・症状の出現頻度について質問する
・1日の中で，ある症状が出現したかどうか質問する
・期間を設定し，各日にある症状が出現したかどうか質問する
・本人の障害に対する自覚・認識があるかどうかを質問する
・高次脳機能障害全般について質問する
・ある特定の認知機能について質問する（例：記憶障害についてだけ質問する）

また，否認の評価は当事者の訴えを聞くことと行動観察から行う．否認の観察のポイントは以下の通りである．これらの言動がみられた場合には，否認の可能性を想定し，多職種で情報をもちより総合的に判断し，対応する．

・自分の障害に対しどのように説明しているのか
　　例：医師から病状説明を受けたり，検査結果を説明された後でも，自分に障害はないという
・障害について客観的な事実を提示された時にどのような反応を示すか
　　例：記憶検査の不良な結果を提示すると
　　　　―怒り出したり，暴言をはく
　　　　―「白衣を着ている人に検査されて緊張していたからだ」と結果が悪かった原因をほかのせいにする
・否認している障害についての訓練の種類により，示す反応が異なることはないか
　　例：自分の下肢の麻痺を否認している当事者は，歩行訓練のための筋力強化訓練は実施するが，車椅子の訓練は拒否する
・他人の誤った行動に気づいた時に，問題点や代償法を分析できるが，自分には当てはまらないという
　　例：他の患者をみて，障害があることを指摘したり，その代償法を考えつくことができる．記憶障害があるのにメモを活用しない他の患者をみて，メモを活用すべきだという．
・他の患者に予想しない事態が起きたことを観察した時に，問題点を分析し問題解決する方法を考えつくが，自分には当てはまらないという
　　例：他の患者のことに関しては，問題点を分析でき，解決する方法を考えつくが，自分にはそのような問題は起こったこともないし，今後も起こらないという．

　高次脳機能障害の人が自分の障害についてどのように認識しているのかを知ることは必ずしも容易なことではない．専門家が高次脳機能障害になり，自身の障害について内省的に書いた書物は，われわれ医療従事者が学ばなければならない様々なことを教えてくれる．例えば，高次脳機能障害になった山田規畩子医師やSTの関啓子氏が自身の闘病生活をつづっている（「次に読むとよいおすすめ」参照）．

4．失認と否認に対する介入 (表30-2)

　リハビリを開始するにあたり，医師は医学的データや神経心理学的検査の結果と，それらに基づく医学的予後予測を当事者と家族に説明する．維持期の当事者の支援をしていると，医師から説明を受けなかったという当事者や家族に出会うことがある．このようなケースは，説明はされていたが説明が専門的でわかりにくかった場合，日常生活にどのような問題が起きてくるのか想像がつかなかったため説明を受けたという実感をもてなかった場合，説明を受けた段階では当事者や家族の障害に対するショックが大きく否認していた場合などが考えられる．告知の後，障害の失認や否認がみられた場合には以下のような介入を行う．

1）失認

　気づきのレベルに合わせて介入する．例えば，認知リハビリを実行し現在の能力についてフィード

「社会的行動障害」に関するよくある質問

表 30-2　失認と否認に対する介入法

失認	フィードバック	・検査の結果や認知リハビリの結果を数値を示しながら説明する ・活動場面や課題の遂行場面をビデオ録画し，ビデオを提示しながら振り返る
	疾病教育	・障害についての理解を深める 　例：パンフレットなどを用いて勉強する 　例：グループ訓練や友の会活動を通し，同じ障害をもつ周囲の人々についての行動観察から，理解を深める
	環境調整	・周囲の人に理解を求め，協力を得る
否認	フィードバック	・数値によるフィードバックよりも，活動を通したフィードバックが望ましい ・グループ訓練や友の会の活動を通し，同じ障害をもつ周囲の人々についての行動観察から，理解を深める
	環境調整	・周囲の人に理解を求め，協力を得る
失認・否認	ナラティヴ・アプローチ	・心理的サポートになる ・気づきの評価になる ・介入的インタビューを用いて，当事者の気づきに合わせた介入を行う ・語られた内容を文字化することで，論理的思考や記憶に問題があっても対応が可能になる
	環境調整	・周囲の人に理解を求め，協力を得る

表 30-3　気づきの障害のレベルと代償法[2]
(Crosson et al., 1989)

気づきの障害のレベル	介入法
知的気づきの障害	外的代償法
体験的気づきの障害	外的代償法
	環境代償法
	認識代償法
予測的気づきの障害	外的代償法
	環境代償法
	認識代償法
	予測代償法
大きな気づきの障害がない	外的代償法
	環境代償法
	認識代償法
	予測代償法

バックをすることで，気づきを深めることができる．あるいは，疾病教育で障害についての知識を深めることで自分の障害を振り返ることができるようにする．

　Crossonほかは障害の失認はIntellectual awareness（知的気づき），Emergent awareness（体験的気づき），Anticipatory awareness（予測的気づき）の3層の階層があり，それぞれのレベルの障害に対しては次のような代償を用いることを指導するとよいと説明している（**表30-3**）[2]．

(1) 外的代償 (external compensation)

・代償手段の活用
　例：アラーム
・環境調整
　例：調理を作る時に，手順を書き出しておく

(2) 環境代償 (situational compensation)：知的気づきがある患者に適応

ある特定の環境に対して実行する．自分の気づきの障害について完全に理解できているわけではない．

例：録音する必要がない講義かどうか，自分では判断できないため，記憶障害のある学生がすべての講義を録音する

(3) 認識代償 (recognition compensation)：体験的気づきがある患者に適応

必要な時にだけ実施する．問題が起こっていることを認識して，代償手段を実行するストラテジーである．

例：自分の情報処理能力が不十分で，会話についていくことが困難であることを認識し，対話者にもう少しゆっくり話してくださいと頼む

(4) 予測代償 (anticipatory compensation)：予測的気づきがある患者に適応

必要な時，すなわち問題が起こると予測された場合にだけ実施するストラテジーである．

例：店の混んでいる時間帯に買い物に行くと記憶障害や注意障害の影響が増悪することを予測し，「人混みが少なくなる午後7時以降に買い物に行くことにする」と決定できる

2) 否認

否認は心理的防衛機制であるため，まず心理社会的介入を行う．否認により社会的行動障害を起こしている場合には，周囲が支持的に関わるようになることで解決する場合がある．

患者だけでなく，家族の一人が高次脳機能障害になるという突然のできごとに襲われた家族も同様に否認を呈することがある．このような場合，家族に対して心理社会的介入を行い，支持的に関わる必要がある．

3) 失認と否認の介入時の注意点

Malia は，Crosson らの気づきのモデルを改変し，気づきの改善とその他の要因との関係を説明した（**図30-1**）[3, 4]．Malia のモデルは，気づきが改善されていくことにより，認知機能，遂行機能，メタ認知，スキルの改善が並行して起こり，また当事者の幸福感や自己肯定感が高まっていくことを説明している．

一方，障害の失認や否認に対する介入が進み，障害の適応が進むという過程では，障害についての認識が深まることにより喪失感が強くなり，その結果，抑うつ傾向が引き起こされることが予測される．失認と否認に対する介入を行う時には，リハビリ担当者はそのような事態を予測し，患者の状態に合わせ，支持的関わりを強化する，ケア会議を開き多職種間での方針を統一する，精神科を受診するなどの介入をしなければいけない．

ここでは高次脳機能障害のリハビリを開始するためには失認と否認の有無を判断し，適宜対応することが必要であることを説明した．しかし，Crosson らのモデルに当てはめて障害の失認に対する介入を開始できない当事者もいる．そのような失認と否認を合併した当事者に対する介入の経過をQ67に紹介した．また筆者らは，ナラティヴ・アプローチを用いた症例を報告している[5, 6]．

「社会的行動障害」に関するよくある質問

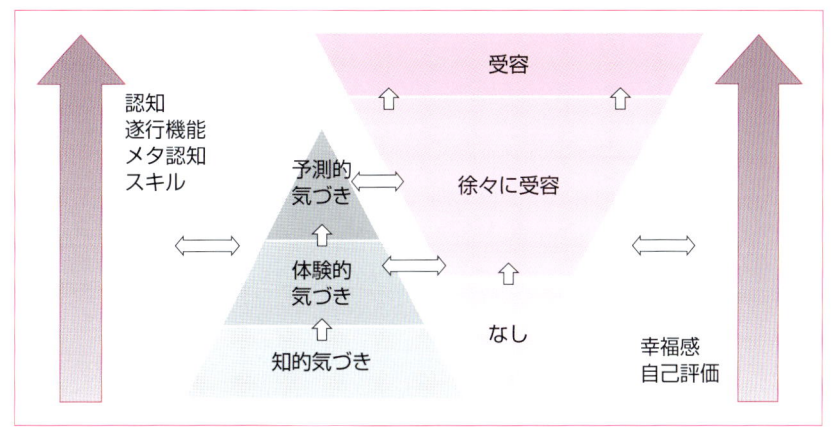

図 30-1　気づきと受容のモデル[3,4]

次に読むとよい おすすめ

- 山田規畝子：壊れた脳も学習する，角川学芸出版，2011.
- 関　啓子：「話せない」と言えるまで：言語聴覚士を襲った高次脳機能障害，医学書院，2013.

文献

1) 中島八十一：高次脳機能障害の現状と診断基準．高次脳機能障害ハンドブック：診断・評価から自立支援まで（中島八十一，寺島　彰・編），医学書院，2006, pp1-20.
2) Crosson B, Barco PP, Velozo CA et al.：Awareness and compensation in postacute head injury rehabilitation. *Journal of Head Trauma Rehabilitation*, **4**(3)：46-54, 1989.
3) Malia K, Brannagan A：How to do Cognitive Rehabilitation Therapy: A Guid for All of us. Part Two. North Carolina, Lash & Associates Publishing, 2007.
4) Malia K：Insight after brain injury:What does it mean? *The Journal of Cognitive Rehabilitation*, **15**(3)：10-16, 1997.
5) 廣實真弓, 杉山智美, 大迫充江・他編：談話産出能力のスクリーニング検査開発のための予備研究：高次脳機能障害者に対するナラティヴ・アプローチ, 第38回日本コミュニケーション障害学会, 2012.
6) 廣實真弓, 平林直次, 杉山智美・他編：Care Programme Approach in Japan の効果について：障害の失認と否認を呈した高次脳機能障害者1例の経過, 第13回日本言語聴覚士学会, 2012.

（廣實真弓）

Q31 失語症はどのように分類されますか？

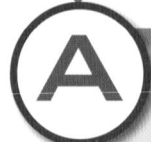

A

タイプ分類		症状の特徴		
		表出面	理解面	その他
非流暢タイプ	Broca(ブローカ)失語	〈発話〉発話量は少なく，文は単純で失文法*1を呈す場合もある．発語失行*2（音の歪みや置換，努力性）を伴う	〈聴覚的理解〉発話面よりも良好で日常会話の理解は比較的よい	右片麻痺を伴うことが多い
		〈書字〉日常語に関しては仮名よりも漢字の方が良好	〈読解〉聴覚的理解と同程度	
	超皮質性運動失語	〈発話〉自分から話すことはほとんどない．発話開始の困難があるが，復唱は自発話よりも良好	〈聴覚的理解〉比較的良好	自発性低下を伴う．症例数は少ない
		〈書字〉漢字，仮名ともに重度の障害あり	〈読解〉比較的良好	
	全失語	〈発話〉有意味な発話は困難（常同言語*3の場合もある）	〈聴覚的理解〉重度の障害あり	
		〈書字〉漢字，仮名ともに重度の障害あり	〈読解〉重度の障害あり	
	混合型超皮質性失語	〈発話〉復唱のみ良好	〈聴覚的理解〉重度の障害あり	
		〈書字〉漢字，仮名ともに重度の障害あり	〈読解〉重度の障害あり	
流暢タイプ	Wernicke(ウェルニッケ)失語	〈発話〉発話量は健常者と同程度か多く，流暢に話す．文の長さや文法的形態に問題はないが語性錯語*4音韻性錯語*5，や「あれ，それ」が頻発し，空疎な内容になる．復唱も重度の障害あり	〈聴覚的理解〉重度の障害あり	発症初期には病識が乏しいことがある
		〈書字〉漢字，仮名ともに重度の障害あり	〈読解〉聴覚的理解と同程度かやや良好	
	超皮質性感覚失語	〈発話〉流暢に話すが，語性錯語が多いため，空疎な内容となる．復唱は自発話よりも良好．反響言語*6や補完現象*7がみられる	〈聴覚的理解〉重度の障害あり	
		〈書字〉漢字，仮名ともに重度の障害あり	〈読解〉聴覚的理解と同程度かやや良好	

（次頁つづく）

「失語症」に関するよくある質問

タイプ分類		症状の特徴		
		表出面	理解面	その他
流暢タイプ	伝導失語	〈発話〉自発話は基本的には流暢だが，自己修正を繰り返すため途切れが目立つ．音韻性錯語がある	〈聴覚的理解〉良好	
		〈書字〉仮名では音韻性錯書がみられる	〈読解〉良好	
	失名詞（健忘）失語	〈発話〉流暢だが，喚語困難が目立ち，迂遠な言い回しが出現する	〈聴覚的理解〉比較的良好	
		〈書字〉症例により異なる	〈読解〉良好	

*1 失文法：単純化した文の形態．助詞の脱落　例）昨日　学校　行った
*2 発語失行：発話運動のプログラミング段階の障害．発声発語器官の麻痺や失調がないのに，音の歪みや置換，発話開始の困難が浮動的に起きる
*3 常同言語：同じ語（音）の繰り返し　例）タン，タン，タン・・・
*4 語性錯語：ほかの語になってしまう言い誤り　例）えんぴつ　→　テレビ
*5 音韻性錯語：語の音の一部を誤る言い誤り　例）えんぴつ　→　えんてつ
*6 反響言語：オウム返しのように質問を繰り返す　例）「お名前は何といいますか？」と聞かれて「お名前は何といいますか？」と答える
*7 補完現象：相手の発話が完結しないうちに，自動的に続きをいってしまう現象　例）「猫に」といいかけると即座に「小判」という

　主な失語症のタイプとその症状についてAの表にまとめた．発話の流暢性（滑らかさ）により，Wernicke失語に代表される流暢タイプとBroca失語に代表される非流暢タイプに分けられ，さらに症状の違いによるいくつかの下位分類がある．

　失語症状は個別性が高く，必ずしもこのような典型的なタイプに合致するわけではない．しかし，どのタイプにもっとも近いか，典型例とどこが異なるかを明確にすることによって，患者の症状の特徴を明確にし，治療方針や適切なコミュニケーションのとり方を検討することが可能となる．

　タイプ・重症度診断や治療方針の決定のためにはまず失語症の鑑別診断検査が行われる．わが国では，標準失語症検査（SLTA：Standard Language Test of Aphasia），WAB失語症検査日本語版（WAB：Western Aphasia Battery Japanese Version），失語症鑑別診断検査（D.D.2000）が使用されている．いずれの検査も「話す」「聞く」「読む」「書く」「計算」，その他の側面について，単音節，単語，文，文章などの材料と，音声言語，文字（漢字・仮名）などの手段を用いて実施し，結果をプロフィールにまとめる．

次に読むとよい　おすすめ　藤田郁代，立石雅子・編：標準言語聴覚障害学　失語症学，医学書院，2009.

（植田　恵）

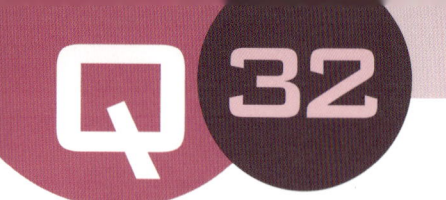

Q32 失語症の訓練，日常生活での工夫にはどのようなものがありますか？

A

訓練の種類	ねらい	内容
言語機能訓練	機能障害の改善	語彙訓練，構文の訓練，文字の訓練など
実用的コミュニケーション訓練	機能の最大限の活用	会話訓練（ジェスチャー，描画などを含む），AACの活用訓練，グループ訓練など
環境調整，社会参加への支援	家庭復帰・社会参加を促す	家族指導，当事者の会などへの参加促進，保健・福祉関係者への引き継ぎなど

1. 失語症の訓練

　失語症の訓練は，①言語機能訓練：喚語能力や聴覚的理解能力を向上させるような障害された要素的な機能そのものの改善を目指す訓練と，②実用的コミュニケーション訓練：残存機能／訓練で再獲得した機能を最大限に活用して生活上のコミュニケーション能力を向上させる訓練に分けられる．これらは発症からの時間や回復の程度に合わせて比重を変えてはいくが，常に両方の訓練を続けながら双方向的にアプローチしていくものである．また，③本人の社会参加を促すための人的・物的環境調整，社会参加への支援も重要である．

　失語症の発症からの各時期の訓練の場，訓練内容に関して**図32-1**にまとめた．発症直後は「水を飲みたい」「苦しい」などの基本的欲求を伝えるベッドサイドでのコミュニケーション手段の確保がもっとも重要である．ジェスチャーや指さしなどを含め，適切な手段を探していく．急性期の治療が一段落すると，失われた機能の回復を目指し，絵カードなどを用いた聴覚的理解や使用語彙の拡大などの集中的な言語機能訓練の時期となる．また併せて会話訓練や数名の失語症者が集まって行うグループ訓練などの実用的訓練や家族への障害の理解や適切なコミュニケーションのとり方についての指導も行っていく．

　言語機能は数年以上をかけて緩やかに回復する．医療機関での訓練が終了した後も，当事者の会や通所リハビリ（デイケア），通所介護（デイサービス），訪問リハビリなどで機能の維持・拡大を続ける．職場や学校への復帰を目指す場合，あるいは介護保険などの地域のサービスを利用する場合には，失語症の症状や適切なコミュニケーションのとり方について関係者に伝えることを通して，間接的に失語症者の環境を整えていく．

2. 日常生活での工夫

　失語症のタイプ・重症度に合わせて質問の形式やその手段を変えることで，適切なコミュニケー

「失語症」に関するよくある質問

病期	急性期	回復期	維持期
訓練の場	救急病院など	回復病棟，外来など	療養型病棟，老人保健施設，外来，訪問リハビリ，当事者の会，デイケア，デイサービスなど
訓練の目的	コミュニケーション手段の確保	失われた機能の回復	機能の維持・拡大
訓練の種類（重みづけ）	言語機能訓練 / 実用的コミュニケーション訓練 / 環境調整，社会参加への支援		

図 32-1　失語症の病期と訓練

ションの手段をみつけていく．質問の形式では，一般に①「いつ」「どこ」といった WH 形式の質問，②「ごはん？ それともパン？」といった二者択一形式の質問，③「ごはんを食べますか？」といった YES-NO 形式の質問の順でやさしくなる．また，質問の手段としては音声言語（声だけ）よりも文字（特に漢字）を使ったキーワードの併用が有効である．

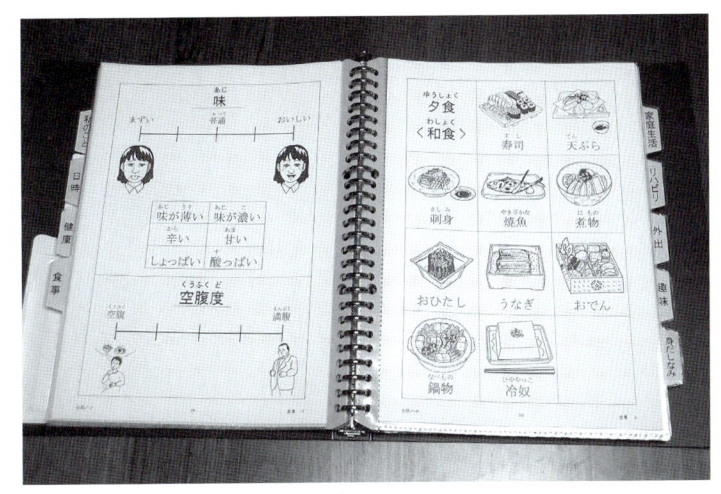

図 32-2　失語症会話ノート[1]（東京都リハビリテーション病院言語療法室，1998．）

　失語症者からの返答を引き出す場合も，音声言語だけにこだわらず，描画でもジェスチャーでも指さしでも，患者にとって伝えやすい方法を選べるような環境を提供することが重要である．AAC（拡大・代替コミュニケーション手段）も積極的に取り入れたい．例えば，「コミュニケーションノート」は，「家族」，「食事」，「趣味」などをページごとに設定し，よく使用する語を絵や写真，文字などを用いて作成したファイルである．市販されているものもあるが，患者向けにアレンジして使用するのがよい（**図 32-2**）．会話の際に，必要なページを開いて該当する絵を指でさして使用する．また最近ではタブレット型パソコンやスマートフォンなどを用いた各種 AAC も開発されている．
　なお，五十音表の使用は失語症者にとって非常に難しいことが多いので注意したい．

> **次に読むとよい　おすすめ**
> 竹内愛子，河内十郎・編：脳卒中後のコミュニケーション障害　成人コミュニケーション障害者のリハビリテーション：失語症を中心に，改訂第 2 版，協同医書出版，2012．

······ 文献 ······
1) 東京都リハビリテーション病院言語療法室：失語症会話ノート，エスコアール，1998．

（植田　恵）

Q33

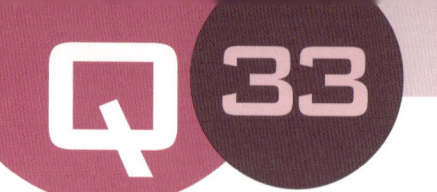

MRIのどのスライスをみると失語症・失読・失書があるとわかりますか？

A 失語症は，古典的言語野であるBroca野，Wernicke野，下頭頂小葉のほか，中前頭回，中下側頭回，補足運動野，基底核・視床などを，失読・失書は，角回を中心とした頭頂葉，中前頭回，紡錘状回，中下側頭回，後頭回などをみるとわかります．

　周知の通り，言語により関わりが深いのは左半球である．そのうち失語症を生じる脳領域として古くから知られているのは，いわゆるBroca野を中心とした前方言語野とWernicke野を中心とした後方言語野，およびそれらをつなぐ皮質下の弓状束とその経由皮質領域の下頭頂小葉（縁上回・角回）である．この領域はちょうどシルビウス裂を囲むかたちで存在するため，傍シルビウス裂言語領域と表現されたりする（**図33-1**）．このほか，超皮質性失語を生じる領域として補足運動野，中下側頭回，前頭前野の一部などがあり，皮質下構造物である基底核・視床も失語をきたす領域である．また，ことばの意味や名前と関係する領域として前部側頭葉があり，非流暢性失語の発語面の特徴である発語失行をきたすのは，中心前回下部と島である．さらに，口頭言語だけでなく，視覚言語の障害である失読・失書をきたす領域として，中前頭回や紡錘状回，中下側頭回，後頭回などもある．このように，様々な領域が失語をきたしうるため，ここでは大きく古典的言語野と，それ以外の言語に関わる領域に分けて記述する．**図33-2**に，脳の外側面と内側面の言語関連領域を示した．各領域の位置を理解した上で，MRI上の位置を確認してほしい．

1．古典的言語野

　① **Broca野**：下前頭回は眼窩部（BA47）・三角部（BA45）・弁蓋部（BA44）からなるが，このうち三角部・弁蓋部をBroca野とするのが一般的である．水平断ではAC-PC線に近いレベル（**図33-3** c））で，側脳室前角の横にみることができる．三角部はAC-PC線より2 cmほど上までみられ，弁蓋部はさらに1 cm上までみることができる（図33-3 c−e），図中のB）．なお，Broca失語の発語の特徴でもある発語失行は中心前回下部や島が関わるとされるが，Broca野と同様のレベルでみることができる．Broca野損傷だけでは，Broca失語の特徴である非流暢性発話は生じな

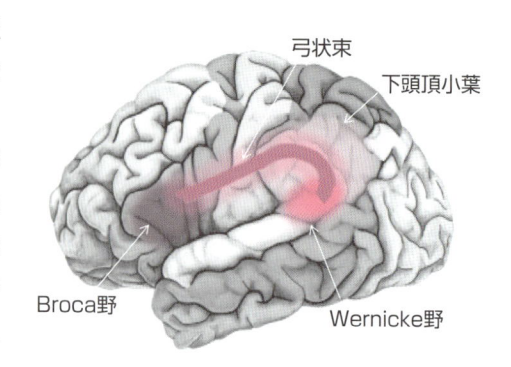

図33-1　古典的言語野（傍シルビウス裂言語領域）

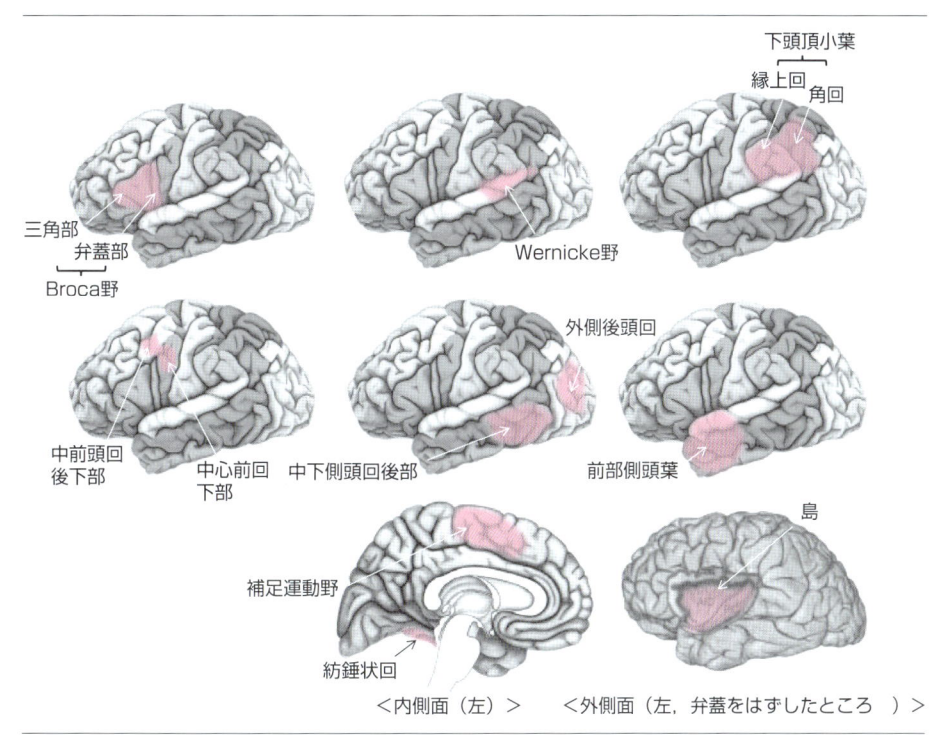

図33-2 外側面と内側面の言語関連領域

いことが知られている．むしろ，Broca野損傷により超皮質性感覚失語や超皮質性運動失語が生じる場合があるほか，発話は流暢なまま，統語理解障害を生じる場合もある．

②Wernicke野：上側頭回後方1/3といわれるが，どこまでをWernicke野と呼ぶかは議論のあるところである．上記を考えれば，Broca野のみえるレベルかそれよりやや下のスライスでみることができる（図33-3，図中のW）．すぐ前に一次聴覚野であるHeschl回があるのを確認するとわかりやすい（図33-3 d），図37-2 a, b）（97頁参照））．

③下頭頂小葉：前方の縁上回と後方の角回からなる．縁上回とその皮質下の損傷は伝導失語をきたすが，頭頂間溝により上頭頂小葉と区別され，外側に位置する（図33-3 f, g）．角回はその後方に位置し，水平断では縁上回より低い位置でもみられる（図33-3 e, f）．角回下部から中下側頭回の病変では，超皮質性感覚失語を起こすことがある．

2. いわゆる言語野以外の言語機能に関わる領域

①皮質下（基底核，視床）（図33-3 c, d））：基底核のうち，失語をきたしうるのは尾状核と被殻である．側脳室前角のみえるスライスで確認し，脳室側に張り出している部分が尾状核頭部，やや離れて尾状核とほぼ同じ信号に写るソラマメ状の構造物が被殻である．また同じスライスで視床もみることができる．視床は正中部の大きな構造である．

②中前頭回：上前頭溝により上前頭回と分けられ，水平断では広範囲のレベルでみられる（図33-3 b-g））．中前頭回後部の損傷は超皮質性運動失語・感覚失語を生じるほか，純粋失書をきたすこともある（Exner中枢）．

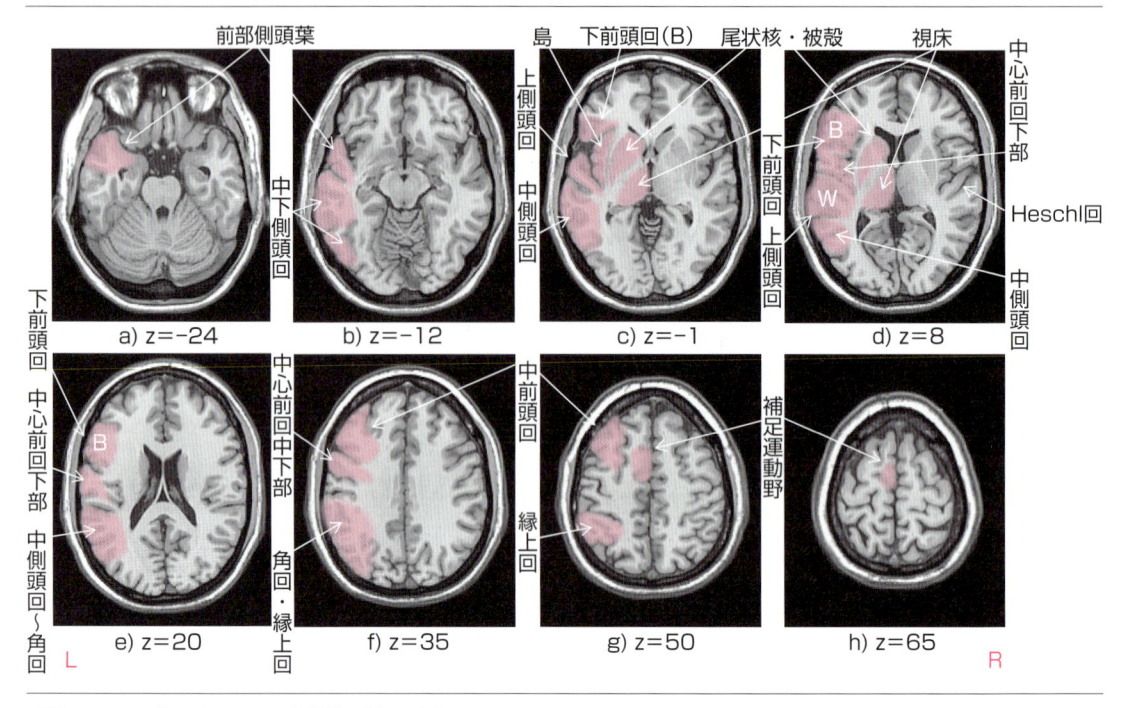

図 33-3　失語をきたす脳部位（水平断）
＊ B：Broca 野，W：Wernicke 野

　③**補足運動野**：運動前野のうち内側面にある部分をいう．脳梁や帯状回がみえるスライスより上のレベルで，大脳縦裂（左右半球を分ける深い溝）に接して中央部にある（図 33-3 g, h））．超皮質性運動失語をきたすことで知られる．

　④**前部側頭葉**：側頭葉の前方部分をいい，側頭極を含む．水平断では，AC-PC 線より下の，脳幹が写るレベルでみやすい（図 33-3 a, b））．意味記憶と深い関係があり，この領域の損傷で語義失語や名詞の想起障害が生じる．意味性認知症に関連して注目される領域である．

3. 失読・失書をきたす領域

1) 純粋失読

　古典型純粋失読は，脳梁膨大部と左後頭葉内側の病巣の組み合わせで生じる．水平断で，脳梁膨大のみえるスライスの下部に後頭葉内側がみえる（**図 33-4** a））．この場合，一次視覚野や視放線が病巣に含まれ，右同名半盲を伴うことが多い．一方，半盲を伴わず，脳梁膨大部病変も認めない純粋失読がある．このような非古典型純粋失読には，左紡錘状回型と後頭葉後部型がある（図 33-4 b））．紡錘状回型は紡錘状回・下側頭回領域（BA37）（図 33-4 c, d））の損傷で生じ，後頭葉後部型はより後方の中下後頭回／紡錘状回領域（BA18, 19）（図 33-4 e, f））の損傷で生じる．日本語の場合，前者では漢字に，後者では仮名に顕著な失読が現れるといわれる．

2) 失読失書

　角回およびその皮質下の損傷（図 33-4 a））で生じるが，失読・失書いずれかにのみ生じる場合

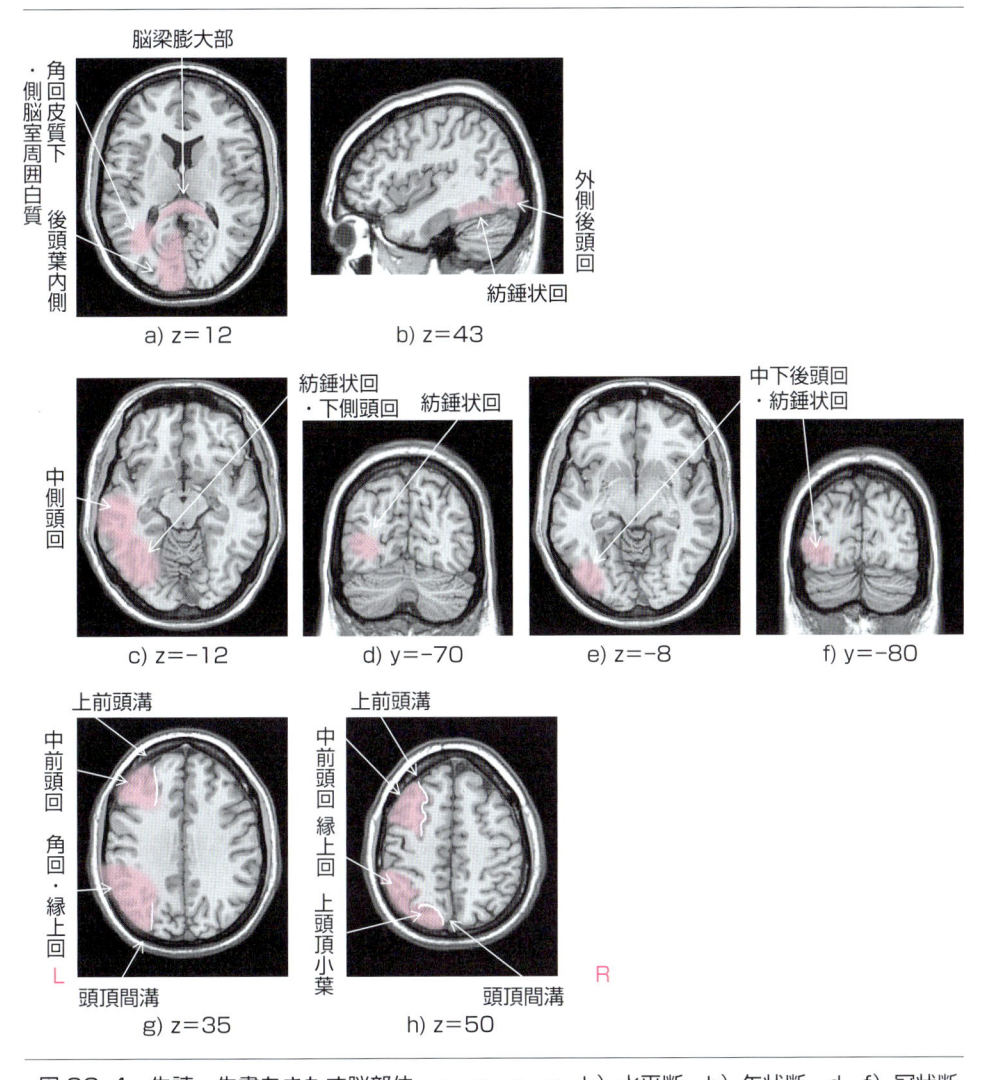

図33-4 失読・失書をきたす脳部位 a, c, e, g, h) 水平断, b) 矢状断, d, f) 冠状断

もある．一方，前述の漢字失読を生じる部位（BA37）は，漢字の失読失書を起こす領域でもある．ただし，失読が強い場合はより内側で，漢字の純粋失書を起こすのはより外側の中側頭回後部領域である（図33-4 c)).

3) 純粋失書（図33-4 g, h))

主に頭頂葉病変，すなわち頭頂間溝を中心とした下頭頂小葉（角回・縁上回）および上頭頂小葉の損傷で生じる．角回病変では漢字，縁上回病変では仮名の障害がより強いといわれる．一方，前頭葉病変によっても生じ，古くから中前頭回後部がExnerの書字中枢として知られている．

次に読むとよい おすすめ　岩田　誠：脳とことば―言語の神経機構，共立出版，1996．

…… 文献

1) 櫻井靖久：読字の神経機構．神経文字学．読み書きの神経科学（岩田　誠，河村　満・編），医学書院，2007, pp93-112.

（永井知代子）

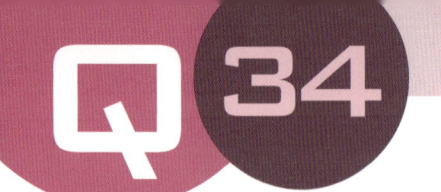

Q34 失行症の検査，訓練，日常生活での工夫にはどのようなものがありますか？

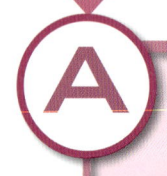

A 標準的な検査法には，WABの行為に関する下位項目や標準高次動作性検査（SPTA）があります．一方で，失行の訓練や日常生活での工夫には標準的な方法はなく，基本的には患者さん一人ひとりの症状に対応した作業療法や代償的なアプローチを行います．

1. 失行の検査法

　わが国における標準的な失行検査としては，WABの行為に関する下位項目と，標準高次動作性検査（SPTA：Standard Praxis Test for Apraxia）の2種類が挙げられる．一般的に，失行の検査は，患者にある特定の動作（ジェスチャー，パントマイム，道具の実使用）を口頭命令あるいは検査者の動作模倣として行わせ，その遂行を観察することによって行われる．先に挙げた2つの検査の内容はほぼ共通し，両検査とも観念運動失行，観念失行，口部顔面失行の検出が可能である．ただし肢節運動失行の検査項目はないため，疑われる場合にはこれらの検査とは別に手指の巧緻運動を詳細に調べる必要がある．WABとSPTAの主な違いは，点数化の方法や誤反応の記録の仕方である．検査項目における違いとしては，SPTAには構成失行や着衣失行を評価するための検査項目が含まれているが，WABの下位検査には含まれていない．これは，WABはあくまで失語症の検査なので失行の項目は最小限になっていることと，どこまでを失行と捉えているかという立場の違いを反映しているのかもしれない．通常，失行は失語に伴う場合が多いので，失語症検査であるWABを行って失行が疑われる場合に，さらにSPTAを行うのがよい．

　まず，いずれの検査を用いる場合も，失語などほかの機能障害によるものではないことを十分に確認しなければならない．失行は左半球損傷によるものが多いため，失語症を合併するケースも多い．また，着衣失行や構成失行は半側空間無視による可能性もある．そのため，それぞれの検査も同時に行い，どの機能障害が症状に寄与しているかをしっかりと見極めなくてはならない．

2. 失行の分類に対応した検査

　① **肢節運動失行（Limb-kinetic apraxia）**：手指の巧緻運動障害をきたすもので，古典的失行の一つであるが，これを運動拙劣症として失行に含めない場合もある．ボタンかけ，ページめくり，コインつかみなどの巧緻運動や，手袋装着による手指の分離，指同士の系列タッピングなどをさせる．肢節運動失行があると，特に手指末節の屈曲が不十分で，精緻な運動ができない．この時，観察された症状が麻痺や知覚障害によるものではないことを確認する必要がある．なお，中心前回病巣で

は透明手袋でも不透明手袋でもはめ方が拙劣だが，中心後回病巣では視覚情報のある透明手袋でやや改善する．

　② **観念運動失行（Ideomotor apraxia）**：ジェスチャー（手招き，さよなら，敬礼など）や単一の道具を使うパントマイム（はさみを使うまねなど）をさせた時にその行動ができない場合は観念運動失行を疑う．検査の際は，口頭命令による動作と，検査者の動作の視覚的観察による模倣動作の 2 種類を行わせる．観念運動失行は，日常生活の自発的な文脈では発見が難しく，病院での検査場面でのみ出現することが多い．

　③ **観念失行（Ideational apraxia）**：複数物品を用いた系列動作の障害を観念失行とする立場と，道具を用いる動作の障害を観念失行とする立場があるが，近年では系列動作の障害として捉える立場が優勢である．検査は，複数の動作を適切な順で行う必要のある行為（急須でお茶を入れる，タバコを吸うなど）をしてみるよう，道具をみせて促す．この時，個々の動作の順番や方向を誤る場合と，行為の概念が失われている場合がある．前者は観念運動失行だが，後者をもはや観念失行とは呼ばずに，概念失行と呼ぶこともある．

　④ **口部顔面失行（Buccofacial apraxia）**：観念運動失行が四肢ではなく顔面に出現した失行型と捉えられる．そのため，症状や検査の要素は観念運動失行と同様である．検査項目としては，舌打ちをする，口笛を吹く，ウインクをするなどがある．この検査も，口頭命令と検査者の動作模倣の 2 種類を行う．

　⑤ **着衣失行（Dressing apraxia）**：浴衣やガウンを着てもらう．服の上下左右，裏表や袖の関係がわからず，正しく服を着ることができない場合は着衣失行を疑う．この時，症状が麻痺や知覚障害，半側空間無視によるものではないことを確認する．

　⑥ **構成失行（Constructional apraxia）**：一般には失行ではなく構成障害と呼ばれる．検査は，立方体の模写，マッチ棒による図形構成，コース立方体組み合わせテスト，WAIS-Ⅲ に含まれる積木課題などを用いる．SPTA では手指構成模倣課題もある．また，病巣の左右の違いによって症状が異なることが知られている．すなわち，左半球病巣では，図形模写の形態の方向は保たれるが，描き方が大まかである．手本に自分の線を重ねて描画する Closing-in と呼ばれる現象もみられる．右半球では，細部から少しずつ描いていく傾向があり，形態が傾いてしまうことが多い．

3. 失行の訓練と日常生活での工夫

　様々なリハビリが研究者により提案されているものの，失行のリハビリとして系統だって確立したものはない．その理由として，失行症状が一過性であることが多いことと，日常生活に重篤な不便をきたさないことが多いことが挙げられる．リハビリ・アプローチとしては，各動作そのものを改善させることを目的としたアプローチと，日常生活における困難や不便を回避することを目的とした代償的なアプローチの 2 つが考えられる．各失行症状に対する作業療法は一定の効果をもつが，日常生活行動への汎化は多くないため，前者よりは後者のアプローチをとることが多い．

　観念運動失行や観念失行は，現れても急性期に消失することが多い．さらに観念運動失行・口部顔面失行は，意識的に行う慣習的動作の障害であるため，日常生活で自発的に行うことは可能である．観念失行に関しては，道具の使用法を誤ったり，使用を途中でやめてしまったりすることがあるため，扱う対象によっては危険であったり，ほかの人に迷惑をかけてしまう可能性がある．したがっ

て，危険な道具からは当事者を遠ざけたりする工夫や介助を必要とする．

　そのほかの失行の型に関しては，まず，着衣失行が日常的な動作としてもっとも頻繁に問題となる症状として考えられる．着衣失行では，患側（麻痺側）の袖を先に通すことが一般的なセオリーとされているが，効果には個人差があるようである．次に，肢節運動失行のリハビリは，作業療法を中心に巧緻運動訓練を行う．最後に，構成失行に関しては，検査に使用するような簡単な図形の模写の訓練などから，構成的な機能の改善を図ることが多い．この際，左半球の病巣をもつ患者では図形描画の手がかりを与えることで成績が改善されることが知られているが，右半球の病巣では改善がみられないことが報告されている．

次に読むとよい **おすすめ**　石合純夫：高次脳機能障害学，第2版，医歯薬出版，2012.

（永井知代子）

Q35 「失行症」に関するよくある質問

MRIのどのスライスをみると失行症があるとわかりますか？

A 古典的失行症のうち，肢節運動失行は左または右中心前回や中心後回を，観念失行・観念運動失行は左頭頂間溝とその上下（上頭頂小葉，下頭頂小葉），および下前頭回後方〜中前頭回付近をみるとわかります．

　失行の分類は，神経心理学的症候の中でおそらくもっとも混沌としたものであろう．まず，Liepmannの古典分類の中核である観念運動失行・観念失行の分類ですら，概念失行・使用失行・パントマイム失行など新たな用語を用いて再分類されつつある．さらに，上肢の運動に関する古典的失行とは異なる「失行」と名のつく様々な失行があり，これらはいわゆる失行とは別に扱われる場合もある．そこで，古典的失行に関する病巣と，「失行」と名のつくそれ以外の失行の病巣に分けて，MRI上の部位について説明する．なお，脳梁失行，眼球運動失行，閉眼失行，開眼失行は割愛する．発語失行は，失語症関連の項目を参照してほしい（Q33参照）．

1．古典的失行

1）肢節運動失行

　手指の巧緻運動障害をきたすもので，これを運動拙劣症として失行に含めない場合もある．病巣は一次運動野（中心前回）または一次感覚野（中心後回）の手の領域であり，通常左病巣では右手に，右病巣では左手に症状が出る．図35-1 e）の，中心溝より前が中心前回，後ろが中心後回である．

2）観念運動失行・観念失行

　①象徴的行為，②道具使用のパントマイム，③道具使用（単一・複数）に独特の誤反応がみられる場合をいう．Liepmannは③のうち複数物品を使う場合だけを観念失行とし，Morlaásは道具使用の場合をすべて観念失行としている．そのほか①だけを観念運動失行として，そのほかを概念失行と呼ぶ立場，実際に道具を使う③を使用失行，使わない①，②をパントマイム失行とする立場がある．いずれも左頭頂連合野（頭頂間溝付近）と左中下前頭回の病巣が指摘されている（図35-1 a–d）．特に，①には下前頭回，②には下前頭回〜中心前回下部，③には縁上回が関わるといわれる．以上から，頭頂間溝を中心とした上下（上頭頂小葉，下頭頂小葉）と，下前頭回後方から中前頭回にかけて，MRIスライスをみていくとよい．失行といえば頭頂葉病変が考えられるが，前頭葉病変もありうることに注意が必要である．水平断では，脳室体部のみえるスライスと，その上方の脳室がみえなくなったスライスで，頭頂間溝や上前頭溝を目安にして病巣を探るとよい．

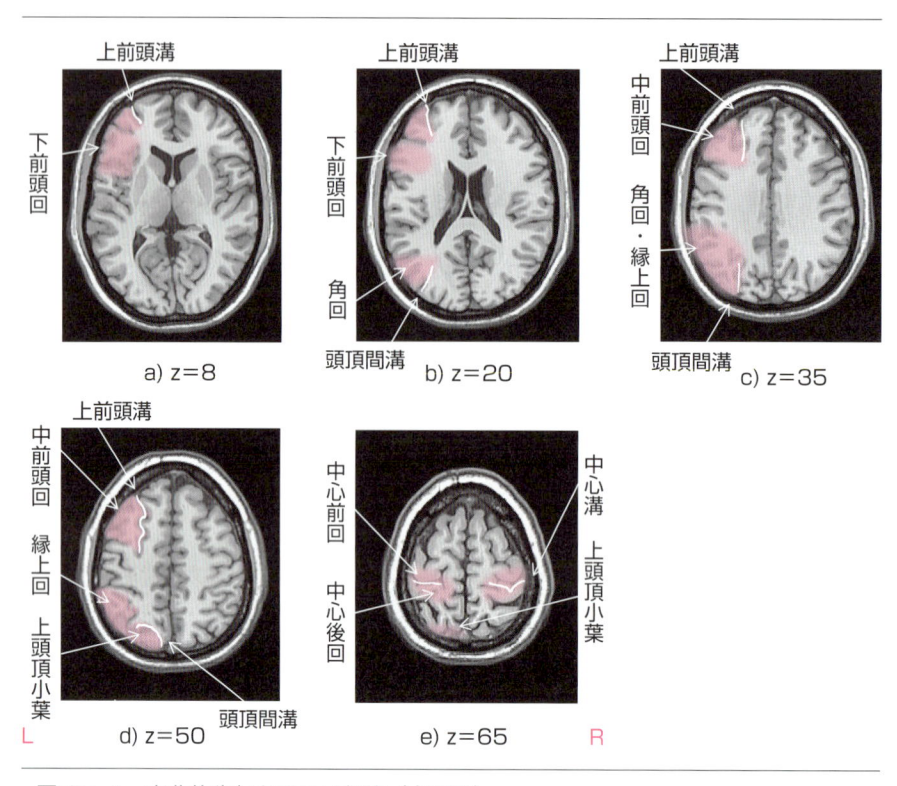

図 35-1　古典的失行をきたす部位（水平断）

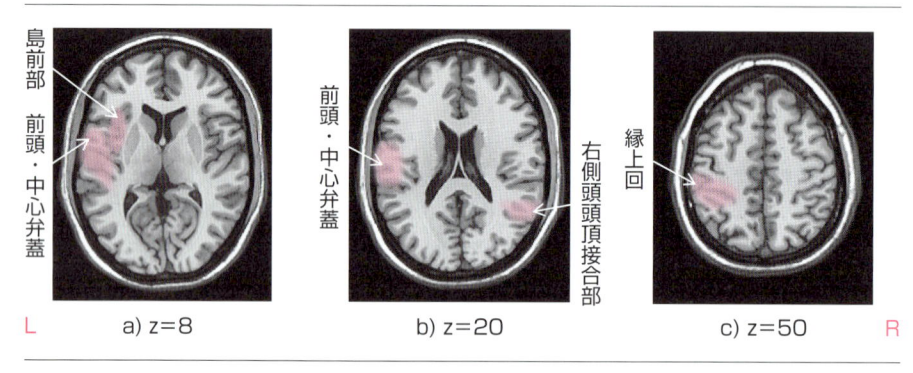

図 35-2　その他の失行をきたす部位（水平断）

2. その他の失行

1）口部顔面失行

　口を開けるなどの口部を中心とした顔面の運動に関して，意図的に（命令されて）行うことが障害されているが自動的に（自然な状況下では）行うことができるものをいい，顔面の観念運動失行に相当すると考えられている．病巣は左前頭・中心弁蓋・島前部，縁上回付近（**図 35-2** a−c））などが指摘されている．

2）着衣失行

　服を正しく着る行為ができないことが定義になっているが，半側空間無視や半側身体失認などが関わっていることが多く，病巣も右頭頂葉一側であることが多いことから，失行ではなく着衣障害として扱われる場合が多い．病巣は右側頭頭頂接合部（図35-2 b））が多い．

3）構成失行

　これも視空間認知障害の影響が強く，失行ではなく構成障害と記載される場合が多い．定義では手本をみながらの模写や再構成，指パターンの模倣などができないことをいう．Kleistは左頭頂葉を責任病巣としたが，実際には右頭頂葉病変による場合も多く，MRIでは両側頭頂連合野（中心後回以外の頭頂葉全般）をみるとよい．

次に読むとよいおすすめ　平山惠造, 河村　満：MRI脳部位診断, 医学書院, 1993.

（永井知代子）

Q36 失認症の検査，訓練，日常生活での工夫にはどのようなものがありますか？

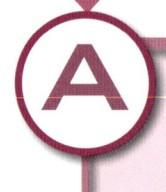

A 失認の検査では，感覚器の機能が正常であることを確認した上で，知覚したものの形態・意味・名称など，どのレベルがわからないのかを調べていきます．一般に保たれているほかの感覚モダリティを併用して認知を促す訓練をします．

　失認とは，脳損傷によって，特定の感覚器を通した対象の認知が困難になった状態をいう．失認であるというためには，注意機能や基本的感覚（みえる，聞こえるなど）が保たれていることが条件になる．感覚モダリティごとに視覚失認，聴覚失認，触覚失認などがあり，ほかの感覚器を使えばただちに認知できるのが特徴である．例えば視覚失認の場合，鉛筆をみても何かわからないが，触るとただちにそれとわかる．

　失認のうち，視覚失認がもっともよく知られており，標準化された検査バッテリーもある．聴覚失認・触覚失認に関しては標準化されたものはない．ほかにも，手指失認，左右失認，病態失認，身体部位失認など，失認と名のつく症候はたくさんあるが，ここでは割愛し，視覚・聴覚・触覚失認の3点にしぼって説明する．

1. 視覚失認

　標準高次視知覚検査（VPTA）が，わが国では現在もっとも普及している視覚失認検査バッテリーであろう．①視知覚の基本機能，②物体・画像認知，③相貌認知，④色彩認知，⑤シンボル認知，⑥視空間の認知と操作，⑦地誌的見当識の7項目からなり，誤答が多く反応時間が長いほど点数が高くなる．したがって，健常者では各項目がほぼ0点になる．①は線の長さや傾き，数の目測，錯綜図，および模写を含む．②は絵や物品の呼称や指示，使い方の説明ができるかをみる．また，同時失認の検査である状況図の説明も含む．統覚型視覚失認では①で誤答が目立ち，連合型視覚失認では模写ができるのに②が不良である．視覚失認の中には，顔や色など，特定のカテゴリーの対象の認知が極端に不良になる病態（それぞれ相貌失認，色彩失認）があり，それらを調べるのが③〜⑤である．⑥は線分二等分・線分抹消・模写・数字列の音読などで，ほとんどが半側空間無視を調べる項目である．また，街並失認[*1]，道順障害[*2]といった地誌的な情報の認知・操作の異常を示す病態があり，⑦ではこれを調べる．自宅の間取りや通勤経路，白地図上の都市の位置などを正しく答えられるかをみる．

　視覚失認では一般に，視覚の全体情報より部分情報に頼り，ボトムアップの判断をしがちである．訓練や日常生活での工夫としては，このストラテジーを使ってなるべく正しい全体像にたどりつくよ

うなトレーニングをすることが有効かもしれない．

2. 聴覚失認

　聴覚失認とは，音は聞こえるが，それが何を意味するかわからない状態をいう．狭義では環境音（鳴き声，日用品を使う音など）が認知できない状態をいい，広義では語音を認知できない状態（語聾）も聴覚失認に含む．純音聴検では正常か，閾値が上がっていても軽度である．それに比して語音弁別や環境音の認知は不良である．日常生活での工夫としては，聴覚以外の感覚を併用して認知を促進する方法がある．例えば，純粋語聾の場合，口の形から音を読みとる（lip reading）訓練をすることで認知の精度を高めることができる．

3. 触覚失認

　触覚失認とは，温痛覚・触覚・振動覚・位置覚・二点識別覚などはほぼ正常であるにもかかわらず，触ったものが何かわからない状態である．閉眼で患側の手に鍵や鉛筆などわかりやすい形態の日常物品などを握らせても何かわからない．形態や材質の説明も誤ることがある．健側の手では瞬時に言い当てることができる．触覚を通して得られた情報を視空間的なイメージに統合することの障害と考えられているため，患側からの触覚情報をもとに絵に描き，健側の感覚と比して，正しい形態知識をフィードバックするなどの訓練が有効かもしれない．

[*1]　街並失認：熟知した街並が初めてみるもののように感じ同定できないこと．
[*2]　道順障害：一度に見通せない広い地域において，自分や目的地点の空間的位置を定位することが困難になること．

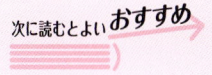

次に読むとよい おすすめ
永井知代子：物体・画像・色彩の失認．よくわかる失語症セラピーと認知リハビリテーション（鹿島晴雄，大東祥孝，種村　純・編），永井書店，2008，pp363-373．

（永井知代子）

Q37 MRIのどのスライスをみると失認症があるとわかりますか？

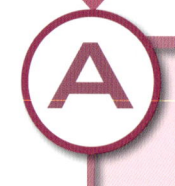

A 視覚失認は鳥距溝・側副溝を目安に脳の後方を冠状断でみると，海馬傍回・舌状回・紡錘状回が明瞭にわかります．聴覚失認は両側の一次聴覚野（Heschl回）を，触覚失認は左または右頭頂葉下部をみるとわかります．

　失認とは，脳損傷により，特定の感覚器を通して対象を認知することができなくなった状態をいい，視覚失認がもっとも有名である．ほかにも聴覚失認，触覚失認が有名だが，感覚器の違いに対応して病巣も全く異なる．一般に，一次感覚野はほぼ障害を免れ，それぞれの連合野（二次領野）に損傷を受けた場合に生じる．手指失認，左右失認，病態失認，身体部位失認など，失認と名のつく症候はほかにもたくさんあるが，ここでは割愛する．

1. 視覚失認

　視覚情報処理経路には，一次視覚野から頭頂葉へ向かう背側経路と，側頭葉へ向かう腹側経路があるが，古典分類による視覚失認（統覚型・連合型）は，通常腹側経路の障害により生じる．多くは両側後頭側頭葉の損傷によるが，一側の病巣で生じる場合もある．また，近年の分類では，従来統覚型視覚失認とされていた症例の中に，両側後頭頭頂葉病変による背側型同時失認，左後頭側頭葉病変による腹側型同時失認，および右頭頂葉下部病変による知覚的カテゴリー化の障害が含まれる．すなわち，腹側（側頭葉）だけでなく背側経路（頭頂葉）の障害が主体となる視覚失認もあるということである．これら背側経路の関わる同時失認については，Q17で説明する．また，視覚失認のより特定の対象に限局した失認として，相貌失認や街並失認があるが，前者は右または両側紡錘状回，街並失認は右海馬傍回の損傷で生じる．視覚失認を通常の水平断のMRIでみることには限界があり，できれば冠状断でみるのがよい．

　図37-1 a, b）は矢状断である．後頭葉内を水平に走る溝は鳥距溝で，この溝の直上・直下が一次視覚野であり，その周囲に二次視覚野が広がる．舌状回は二次視覚野のうち内側後方，紡錘状回は外側後方にあり，舌状回を前方に辿って行って側頭葉内側に達した部分は海馬傍回と呼ばれる．水平断では，いずれも正中に近い内側面に位置するが，各脳回を区別するのは難しい場合がある（図37-1 c, d））．そこで，冠状断で脳梁膨大のみえるスライス（VCA線から3〜4cm後方）付近から後方をみていくと，明瞭な側副溝がみられ，これにより脳回の区別がつきやすくなる．すなわち，この溝より外側が紡錘状回である．内側は，前方では海馬傍回（図37-1 e)），後方（鳥距溝がみえるスライス）では舌状回（図37-1 f)）である．

2. 聴覚失認

　聴覚失認は，狭義では環境音失認（非言語音失認），広義では純粋語聾，感覚性失音楽なども含む．ほかの失認と異なり，両側の一次聴覚野（Heschl回）および聴放線，あるいは内側膝状体の損傷で生じるとされる．一側病巣でも生じる場合があり，右側頭頭頂葉病巣による場合が多い．右一側では音のパターン識別レベルでの障害（知覚弁別型），左一側では音を意味に結びつけるレベルでの障害（連合意味型）になるといわれる．**図37-2** a，b）にこのスライスを示した．

3. 触覚失認

　一側の一次体性感覚野（中心後回）の損傷では，いわゆる皮質性感覚障害を呈するが，この領域は保たれているにもかかわらず，触覚により対象を認知できない状態を触覚失認という．一側の頭頂葉下部病巣により，対側の手に症状が現れる．（図37-2 c，d）．

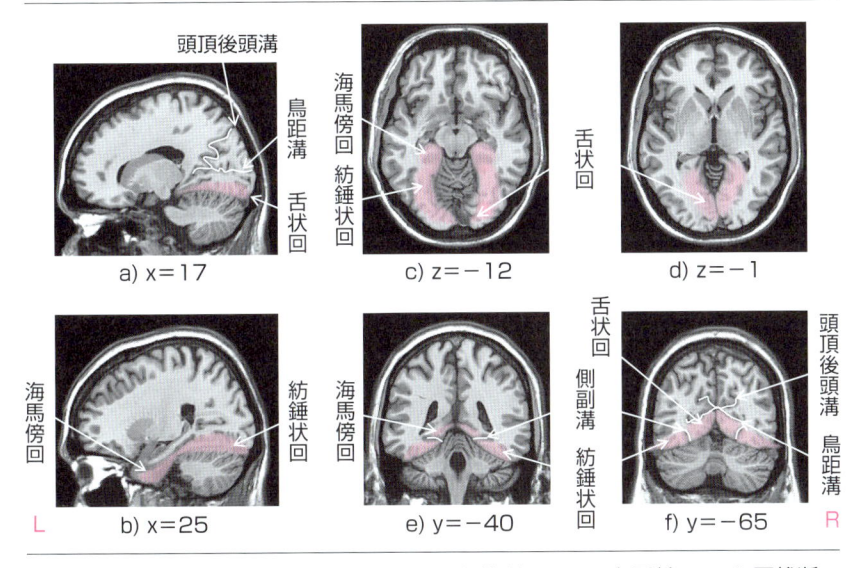

図37-1　視覚失認をきたす部位　a, b) 矢状断，c, d) 水平断，e, f) 冠状断

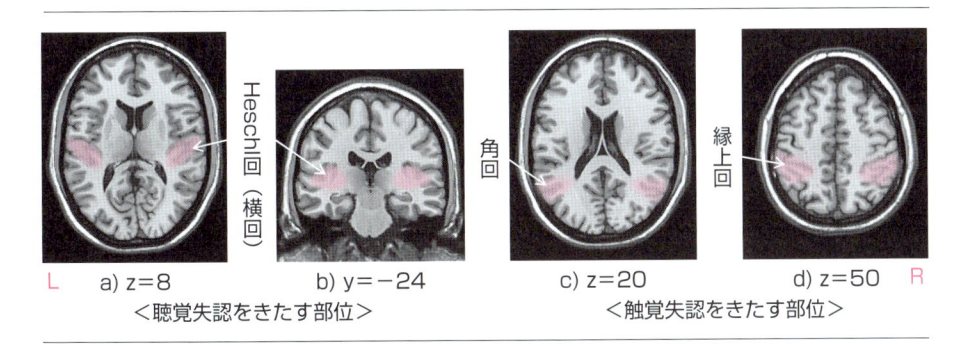

図37-2　聴覚失認・触覚失認をきたす脳部位　a, c, d) 水平断，b) 冠状断

次に読むとよい **おすすめ**　永井知代子：視覚失認．臨床リハ別冊 高次脳機能障害のリハビリテーション Ver.2（江藤文夫，武田克彦，原　寛美・他編），医歯薬出版，2004，pp70-75.

（永井知代子）

Q38 半側空間無視の検査，訓練，日常生活での工夫にはどのようなものがありますか？

A 半側空間無視（USN：unilateral spatial neglect）の検査としては一般に，BIT 行動性無視検査日本語版が用いられています．また，日常生活行動の評価としては CBS（Catherine Bergego Scale）も知られています．訓練には，視覚走査課題や，全般性注意訓練，あるいは患側の運動など様々な方法が用いられています．

半側空間無視（USN：unilateral spatial neglect）とは，病巣と対側の空間や事物を「無視」する症状である．具体的には，気づくこと，反応すること，そちらを向くことなどが障害される．通常，持続的な USN は右半球病変により左側空間に対して生じる．左半球損傷により右側の USN も生じることはあるが，慢性化することは多くない．病巣は，皮質，皮質下の広い範囲で生じる．USN の患者は病識がないため，右半球損傷の場合は特に注意してこの障害の有無を評価するべきである．以下，左 USN を想定して話を続ける．

1. 半側空間無視の検査法

USN の検査として，BIT 行動性無視検査日本語版が一般的に用いられている．BIT 行動性無視検査は，古典的検査法をまとめた通常検査と，日常場面を想定した行動検査の 2 つから構成されている．各検査の下位検査ごとにカットオフ点数が設定されている．通常検査ではカットオフ以下の項目が 1〜2 個だと軽度，3〜4 個が中等度，5〜6 個が重度の無視とみなされ，行動検査では 1〜3 個だと軽度，4〜6 個が中等度，7〜9 個が重度とみなされる．

本書では通常検査に含まれる古典的方法を一つずつ紹介し，行動検査については項目を紹介するに留める．各検査の項目を**表 38-1** に示す．また，この検査以外には，USN の評価法として，日常生活行動（ADL）上の評価法としては，CBS（Catherine Bergego Scale）が知られている．

(1) 通常検査

① **線分抹消試験**：用紙全体に散らばった 42 本の線分すべてに印をつけていく．用紙中央の線分 6 本は採点の対象にならない．重度の患者は中央から用紙の右端の線分にしか印をつけられない．軽度の患者は左下の線分を残す傾向がある．

② **文字抹消試験**：5 行からなる平仮名無意味文字列における特定の文字（え，つ）に印をつけて消していく．線分抹消試験よりも注意が必要であり難易度が高いため，右側でも見落としが出やすい．

③ **星印抹消試験**：用紙中に散らばった大小の星印と平仮名の中から，小さい星印のみを抹消していく．文字抹消試験よりは負荷が少ないため，左右差がはっきりとみられる課題である．

「半側空間無視」に関するよくある質問

表38-1 BIT行動性無視検査日本語版

通常検査		行動検査	
検査項目	cutoff / max	検査項目	cutoff / max
線分抹消試験	34/36	写真課題	6/9
文字抹消試験	34/40	電話課題	7/9
星印抹消試験	51/54	メニュー課題	8/9
模写試験	3/4	音読課題	8/9
線分二等分試験	7/9	時計課題	7/9
描画試験	2/3	硬貨課題	8/9
		書写課題	8/9
		地図課題	8/9
		トランプ課題	8/9

④ **模写試験**：星，立方体，花，図形の模写を行う．手本は用紙の上側に呈示され，描画はその下のスペースで行う．

⑤ **線分二等分試験**：横方向の3本の線分の中央に印をつける．3本の線分は，上下に並んでおり長さは等しいが，その左右に関する位置がそれぞれ異なっている．USN患者では右寄りに印をつける傾向がみられる．すなわち，相対的には，用紙の左寄りの線分であるほど，線分の中央から右にずれた位置に印がつけられることになる．

⑥ **描画試験**：アナログ時計，立っている人の全体像，羽を広げた蝶を描かせる．この検査においても，USN患者は，左側を無視して描く傾向がある．時計の文字盤に関しては，数字が足りなかったり，あるいはすべての数字が右側に寄って描かれたりする．

(2) 行動検査

行動検査は，写真課題，電話課題，メニュー課題，音読課題，時計課題，硬貨課題，書写課題，地図課題，トランプ課題から構成される．これらは通常検査と同様に，左側への不注意や見落としを調べるものであるが，より日常的な例を使用しているため，リハビリに繋げやすい．

2. 半側空間無視の訓練と日常生活での工夫

USN患者は，日常生活における幅広い領域に問題や危険が生じる．すなわち，左側の物品や注意の低下により，物や人にぶつかったり，道に迷ったりする．車椅子の移乗場面でも事故が起こりやすい．さらに，病識が乏しく，本人の努力や注意は必ずしも現実場面における左側への注意には繋がらないため，周りの介助が不可欠となる．

リハビリの方法として，視覚走査訓練（Visual scanning training：抹消課題や光を追う課題），プリズムメガネ（視界が右にシフトする）による順応，あるいはより包括的なアプローチとして，全般的注意訓練（APT，MAPTなど）や認知機能全般の改善を目指すものがある．ただし，一般的には，訓練課題のみの成績向上にとどまり，日常生活行動への持続的な汎化が難しいとされる．このような中，本人の注意や認知自体を改善させるアプローチではなく，左腕の運動や，左側身体への感覚刺激が有効であるという報告もある．

次に読むとよいおすすめ 石合純夫：神経心理学コレクション 失われた空間，医学書院，2009．

（永井知代子）

Q39 脳損傷によるコミュニケーション障害の種類と評価にはどのようなものがありますか？

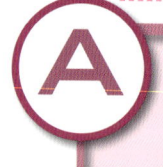

A 脳損傷によるコミュニケーション障害には，言語機能の障害である失語症のほかに，右半球損傷によるコミュニケーション障害や，認知機能の障害，すなわち高次脳機能障害で起こるコミュニケーション障害があります．このようなコミュニケーション障害は既存の言語検査からだけでは評価できないため，必要に応じて精査を行います．

1. 脳損傷によるコミュニケーション障害

脳損傷により失語症のほかにも，コミュニケーション障害が引き起こされることが知られている．

1) 失語症による（言語中枢の損傷による）コミュニケーション障害の特徴

Q31 に説明されているので参照してほしい．

2) 右半球損傷によるコミュニケーション障害の特徴

右半球損傷では，言語機能は保たれるが言語の運用面に障害を生じる[1]．すなわち，右半球損傷では言語理解も表出も問題ないと捉えられるが，状況判断能力の低下や認知機能の障害によってコミュニケーション障害が起こり，その結果，社会生活では問題を起こすことになる[2]．右半球損傷によるコミュニケーション障害には比喩や皮肉，ユーモアの理解が難しい，一人で話し続ける，枝葉末節の話が多く要点がわかりにくいという特徴がある[2]．

3) 前頭葉の損傷によるコミュニケーション障害の特徴

発動性低下により発話量が極めて限られることがある．一方，脱抑制により饒舌になる，本題から逸脱した話をする，場面にふさわしくない話をするという問題がみられる時がある[3]．

4) 脳外傷によるコミュニケーション障害の特徴

脳外傷によって失語症となる患者もいるが，失語症はないか，あってもごく軽度でありながらコミュニケーション障害を呈する患者もいる．様々な認知障害や記憶障害により引き起こされる後者のコミュニケーション障害を「認知・言語障害（cognitive language disorders）」と呼ぶことがある[4]．

脳外傷によるコミュニケーション障害の発話面の特徴は，話の焦点がずれていることや，話にまと

「コミュニケーション障害」に関するよくある質問

まりがないこと[2]である．また，理解面の特徴は婉曲的にいわれたことの理解が困難であること，聞き手の意向に無頓着で自己中心的であること[2]が挙げられる．

　右半球損傷，前頭葉損傷，脳外傷によるコミュニケーション障害の特徴については，臨床家がなるほどと納得できるものが挙げられているが，相反する結果が報告されることもあり，これらの特徴の実証的な分析は不十分だという指摘がある[2]．

　本書では高次脳機能障害の人にみられるコミュニケーション障害を「高次脳機能障害によるコミュニケーション障害」と呼ぶ．高次脳機能障害の原因疾患による脳損傷は左半球だけでなく，右半球にもおよび，また高次脳機能障害の原因疾患には頭部外傷が含まれている（Q2 参照）．高次脳機能障害によるコミュニケーション障害の特徴は，右半球損傷によるコミュニケーション障害，前頭葉損傷によるコミュニケーション障害，脳外傷によるコミュニケーション障害による特徴を有すると考えられる．

2. コミュニケーション障害の評価

　「1. 脳損傷によるコミュニケーション障害」で説明した右半球損傷や，前頭葉損傷，脳外傷によるコミュニケーション障害の特徴の検証は，今後の研究成果を待つ必要がある．日常の臨床場面で，上記のような談話レベルの問題点がみられた時に，どのような評価方法があるのか，ここでは説明したい．

　失語症の評価は，既存の検査を用いて語レベル，文レベルの言語機能の障害について評価するのが一般的である．しかし，日常生活や社会生活での問題点を把握するためには，失語症であれ，その他の認知・言語障害であれ，語レベル，文レベルの障害に加え，談話レベルの分析をするのが望ましい（**図 39-1**）．残念ながら談話レベルの評価法はまだ確立されていない．そのため，ST はコミュニケーション障害を引き起こしていると推測される認知機能障害とコミュニケーションの症状を照らし合わせ，どのような談話分析をするべきかをまず検討する．コミュニケーション障害の人に実施されることの多い談話分析の課題と，主な分析のポイントをまとめた（**表 39-1**）．どの課題を用いた時も，談話レベルの問題点の把握と同時に，語レベル，文レベルの言語学的な問題点（喚語困難，錯語，統語など）の分析を行う．

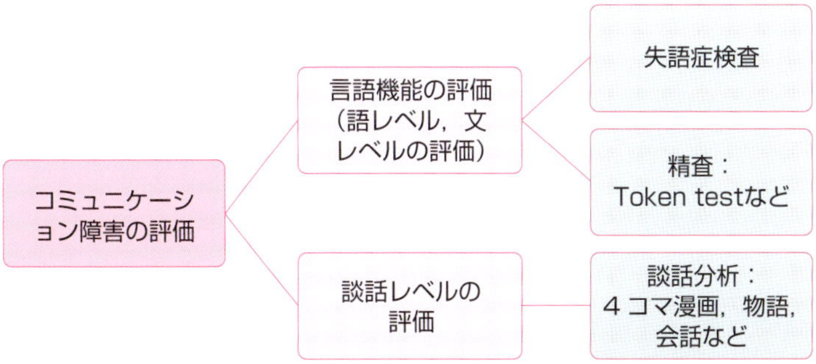

図 39-1　コミュニケーション障害の評価

表 39-1 コミュニケーション障害の人を対象とした談話分析に用いる課題と分析のポイント

談話の種類	課題	当事者に語ってもらう内容	分析の主なポイント
物語談話	情景画	絵に描かれていることを説明する	・喚語困難，錯語の有無 ・情報伝達量
	4コマ漫画	漫画のオチがわかるように，1コマずつ描かれていることを説明する	・喚語困難，錯語の有無 ・結束性 ・整合性
	昔話	ストーリーを説明する	・結束性 ・整合性 ・始まり，展開，結末の構造をもつかどうかなど
	自分史	活動やできごとが時間とともに展開していくことを説明する	・結束性 ・整合性 ・時間の経過が正しいかどうか（記憶障害）
手続き談話	ある活動の手順の説明	順序に従って，するべきことを説明する	・結束性 ・整合性 ・遂行機能（手順の説明）
会話	会話	他者と会話を行う	・順番とり（turn-taking），修復などができるかどうか ・訓練したコミュニケーション・スキルを活用できるかどうか ・対話者の意図を理解し，適切に応答できるかどうか ・話の要点を記憶しながら，発言することができるかどうか

*結束性（cohesion）：談話とは文と文との結びつきであり，まとまりをなしている．結束性をもつためには，文法的な要素（例：代名詞が正しく使われているか，接続詞が適切に使われているかなど）が必要である．

*整合性（coherence）：談話の部分と部分との意味関係にまとまりがあることをいう．

*順番とり：一度に一人が話すこと，また話し手の交代が何度も起こることをいう．

*修復：言葉が聞きとれなかった，理解できなかったなどというトラブルが起きた時に，会話が中断しないような対応策をとることをいう．

次に読むとよい おすすめ 本田留美，綿森淑子：談話レベルの処理障害．言語コミュニケーション障害の新しい視点と介入理論（笹沼澄子・編），医学書院，2005．

・・・文献

1) 竹内愛子：右半球損傷によるコミュニケーション障害．新編言語治療マニュアル（伊藤元信，笹沼澄子・編），医歯薬出版，2002，pp343-365．
2) 本多留美，綿森淑子：談話レベルの処理障害．言語コミュニケーション障害の新しい視点と介入理論（笹沼澄子・編），医学書院，2005．
3) 本多留美：言語の障害．高次脳機能障害の作業療法（鎌倉矩子，山根 寛，二木淑子・編），三輪書店，2010，pp117-144．
4) 種村 純，椿原彰夫：外傷性脳損傷後の認知コミュニケーション障害．リハビリテーション医学，**43**(2)：110-119，2006．

（廣實真弓）

Q40 「コミュニケーション障害」に関するよくある質問

脳損傷によるコミュニケーション障害の介入にはどのようなものがありますか？

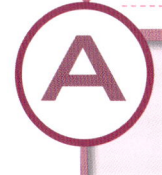

A 言語機能の障害である失語症と，高次脳機能障害によるコミュニケーション障害では介入法が異なります．失語症に対してはQ32を参照ください．また，ほかにも様々な介入法が成書で紹介されています．高次脳機能障害で起こるコミュニケーション障害は，談話レベルの介入が特に重要になります．

1. 脳損傷によるコミュニケーション障害に対する介入の必要性

　失語症に対する介入法に比べ，高次脳機能障害によるコミュニケーション障害に対する介入法は十分に検討されてきたとは言い難く，臨床の場でも必ずしも適切な介入がなされていない場合がある．その原因の一つとしては，脳損傷の結果，失語症以外にも，高次脳機能障害によりコミュニケーション障害が起こることや，それにより社会的な不適応を起こし，行動障害の原因の一つとなっている，ということが周知されていないことが考えられる．高次脳機能障害の人が円滑に社会参加するためには，コミュニケーション障害の有無の鑑別と適切な介入が行われることが大変重要である．

2. 高次脳機能障害によるコミュニケーション障害への介入

　脳損傷によるコミュニケーション障害のうち失語症については様々な成書が出版されている．本書ではQ32で説明したので参考にしてほしい．

　高次脳機能障害によるコミュニケーション障害は，言語機能の障害の有無，談話の障害の有無を評価し（Q39参照），問題となっている症状について介入する．言語機能の障害については失語症の介入法を参考にする．また，コミュニケーション障害が認知機能障害と関連していると推測される場合には，認知機能の障害に対する介入も並行して行う．

　脳損傷が広範に及んだために失語症と高次脳機能障害を合併し，既存の検査を実施できない場合がある．このような重度の症例の評価，介入法については廣實[1]を参照してほしい．

　ここでは高次脳機能障害によるコミュニケーション障害に対する介入法のいくつかを紹介する（**表40-1**）．プログラムを構築する際は，1）訓練開始の準備，2）患者への機能訓練，3）患者への代償手段の指導，4）環境調整としての対話者へのコミュニケーション指導に整理して考えるとわかりやすい．ここで紹介する介入法は臨床で用いられているものだが，訓練効果は検証されていない．しかし，訓練前後に定量的な神経心理学的検査を実施したり，行動評価表を用いて高次脳機能障害の症状の有無を確認するなど，効果を確認しながら，訓練することは可能である．また量的な改善だけに

表 40-1　談話レベルの問題点と介入法の紹介

談話の産出・理解	問題点として現れる症状	介入法（例）
産出面	言語機能の障害（錯語，喚語困難，迂言，統語障害など）	・失語症の訓練（Q32）を参照する
	手順の説明ができない	・活動の手順を説明する 　例：カレーの作り方（材料，準備するもの，手順など）を説明する
	論理的な思考ができない	・最近話題になったニュースを取り上げ，反対の立場，賛成の立場から意見を述べる 　注：政治的，信条的なニュースは取り上げない
理解面	原因と結果の関係を推論できない	・4コマ漫画の登場人物が怒っている場面や喜んでいる場面を用いて，その原因を説明する ・STは「この人はなぜ怒っている（喜んでいる）のでしょう？」などと質問する
	記憶障害や注意障害によりテンポの速い会話についていけない	・対話者にもう少しゆっくり話すよう頼む練習をする 　訓練目標：会話についていけないことを自覚すること．その時に，相手にゆっくり話すように依頼するというストラテジーを思い出せること ①STと1対1の会話で練習する ②グループ訓練の場で練習する ③家族との会話など，日常生活への般化を確認する
産出・理解面	話の要点の理解，説明ができない	・4コマ漫画をみて，タイトルをつける練習をする ・4コマ漫画の話の筋とオチを説明する練習をする ①1コマずつ絵に描かれている情景を書いて説明する ②オチを説明する ③オチの説明につながるように接続詞，代名詞などが1〜4コマ目まで使われているか確認する ④①〜③を，文字言語を使って行った後に口頭で説明する．言葉や内容がわからなくなった時には，書かれたものを確認する ⑤分からなくなった箇所が何コマ目でも，1コマ目から口頭で再度説明を試みる
	聞いた話の要点を簡潔に説明できない	・ことわざの意味を聞き，それを簡潔にまとめる練習をする 　用意する物：ことわざの意味を説明している本（簡略な物がよい．小学生中学年向けの本がお勧め） ①一つのことわざの意味についての説明文を読む 　例：『犬も歩けば棒にあたる』とは… ②今聞いたことわざの意味を説明する
	話の要点の理解，説明ができない	・天声人語にタイトルをつける練習をする ①天声人語を読んでタイトルをつける ②誤答の場合は，段落ごとの要点を書き出し，要点を整理し直す ③タイトルを再考する
	記憶障害や注意障害によりテンポの速い会話についていけない	・対話者にもっとゆっくり話してくれるように頼む練習をする ①1対1の会話で練習する ②グループ訓練の場で練習する ③家族との会話など，日常生活への般化を確認する
	電話で情報収集することができない	・電話をかけて，情報収集する練習をする（作業の手順を考える，作業手順を表にまとめるという遂行機能障害の練習を兼ねた場合） ①知りたい情報を挙げる 　例：来年のスケジュール帳はいつ発売が開始になるのか ②どこに電話をかけるとよいか，電話番号はどのように調べればよいか考える ③いつ電話をかけるとよいか考える ④何といって電話をかければよいか，何と質問すればよいか，セリフを考える ⑤それに対し，どのような答えが返ってくる可能性があるか推測する ⑥何といって電話をきればよいか考える ⑦①〜⑥を，作業手順として表にまとめる ⑧院内のスタッフが店員となり，内線電話で練習をする ⑨振り返りを行い，うまくいったと評価された場合は終了．うまくいかなかった場合は，問題点をリストアップし，訓練法や対応策を考える

注目するのではなく，質的な改善にも焦点を当てた評価を試みることが望ましい．

1）訓練開始の準備：疾病教育
　高次脳機能障害によるコミュニケーション障害は患者および家族には気づかれくいため，訓練を始める前に，患者および家族向けの疾病教育の機会をもち，コミュニケーション障害について説明し，障害についての理解を深めることが必要である．訓練の必要性を理解した上で取り組むことで積極的な加療態度が期待され，結果的に訓練効果が上がることにもつながる．ただし，障害に対する否認がみられる時には，心理社会的介入を優先させる必要がある（Q30，67参照）．

2）患者への機能訓練
　言語機能の障害に対しては失語症の訓練（Q32）を参照してほしい．注意障害，記憶障害，遂行機能障害などの訓練を兼ねた言語課題を設定することも可能である（例：表40-1「電話をかけて，情報収集する練習をする」参照）．

3）患者への代償手段の指導
　機能障害の改善が不十分な時には，代償手段を用いることでコミュニケーションが円滑になる場合がある．代償手段の活用は，基礎となる言語機能や認知機能がある程度問題なく機能していることが前提となる（例：ICレコーダの活用）．

4）環境調整：対話者へのコミュニケーション指導
　障害をもつ患者への介入だけでなく，対話者である家族や支援者へのコミュニケーション指導が有効である．詳しくはQ41で説明する．

次に読むとよい おすすめ　NPO法人和音：見てわかる「失語症会話パートナー」入門DVD，NPO法人和音．

文献
1) 廣實真弓：評価を訓練へつなげるための観察のポイントと精査．重度失語症の言語訓練—その深さと広がり（鈴木　勉・編），三輪書店，2013〔予定〕．

（廣實真弓）

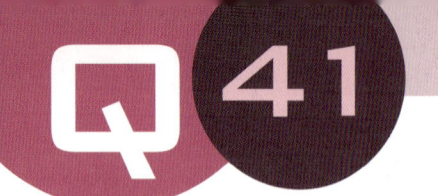

Q41 コミュニケーション・スキルはどのように勉強すればよいですか？

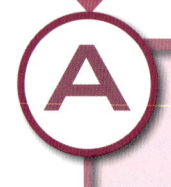

A コミュニケーション・スキルは高次脳機能障害の人を支援するすべての人たちが獲得しているべき技術です．STは自分たちが習得していることはもちろん，支援者に対し効果的に指導を行えるようにしましょう．

1. なぜコミュニケーション・スキルを獲得しないといけないか

　高次脳機能障害の人は失語症が認められなくても，コミュニケーション障害を呈していることが多い．高次脳機能障害の支援においては，STはもとより，すべての支援者が円滑にコミュニケーションを行う必要がある．なぜなら医療や福祉のサービスを提供する時には，本人の同意を得ることが求められており，リハビリ・プログラムやケアプランを当事者にわかりやすく説明しなければならないからである．また，失語症を含む高次脳機能障害によるコミュニケーション障害のために当事者が意向を十分に表出できない場合や，自己決定が難しい場合でも，対話者が適切にコミュニケーションをすることで表出が促されることがあるため，支援者には当事者の表出を促すコミュニケーション能力も必要である．

　コミュニケーション・スキルを指導する時に留意したい点が2点ある．

　①対話者へ指導をする時に，口頭で説明するだけでは不十分だということを認識することである．対話者がコミュニケーション・スキルを獲得することでコミュニケーションが改善することは明らかである[1,2]．STはコミュニケーション・スキルを対話者に口頭で説明し，実技を交えて指導した後に当事者と実際に会話をしてもらうことが必要である．

　②実用的な会話場面を想定しないと日常生活に訓練効果が般化しないことである．すなわち，コミュニケーション・スキルを獲得した時に役に立つという実感を当事者も対話者ももてるような会話場面を想定し，それに必要なコミュニケーション・スキルを指導することが必要である．いかにコミュニケーション・スキルを獲得しても，実生活の中で役に立たないコミュニケーション・スキルは日常生活では活用されない．例えば，看護師にコミュニケーション指導する場合に何を課題として選ぶのか，高次脳機能障害の人が看護師に何を伝えたいのか，また看護師は当事者に何を伝えてほしいのか十分に情報収集して課題を設定するとよい．

2. コミュニケーションに役立つコミュニケーション・スキルの紹介

　対話者への指導に用いるとよい①〜㉕のコミュニケーション・スキルを紹介する（**表41-1**）．これらのコミュニケーション・スキルは当事者が会話の話し手なのか，聞き手なのかによって整理

「コミュニケーション障害」に関するよくある質問

表 41-1 コミュニケーション・スキル

		コミュニケーション・スキル
当事者が話し手の時	1	ことばが出てこない場合は，先回りせず少し待つ
	2	ことばが出てこない場合は，身振り，指差し，または字や絵で示すことを促す
	3	言い誤りが混じる場合には，話全体からいいたいことを判断する
	4	ことばが出てこない場合でも，50音表は渡さない
	5	ことばが出てこない場合は，「はい」「いいえ」で答えられる質問をする
	6	ことばが出てこない場合は，選択肢の中から答えてもらえるような質問をする
	7	当事者がいいたいことを対話者が正しく理解しているか確認する
	8	いいたいことが話の流れからわかるのであれば，相手の誤りを訂正しない
当事者が聞き手の時	9	ややゆっくり話しかける
	10	短い文で話しかける
	11	身振りや指差し，表情を加えて伝える
	12	写真や絵，漢字単語で示す
	13	要点を書きながら話しかける
	14	相手の注意を自分に向けてから話す
	15	健側から話しかける
	16	立て続けに話さない
	17	句（ことば）と句（ことば）の間にポーズを入れて話す
	18	相手の年齢を考慮し，子ども扱いしない
	19	話題を急に変えない
	20	相手が話の筋道を理解できるよう，順を追って話す
	21	1度いっただけで理解できない場合は繰り返す
	22	1度いっただけで理解できない場合は具体的なわかりやすい言葉で言い直す
対話時	23	1対1で静かな個室で対話するとよい
	24	どちらかだけが話し手にならない
	25	お互いの表情がわかるような位置や視線で対話する

＊以下，1〜25は上記のコミュニケーション・スキルを指す．

すると理解しやすい．

【コミュニケーション・スキル1〜8：当事者が話し手の時に使うコミュニケーション・スキル】

4：失語症者は仮名の操作が苦手になっている人が多いため，喚語困難があるからといって50音表を渡しても役に立たない．50音表を渡されて馬鹿にされたと憤慨する当事者も少なからずいるので注意したい．

5, 6：後述する「3. ロールプレイをしながらコミュニケーション・スキルの勉強をする」で具体的な活用方法を説明したので参照してほしい．

7：当事者が発信しようとしている情報が正しく伝わりにくくなる原因として，当事者の錯語や，当事者が質問を正しく理解していないことが考えられる．このような当事者の発話に対しては，自分が今聞いた発話（ことば）が，当事者が伝えたいことだったかを確認しないといけない．これを確認作業と呼ぶ．確認作業がないまま，会話を続けていくと，最終的には話がかみ合わなくて終わるということになってしまう．7はそのような事態を避けるため，適宜，当事者からの情報を正しく確認できているかどうか確認しながら会話を進める時に使うコミュニケーション・スキルである．「3. ロールプレイをし

ながらコミュニケーション・スキルの勉強をする」の「ロールプレイ1 Yes-No疑問文で話しかけてみましょう」〜「ロールプレイ3 要点を書き出しながら話しかけてみましょう」を参照してほしい．

【コミュニケーション・スキル9〜22：当事者が聞き手の時に使うコミュニケーション・スキル】

13：後述する「3．ロールプレイをしながらコミュニケーション・スキルの勉強をする」で具体的な活用方法を説明したので参照してほしい．

14：注意障害や発動性の低下のある人を対象としたコミュニケーション・スキルである．

15：半側空間無視のある人を対象としたコミュニケーション・スキルである．

16，19，20：高次脳機能障害の人はテンポの速い会話についていけないという特徴がある．対話者は，これらのコミュニケーション・スキルを活用し，高次脳機能障害の人が会話のテンポが速いと感じないように話すのが大切である．

18：高次脳機能障害の人とスタッフとの信頼関係がリハビリの効果に影響をおよぼすことが報告されている．当事者とよい人間関係を形成しようとするあまり，馴れ馴れしい言動とならないようにする．例えば，当事者が丁寧語を用いて「〜です」「ですか」と話しかけている時に，スタッフが友だちに話すような文体，例えば「〜だよ」「〜すれば」というように答えていることがある．しかし，このような文体の差が出るのは通常上下関係のある場合なので，当事者と支援者間では望ましくない．

【コミュニケーション・スキル23〜25：対話時に前提としたいコミュニケーション・スキル】

23：Q18，19の注意障害の項目を参照してほしい．

24：一人で話し続けたり，対話者が話を始めても話すことをやめない当事者がいる．一人で話し続ける当事者に対しては，適当な区切りで「〇〇さんのおっしゃることはわかりました」と当事者の話を傾聴していたことを示しながら，話題を展開していく．当事者がこちらが話しているのに話し始める場合には，「今は私が話しているから少し待って下さいね」などと制止する．制止後，自分が話し終わった後は必ず「〇〇さん，話すのを待ってくださってありがとうございました．先ほどは何をおっしゃりたかったのですか？」と当事者が話し続ける行動を抑制できたことを賞賛し，かつ，当事者が話す機会を設けることが重要である．このように会話では話者交替が重要であることを徐々に理解し，実行できるように介入する．

3．ロールプレイをしながらコミュニケーション・スキルの勉強をする

　ロールプレイをしながらコミュニケーション・スキルを勉強する方法を紹介する．ロールプレイを用いる利点は当事者と会話する前に実際の会話場面に近いかたちを想定し，十分に練習することができることである．ロールプレイでは，対話者の職種を行政の窓口業務として，どのような会話がなされるか想定して，課題を設定するとよい．

　また，当事者役を演じることで障害に対する理解が深まり，当事者の気持ちを疑似体験できることも利点である．ロールプレイの講習を行った当事者役の参加者から「対話者役の人が笑顔で接してくれたので安心できた」「対話者役の人の声が聞きやすかった」などはよく聞かれる感想である．

　対話者へのコミュニケーション・スキルの実技指導のために，ここでは3つのコミュニケーション・スキルを取り上げ，ロールプレイを用いた勉強法を紹介する．

「コミュニケーション障害」に関するよくある質問

1）課題を始める前に理解しておくこと・情報収集しておくこと

実際に高次脳機能障害の人と会話する時には以下の点を確認してから会話をする必要がある．当事者役の人は以下に挙げる症状を真似てロールプレイすると，より臨場感が増す．（　）内は関連するコミュニケーション・スキルである．

(1) 聴覚障害の有無（⑭，㉓）

老人性難聴があると確認された場合には，騒音のない静かな部屋で，当事者はSTの口型がみえる位置に座り，STはやや大きめの声で，ややゆっくり話しかけることを心がける．STが窓を背にしていると，逆光でSTの口元がみえにくくなる場合があるので気をつける．

(2) 注意障害の有無（⑭，㉓）

注意障害のせいで周囲の人が自分に話しかけていることに気づかない当事者がいる一方，逆に目に入る少しの刺激，あるいは耳に聞こえる少しの刺激に対しても反応してしまい，課題に集中することができない当事者がいる．どちらの場合も，当事者の注意を自分に向けてから話しかける必要がある．このような当事者の場合は静かな個室を選ぶとよい．また，座る場所を決める時には，当事者は壁に向かうような場所に座るように配慮する．窓から風景がみえる場所や人が出入りする扉がみえる場所に座るのはふさわしくない．

(3) 発動性の低下の有無（⑭，㉕）

発動性の低下があり傾眠がみられる，あるいは視線を落としがちだという当事者がいる．当事者の注意を自分に向けてから話しかけ，お互いの表情を確認しながら会話をする．

(4) 視覚障害の有無

高次脳機能障害の人との会話では，文字や絵など視覚的情報を活用することが多いため老眼，近眼の有無について情報収集し，視覚障害があることが確認された場合には，メガネを使用する．

(5) 半側空間無視の有無（⑮）

半側空間無視がある場合には，健側から話しかけ，また視覚的な情報は健側の視野に提示する．

(6) 上肢の機能障害，失行の有無（②）

上肢機能の麻痺や失行の有無を確認する．ジェスチャーの活用ができるかどうかの確認になる．

2）ロールプレイの実施手順

「ロールプレイ1　Yes-No疑問文で話しかけてみましょう」〜「ロールプレイ3　要点を書き出しながら話しかけてみましょう」の課題は以下の手順で実施する．

【人数】3人以上が1組になって練習する．当事者役（以下，当事者）1人，対話者役（以下，対話者）1人，オブザーバー1人以上．

【準備しておくもの】白紙，サインペンは常時用意する．鉛筆やボールペンは大きく字を書いても線が細いため，老眼のある高齢者との会話には向いていない．そのほか話題によって役立ちそうなもの（例：旅行を話題にするならば地図や路線図．美術を話題するならば画集．趣味のオートバイを話題にするならばオートバイの写真の載っている雑誌など）．

【手順とポイント】

①以下に紹介する3種類のコミュニケーション・スキルの課題を実行する．
②当事者の障害像を特定する．

障害像を特定し（例：注意障害のある当事者），対話者も当事者の障害像を知った上で練習する．実際の会話では高次脳機能障害の人とわかっていても，どのような高次脳機能障害を呈しているのかは知らずに会話を始めないといけないことも多い．そのため勉強が進んできたら，課題の難易度を高くし，対話者だけには障害像を知らせずに練習するとよい．

③練習終了後に振り返る．

　オブザーバーと当事者の人が，対話者の人のどこが「よかったか」を振り返る．「こうすればもっとよかった」という点は，ロールプレイをしている当人は気づいていることが多い．「ここがよかった」「コミュニケーション・スキル〇番を実施していた」とよかった点を具体的にコメントし，参加者がよりよいコミュニケーション・スキルを習得できたことを実感できるようにする．コメントは他のオブザーバーと同じ点を指摘してもかまわない．

　ロールプレイをする時に当事者を演じることは高次脳機能障害の理解にもつながる．高次脳機能障害の症状を理解していないと演じられないからである．高次脳機能障害は症状を学習すると，当事者にどのような高次脳機能障害があるのか判別する能力を身につけることができることが報告されている[3]．

④役割を順番に交代する．

ロールプレイ 1　Yes-No 疑問文で話しかけてみましょう

【このコミュニケーション・スキルを適応するとよい当事者像】

①喚語困難のある失語症の人
　・Yes-No 反応が確立している当事者

②発動性の低下がある高次脳機能障害の人
　・open question（開かれた質問）*だと反応が得られない当事者

③記憶障害がある高次脳機能障害の人
　・選択肢を覚えていられない当事者

* open question とは，「どのような理由で」「何を」などと内容について尋ねる質問をいう．それに対し，closed question は「はい」「いいえ」で答える質問をいう．

【課題例】：好きなスポーツについて聞く．

【手順】

対「好きなスポーツは球技ですか？」
　→ 当「はい」 → 対「野球ですか？」 → 当「はい」 → 対「好きなスポーツは野球ですね 7 」→ 終了
　　　　　　　　　　　　　　　　　　 → 当「いいえ」→ 対 別の球技の名前を挙げる
　→ 当「いいえ」→ 対「陸上ですか？」 → 当「はい」 → 対「好きなスポーツは陸上ですね 7 」→ 終了
　　　　　　　　　　　　　　　　　　 → 当「いいえ」→ 対 別のスポーツを挙げる

* 対は対話者，当は当事者を指す．

「コミュニケーション障害」に関するよくある質問

【応用】：当事者の聴覚理解が低下している場合には，話しかける時や，確認作業の時に文字を使いながら聞くとよい．（例：「球技ですか？」と口頭で聞くだけでなく，白紙に「球技」と書き出しながら質問する（7）．

その他の課題
- 好きな食べ物，献立を聞く
- 旅行した場所で好きな都道府県，好きな国を聞く＊
- 住所（都道府県，あるいは区市町村）を聞く＊
- 好きな俳優（女優），歌手，タレント，スポーツ選手を聞く，など

＊当事者に質問する時は課題をやさしくするために地図を用意して活用する．そのため，コミュニケーション・スキルの練習の時も，地図，写真集を用意し，それらを使いながら会話の練習をする（12）．

ロールプレイ 2　選択肢をいくつか提示しながら話しかけてみましょう

【このコミュニケーション・スキルを適応するとよい当事者像】

①喚語困難のある失語症の人
- Yes-No 反応が不確かな当事者

②発動性の低下がある高次脳機能障害の人
- open question だと反応が得られない当事者
- 音声言語を用いて回答する潜時よりも，うなずきや指さしで回答する潜時の方が短い当事者
- 選択肢となる実物や写真等を提示すると，より回答が得られやすくなる当事者

③記憶障害がある高次脳機能障害の人
- 選択肢を覚えていられない当事者に，長い選択肢を用いないこと

【ポイント】：当事者の認知機能のレベルによって選択肢の数を調整する．選択肢の数による潜時を考慮に入れ選択肢を決める．

【課題例】：何料理を食べたいか聞く．

【手順】

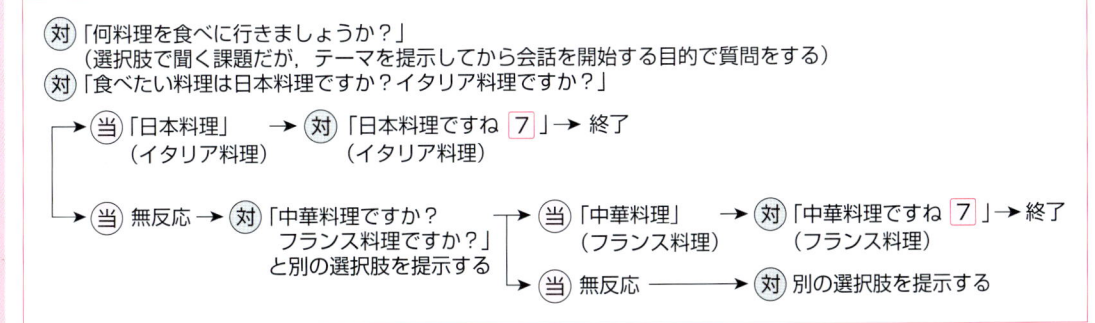

対「何料理を食べに行きましょうか？」
（選択肢で聞く課題だが，テーマを提示してから会話を開始する目的で質問をする）
対「食べたい料理は日本料理ですか？イタリア料理ですか？」

→ 当「日本料理」 → 対「日本料理ですね（7）」→ 終了
　　（イタリア料理）　　（イタリア料理）

→ 当 無反応 → 対「中華料理ですか？フランス料理ですか？」と別の選択肢を提示する → 当「中華料理」 → 対「中華料理ですね（7）」→ 終了
　　　　　　　　　　　　　　　　　　　　　　　　（フランス料理）　　（フランス料理）
　　　　　　　　　　　　　　　　　　　　　　→ 当 無反応 → 対 別の選択肢を提示する

＊対は対話者，当は当事者を指す．

【応用】：「ロールプレイ 1 Yes-No 疑問文で話しかけてみましょう」のその他の課題と同じ

ロールプレイ 3　要点を書き出しながら話しかけてみましょう

【このコミュニケーション・スキルを適応するとよい当事者像】
①高次脳機能障害により以下の問題がある人
　・テンポの速い話についていけない当事者
　・話の要点を覚えていられない当事者

【ポイント】：要点を書き出す時に理路整然とまとめ，後でみた時に話の筋が明確であるように書いていくことが重要である．そのためには，十分に余白をとりながら書いていくと，後で意見を追加する時に便利である．また，話題ごとに用紙を替え，後で話の筋に沿って，用紙を並べていくとよい場合もある．
　例：原因と結果の関係がわかるように書く
　例：時間の順番や，手順の通りに書く

【課題例】：旅行の計画を立てる．

【手順】

①要点を書き出す
　例：「どこに？」「いつ？」「誰と？」
②要点に対しては，選択肢を用いて質問する（ロールプレイ 2 参照）
　例：「どこに？」に対して
　　　対話者…「東北」「関西」を挙げる
　　　当事者…「関西」と答える
　　　→東北に×，関西に○をつける
　例：「誰と？」に対して
　　　対話者…「△△さん」「息子」「娘」を挙げる
　　　当事者…「△△さん」と答える
　　　→「△△さん」に○，「息子」「娘」に×をつける
＊場所の選択には，地図を用意しておくのもよい．
＊時期の選択には，カレンダーを用意しておくのもよい．

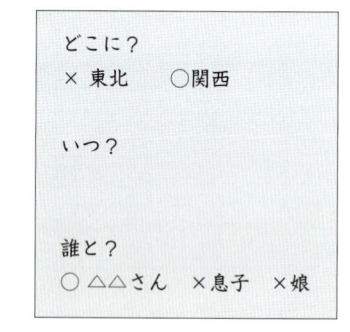

```
どこに？
×東北　　○関西

いつ？

誰と？
○△△さん　×息子　×娘
```

【応用】
　その他の課題
　　・サラダのレシピを作る：どのようなサラダを食べたいか考える．材料と手順を考える，など
　　・当事者が自分で書き出す：「献立」「材料」「手順（作業ごとに書き出す）」を別々の紙に書い

「コミュニケーション障害」に関するよくある質問

ておき，作業工程に合わせて用紙を並び替える

次に読むとよい おすすめ 廣實真弓, 逸見 功：基礎知識の習得による高次脳機能障害判別能力の向上. 認知神経科学, **9**：294-300, 2007.

文献

1) 廣實真弓：ウェルニッケ失語例とその家族に情報伝達促進法を用いた訓練．失語症者の実用コミュニケーション臨床ガイド（竹内愛子・編），協同医書出版社，2005.
2) 廣實真弓：ブローカ失語例とその家族に情報伝達促進法を用いた訓練．失語症者の実用コミュニケーション臨床ガイド（竹内愛子・編），協同医書出版社，2005.
3) 廣實真弓, 逸見 功：基礎知識の習得による高次脳機能障害判別能力の向上. 認知神経科学, **9**：294-300, 2007.

（廣實真弓）

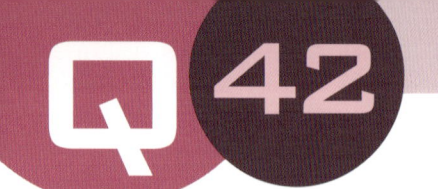

Q42 うつ病，抑うつ気分，抑うつ症状の評価と治療にはどのようなものがありますか？

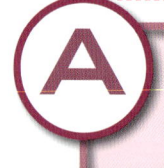

A うつ病とは抑うつ気分（気分の落ち込み）を主症状とする精神疾患で，ベックうつ病評価尺度（BDI）やハミルトンうつ病評価尺度（Ham-D）などの質問紙法で評価されます．治療には精神療法，薬物療法，電気けいれん療法があり，必要に応じて環境調整などが行われます．

「うつ病」とは気分の障害に分類される精神疾患で，「うつ状態」「抑うつ」は症状名である．「うつ状態」を呈する疾患には，うつ病と双極性障害（躁うつ病）があり，その特徴としてみられる本格的なうつ状態のことを，『ICD-10 国際疾病分類 第10版』（以下，ICD-10）および『DSM-Ⅳ-TR 精神障害の診断と統計の手引き』（以下，DSM-Ⅳ-TR）などでは「うつ病エピソード」と呼ぶ．エピソード（病相期）とは，うつ状態，躁状態などが，無症状の間欠期の上に現れ，一定の期間続いた後に消失して間欠期の状態に戻り，これが1回あるいは何回か反復して現れるものを指す[1]．うつ病の成因ははっきりしていないが，脳疾患やそのほかの身体疾患，薬物などに基礎をおくもの（外因），心理社会的要因により反応性にうつ状態になるもの（心因），それ以外の遺伝的素因が強いもの（内因）に分けられる．ストレス，養育環境，遺伝子，身体要因，性格傾向など，多彩な因子の組み合わせにより発症すると考えられている．

わが国における大うつ病の生涯有病率は14％（男性7.3％，女性18.5％），1年有病率は2.7％と報告されている[1]．発症率は男性に比べて女性が約2倍と高く，双極性障害では男女差は少ない．近年はうつ病による休職者の増加が目立ち，1998年以降，自殺者が3万人を超え[2]，大きな問題となっている．従来型（古典的）うつ病は，執着性格やメランコリー親和型性格との関連が強く示唆されていたが，最近では，依存性が高く未熟なパーソナリティ傾向をもち，自己愛が強く他責的傾向を有する若年者のうつ病が増えており，逃避型，未熟型などとして議論されている．

うつ病の代表的な症状には，抑うつ気分，興味・関心・喜びの喪失という中核症状があり，食欲低下，睡眠障害，思考制止，易疲労感などの身体症状，不安・焦燥感，無価値観，罪責感，絶望感，希死念慮などの精神症状がある．うつ状態になると，気分が憂鬱になり，周囲の物やできごとがいきいきと感じられなくなり，喜怒哀楽の感情が薄れる．さらには何事にも感情が動かなくなり，無感動の状態となる．何となく寂しい，理由もなく悲しくなり，ひとりでに涙が流れるといった悲哀感や寂寥感を訴える場合もある．また，何事にも興味がもてなくなり，何をしても面白くなく，喜びを感じられなくなる．うつ状態には，不安感や焦燥感が強いものもあり，立ったり座ったり落ち着きなく部屋の中を徘徊したり，時には激しい苦悶状態を呈することもある．自己を過小評価し，強い劣等感を抱き，悲観的，自責的，絶望的になる．重症になると希死念慮が生じ，自殺のための手段を考えたり，自殺

企図に及ぶことがある．重度のうつ状態では，「自分が回復不能な重病にかかっている，もう助からない」などと繰り返す心気妄想，実際には経済的に心配がないのに「支払えるお金がない」「家業に失敗して土地，財産を手放さねばならなくなる」などと信じ込んでしまう貧困妄想，「仕事の失敗はすべて自分のせいである」と過去の小さな過ちを悔やんで自分を責める罪業妄想などが生じることもある．

診断には判定者の主観が入りにくい操作的なものであることが望ましいという考え方から，最近では操作的診断基準として ICD-10 や DSM-Ⅳ-TR を用いて診断することが主流となっている．ICD-10 では，抑うつ気分，興味と喜びの喪失，および易疲労性を通常うつ病にとって最も典型的な症状としており，これらのうち少なくとも2つ，さらに集中力，注意力の減退，自己評価と自信の低下，罪責感と無価値観，将来に対する希望のない悲観的な見方，自傷あるいは自殺の観念や行為，睡眠障害，食欲不振のうち，少なくとも2つが診断を確定させるために存在しなければならない[1]としている．DSM-Ⅳ-TR では，必須症状である2症状（抑うつ気分と興味・関心・喜びの喪失）を含め，5つ以上の症状が2週間以上続いた場合を，大うつ病エピソードと呼ぶ．実際には，問診によって患者の生育歴，既往歴，家族歴，症状，症状に至ったきっかけや経緯，生来の気質や性格，家族との関係，ライフサイクル上の課題などを把握し，診断基準に照らし合わせた上で，総合的に判断する．うつ病の発病に関係する人生上のできごと（ライフイベント）は様々で，結婚や出産，引越し，昇進などはたからみてよいことも含まれる．

1. 評価方法

抑うつ症状の程度の評価およびスクリーニングのためにハミルトンうつ病評価尺度（Ham-D：Hamilton Rating Scale for Depression）やベックうつ病評価尺度（BDI：Beck Depression Index）が広く用いられる．

①**ハミルトンうつ病評価尺度**：抑うつ症状の程度を客観的に評価するための質問紙法で，抑うつ気分，罪業感，自殺，入眠障害，熟眠障害，早朝睡眠障害，仕事と興味，精神運動抑制，激越，精神的不安，身体についての不安，消化器系の身体症状，一般的な身体症状，性欲減退，心気症，体重減少，病識の17項目に，後に日内変動，離人症，妄想症状，強迫症状の4項目が加えられ，21項目からなる．各項目は3～5段階で評価し，0～2点あるいは0～4点が与えられる．当初設定された17項目は症状の重症度を評価，追加された4項目は臨床像を把握するもので，17項目の合計点が16～18点以上を中等度以上のうつ状態とみなすことが多い．

②**ベックうつ病評価尺度**：うつ病のスクリーニング法としてプライマリケア領域でも広く使用され，うつ病の自律神経症状，認知および気分の症状に関する21項目からなる．カットオフ値が10点以上で軽症，16点以上で中等症，20点以上で中等症から重症，30点以上が重症のうつ病であるとみなす[2]．

③**Suicidal Ideation Screening Questionnaire（SIS-Q）**：うつ病では希死念慮について十分に問診し，評価することが必要である．Suicidal Ideation Screening Questionnaire（SIS-Q）は気分症状を対象とした4項目からなり，希死念慮に関連したスクリーニング法である（**表42-1**）．希死念慮をもつ患者の84％は質問のうちの一つにあてはまる[2]．その場合，さらに自殺する具体的な計画や意思があるか，もし計画や意思がある場合には利用できる支援組織があるか，より詳しい問診を行う．希死念慮は患者が自ら訴えないこともあるため，医療者から積極的に評価する必要がある．

表42-1 Suicidal Ideation Screening Questionnaire（SIS-Q）

1）睡眠の障害	2週間ないしそれ以上，寝つきが悪い，熟睡できない，早く目覚める，あるいは眠りすぎるようなことがありましたか？
2）気分の障害	2週間ないしそれ以上の期間の毎日，悲しい，憂うつな，あるいは落ち込んだ気分になるとか，普段から関心をもって楽しんでいるようなことに興味を失うようなことがありましたか？
3）罪責感	2週間ないしそれ以上，自分には価値がないとか，自分は罪深いという気持ち，あるいは罪責感を感じるようなことがありましたか？
4）絶望感	生きていく望みがないと感じたことはありますか？

2. 具体的な対応

　うつ病の治療には十分な休養と治療期間が必要で，治療法として精神療法，薬物療法，電気けいれん療法などがあり，重症度に応じて，それらを組み合わせて治療する．急性期治療は，外来通院が主であるが，必要な場合には入院治療となる．職場の対人関係や業務過重，家族関係の問題，種々のストレスが原因になっていることも多いため，場合によっては環境調整が必要となる．

1）精神療法

　うつ病の精神療法は，支持的精神療法のほかに，対人関係療法，認知行動療法がよく知られている．支持的精神療法は患者の気持ちや現状を受け止め，患者の訴えに対して批判せず支持的に援助することを中心とした精神療法である．患者は何らかの絶望感を感じ，同時に現状を何とか打開したい，しかしその方法がわからずどうしていいか答えを見出せない中で，将来に対する不安や焦り，自分や他者に対する罪責感や憤りなど様々な感情を抱えていることが多い．支持的精神療法では主に傾聴と共感によって，患者自身が何らかの答えや道筋をみつけていくことを援助する．例えば「仕事で大きな失敗をしてしまって…，もう自分には先がない」という患者に対して，「仕事で大きな失敗をしてしまったんですね．もう自分には先がないと思われるんですね」という風に，相手のいったことをそのままおうむ返しをするリフレクティブリスニングや，「仕事で失敗してしまって，もう自分には先がないと思われるんですね．そういう状況だったら，がっくり落ち込んでしまいますね」など，相手の気持ちを汲んで共感して返すアクティブリスニングは，カウンセリングの基本技術として役に立つ．患者は自分の気持ちを聞いてもらった，わかってもらえた，と感じることではじめて，心を開いて次の一歩を進むことができるものである．

　うつ病における認知行動療法では，患者がもっている歪んだ認知（考え方のくせ）に焦点をあて，患者を苦しめる歪んだ認知から，もっと妥当で楽な認知へと変化を促す方法である．例えば，患者が「仕事で大きな失敗をしてしまった自分は，生きる価値がない」という認知をもっていた場合，その認知が本当に妥当なものであるのかどうか，その時の状況，気分，自動思考（自動的に頭に浮かんでくる歪んだ認知），自動思考を裏付ける事実，自動思考と矛盾する事実を検証し，別の新しい考えや視野を広げた考えを一緒に探していく．そして適応的な思考をもった時に，どのような気分になるかを点数であらためて評価する．このような方法を用いることによって，患者は自分が無意識のうちにもっていた気分や思考に気づくことができ，またこれらは変えることが可能なのだということを知ることができる．うつ病の認知行動療法は多くは16～20セッションからなり，個人療法だけでな

く，最近ではうつ病患者を集めた集団療法でも行われている．

2）薬物療法

　抗うつ薬は，三環系抗うつ薬，四環系抗うつ薬，選択的セロトニン再取り込み阻害薬（SSRI）など様々な種類がある．急性期治療は十分な薬物でうつ症状が改善するまで行われ，その後はうつ症状の再燃を防ぐために維持療法が行われる．抗ヒスタミン薬として開発されたイミプラミンがうつ状態に効くことが 1957 年に報告され，イミプラミンに類似の構造をもつ三環系抗うつ薬は第一世代抗うつ薬として開発された．これらは抗うつ作用のほかに，副作用として，鎮静効果，眠気，口渇，便秘，眼のかすみ，食欲増進，体重増加，ふらつき，低血圧，発汗，発疹などがみられる．1973 年以降に発売された抗うつ薬は第二世代と呼ばれ，三環系抗うつ薬，四環系抗うつ薬，そのほかにスルピリドなどの抗うつ薬があり，第一世代薬に比べて，副作用が少ない．1990 年以降，SSRI，SNRI，ノルアドレナリン作動性・特異的セロトニン作動性抗うつ薬（NaSSA：Noradrenergic and specific serotonergic antidepressant）などの新規抗うつ薬が開発され，現在はこれらが抗うつ薬療法の主流となりつつある．SSRI はもっともよく使用される抗うつ薬の一つであるが，神経終末のシナプス間隙に放出されたセロトニンの再吸収を選択的に阻害し，シナプス間隙のセロトニン濃度が上昇することによって，抗うつ効果を発揮すると考えられている．SSRI の抗うつ効果は従来の三環系，そのほかの抗うつ薬と大差はないとされるが，副作用が少ないため使用しやすい．特に長期に及ぶ維持療法，高齢者の使用に適している．半減期は比較的長く，1 日に 1～2 回の服用でよい．SSRI の副作用として，投与開始期に吐き気，食欲低下，下痢などの消化器症状を起こしやすい．また SSRI は特に使用の初期に過剰な賦活作用による activation syndrome が起こることがあり，若年者に使用すると自殺率を高めるとの報告がある[1]ため，18 歳以下のものに対する使用は危険と利益を考慮しながら行う必要がある．

　このほか，SNRI はセロトニンとノルアドレナリンの両方の再取り込みを阻害し，抗うつ効果が発現される．NaSSA はシナプスに作用し，脳内でのノルアドレナリン，セロトニンの遊離を促進するとともに，特異的に 5-HT$_{1A}$ 受容体（うつ症状と関連するセロトニン受容体の一つの型）を刺激すると考えられている．一般的に三環系，そのほかの抗うつ薬は，効果発現に少なくとも 1～2 週間かかるので，必要で十分な量を少なくとも 3～4 週間継続し，もし効果がなければ別の抗うつ薬に変える．抗うつ薬の有効率はおよそ 60～70％で，抗うつ薬だけで十分な効果が得られない時や難治性うつ病には炭酸リチウム，甲状腺ホルモンが併用される．また幻覚，妄想などの精神病症状に対しては抗精神病薬が使用されることもある．

3）電気けいれん療法

　電気けいれん療法（ECT：Electroconvulsive therapy）は，イタリアのツェルレッティ（Celretti U）とビニー（Bini L）によって 1938 年に創始され，ヒトの頭部への通電により脳内にけいれん発作を誘発することで治療効果を得るものである．ECT は，統合失調症，気分障害，そのほか多くの疾患に効果を示し，しかも比較的簡便なことから，薬物療法が登場するまでの間，精神科治療における主要な身体療法として広く用いられてきた．しかし，ECT はけいれん時に脊椎圧迫骨折が起こることがあり，現在では，麻酔科医師の呼吸循環管理のもとに，筋弛緩薬を用いて筋を弛緩さ

せ，人工呼吸下に，けいれんが起きないように通電を行う．これを修正型電気けいれん療法（mECT：modified ECT）と呼び，現在ではこのmECTが主流となっている．この方法によると，身体的合併症をもつ患者や高齢者にも比較的安全に施行できる利点がある．1週間に2～3回，合計8回程度を1クールとする．ECTでうつ病が寛解した後も，薬物療法の併用を必要とすることが多い．ECTは抗うつ薬が使用できない時，薬物治療の効果がみられない時，自殺の恐れが大きい時，高齢者のうつ病などに行われる．

3. 治療方法の実際

実際の臨床場面では，薬物療法や電気けいれん療法などの身体的治療，精神療法，環境調整の組み合わせにより，うつ病の治療がなされる．軽度のうつ病では，精神療法のみで治療する場合と，患者の希望によって薬物療法を併用する場合がある．また軽度では，定期的な軽い運動が推奨される．軽度～中等度のうつ病では，一般的にSSRIやSNRIが使用される．効果不十分の時には，副作用を考慮しながら，十分に増量することが望まれる．抗うつ薬が有効かどうかの判断には1～3か月が必要である．有効でない場合は，抗うつ薬の変更や炭酸リチウムの追加などが行われる．重度のうつ病では，三環系抗うつ薬，非三環系抗うつ薬，あるいはSSRI，SNRIが用いられる．難治性の場合に，非定型抗精神病薬を併用すると有効なことがある．昏迷状態や自殺の危険性が高い場合，幻覚や妄想など精神病の症状を伴う場合には，電気けいれん療法が行われる．うつ病が寛解した後も，精神療法やECTの維持療法を行うことによって，再発率が低下するといわれる．

4. 希死念慮を訴える患者への対応

うつ病患者で希死念慮を訴える患者に対しては，自殺のリスクを考え，慎重に問診し，その可能性について丁寧に話し合う必要がある．自殺に至る際の心理は，絶望的なまでの孤立感，無価値観（自分には価値がない），極度の怒り，窮状が永遠に続くという確信（思い込み），視野的狭窄，あきらめ，全能の幻想があるといわれる．極度の孤立感にある患者に，死にたいと打ち明けられた時の好ましくない対応として，話をそらす，おちゃらかす，叱責，批判，激励，「死ぬ気でやれば大丈夫」「命を粗末にしては駄目」「少しは家族のことも考えろ」など一般論の押しつけ，周囲に秘密にする，大丈夫だろうと過信するなどがある．好ましい対応として，誠実な態度で真剣に聞く，辛さを理解するように聞く，死にたい気持ちについて聞く，生きて欲しいと伝える，死なないと約束をして見守る，周囲や専門家に援助を求めるなどがある．死にたいという気持ちが強くなったら，周囲にいる知人や先生などにSOSの連絡をとる，専門機関に緊急の電話をする，などと約束することもできる．これらは緊急時の助けになるだけでなく，孤立して視野狭窄に陥っている患者に対して，誰かが自分と一緒にいてくれるのだということを伝えることにもつながる．話しにくいことを勇気を出して話してくれたことに対してお礼をいうことも，患者に安心感を与えることができる．

> 次に読むとよい おすすめ　武井茂樹：よくわかる精神医学の基本としくみ，秀和システム，2011．

…… 文献

1) 大熊輝雄：現代臨床精神医学，改訂第11版，金原出版，2008，pp362-391．
2) 兼子　直・福西勇夫・監訳．精神疾患のスクリーニング検査．MGH「心の問題」診療ガイド，メディカル・サイエンス・インターナショナル，2002，p664．

（白戸あゆみ）

資料

高次脳機能障害に関連する器質性精神障害（Q1, 25, 46, 68 に対応）
『ICD-10 国際疾病分類第 10 版』精神および行動の障害

F00-F09 症状性を含む器質性精神障害

F04 器質性健忘症候群，アルコールおよび他の精神作用物質によらないもの

F06 脳損傷，脳機能不全および身体疾患による他の精神障害

- F06.0 器質性幻覚症
- F06.1 器質性緊張病性障害
- F06.2 器質性妄想性［統合失調症様］障害
- F06.3 器質性気分［感情］障害
- F06.4 器質性不安障害
- F06.5 器質性解離性障害
- F06.6 器質性情緒不安定性［無力性］障害
- F06.7 軽症認知障害
- F06.8 脳の損傷，脳機能不全および身体疾患による他に特定される精神障害
- F06.9 脳の損傷，脳機能不全および身体疾患による特定不能の精神障害

F07 脳疾患，脳損傷および脳機能不全による人格および行動の障害

- F07.0 器質性人格障害
- F07.1 脳炎後症候群
- F07.2 脳振盪後症候群
- F07.8 脳疾患，脳損傷および脳機能不全による他の人格および行動の障害
- F07.9 脳疾患，脳損傷および脳機能不全による特定不能の人格および行動の障害

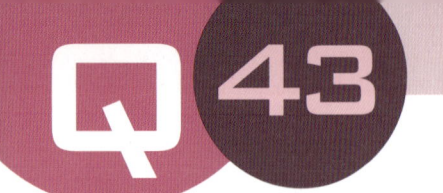

Q43 意識障害と高次脳機能障害はどのように違いますか？

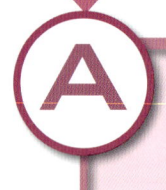

A 意識障害は脳の覚醒が障害されている状態をいい，高次脳機能障害はその意識障害がない状態をいいます．意識障害は開眼しているか，発語が適切か，痛み刺激に反応するかなどの点から障害程度を調べます．軽い意識障害は付帯状況から高次脳機能障害と鑑別します．

医学的に「意識がある」とは，脳が覚醒していて外界を正しく認識している状態のことを指す．意識障害とは，脳損傷や脳の機能不全により，覚醒できなくなったり外界の認識が異常になった状態をいう．高次脳機能障害があると判断するためには，この意識障害がないことが前提となる．

意識障害は，意識混濁と意識変容の2つに大きく分けられる．

① **意識混濁**：意識混濁のうち，もっとも重症の状態が昏睡で，声をかけたり揺さぶったり，あるいはつねるなどの痛み刺激を与えても全く反応がない．これよりやや軽い半昏睡では，強い刺激になら反応できる．昏迷はさらに軽い意識障害で，強い刺激を与えるとしばらく覚醒していることが可能である．もっとも軽い意識混濁は傾眠で，覚醒しているが刺激がなくなると眠ってしまう状態をいう．

② **意識変容**：覚醒はしているが言動が混乱した状態で，意識混濁に幻覚・妄想・興奮が加わった状態をせん妄といい，夜間に限局して現れるものを夜間せん妄という．せん妄は急性発症し，日内変動がみられ，数日から1週間くらいで消失する．

高次脳機能障害か，意識障害かの判断が必要になるのは，前述のうち傾眠とせん妄であろう．傾眠傾向の患者に「今日は何日ですか．ここはどこですか．」など時間や場所の見当識を問うと，正しく応答できない場合がある．高次脳機能障害でも失見当識がみられるので鑑別が必要になるが，傾眠では途中で眠ってしまいそうになるのに対し，高次脳機能障害だけではそのようなことはない．また，例えばWernicke失語の急性期などには混乱した状態がみられ，せん妄と似た状態になることがある．この場合，失語では錯語など言語の異常が顕著であるのに対し，せん妄だけであれば錯語はみられない．また認知症の社会的行動障害でもせん妄様になることがあるが，反響言語がみられたり，不随意運動がみられたり，せん妄だけの場合にはみられない症状が併発しているのを確認できれば鑑別できる．

意識障害をみる検査として代表的なものを表に示した．

① **Japan Coma Scale**（**表43-1**）：わが国でもっともよく使われる評価法であり，3-3-9度方式といわれる．すなわち，意識障害を（Ⅲ）刺激しても覚醒しない状態（3桁），（Ⅱ）刺激すると

「高次脳機能障害」に関するよくある質問

表43-1　Japan Coma Scale

Ⅲ	刺激しても覚醒しない状態（3桁）	
3	痛み刺激にまったく反応しない	300
2	痛み刺激で少し手足を動かしたり顔をしかめる（除脳硬直含む）	200
1	痛み刺激に対し，払いのけるような動作をする	100
Ⅱ	刺激すると覚醒する状態（2桁）	
3	痛み刺激を加えつつ呼びかけを繰り返すとかろうじて開眼する	30
2	大きな声または体をゆさぶることにより開眼する	20
1	普通の呼びかけで容易に開眼する	10
Ⅰ	刺激しないでも覚醒している状態（1桁）	
3	自分の名前・生年月日がいえない	3
2	見当識（今日はいつか，何時か，ここはどこか）障害がある	2
1	意識清明とはいえない（今ひとつはっきりしない）	1
0	意識清明	

表43-2　Glasgow Coma Scale

開眼（eye opening, E）		運動機能（motor responses, M）	
自発的に	4	命令に従う	6
音声により	3	疼痛部認識	5
疼痛により	2	逃避屈曲反応	4
反応なし	1	異常屈曲反応（除皮質硬直）	3
発語（verbal responses, V）		四肢伸展反応（除脳硬直）	2
見当識あり	5	反応なし	1
会話混乱	4		
不適正言語	3		
理解不能の声	2		
反応なし	1		

＊刺激に対する患者の反応に基づき点数をつけて合計
＊スコア範囲は3点（無反応）〜15点（正常）
＊E3V2M4などと記載

覚醒する状態（2桁），（Ⅰ）刺激しないで覚醒している状態（1桁）と大きく3つに分け，さらにそれぞれを3つに分け，全体として9つの意識障害レベルに分類して表示する．例えば，閉眼しているが体をゆさぶるとようやく開眼する程度の意識レベルの場合，「JCSⅡ-20」と表記し，大まかには「意識レベル2桁」などと表現する．

②Glasgow Coma Scale（表43-2）：意識障害を3つに分け，開眼（E）しているか（4段階），どの程度の発語（V）が可能か（5段階），運動機能（M）がどの程度働いているか（6段階）を調べ，総合的な意識障害のレベルを「E3V2M4」などと表記する．

いずれの評価法も痛み刺激や声かけに対する反応，発語の様子から判断する点は共通であり，軽い意識障害はこれらの評価法だけでは判断できない．

次に読むとよい　おすすめ　田崎義昭，斎藤佳雄，坂井文彦：ベッドサイドの神経の診かた 改訂17版，南山堂，2010.

（永井知代子）

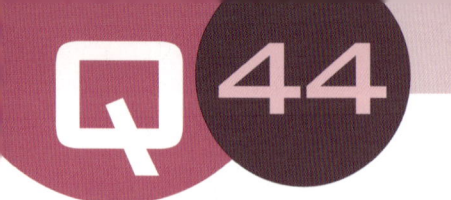

Q44 認知症と高次脳機能障害はどのように違いますか？

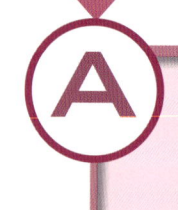

A 認知症と高次脳機能障害は，どちらも一定の条件を満たす症候群あるいは状態像を指し，特定の病気を指す病名ではありません．学術的には，高次脳機能障害は，その中に認知症も含むより広い概念として定義されます．しかしながら，行政的に定義された「いわゆる高次脳機能障害」からは，進行性の認知症は除外されています．

1．学術的な定義

　「高次脳機能障害」にせよ，「認知症」にせよ，単一の病気を指す疾患名ではないことに注意が必要である．

　実は，高次脳機能障害という用語は，行政的な必要性から命名されたものであるため，国際的に標準となるような診断基準はない．医学的にほぼ異論が出ないであろうと思われる定義としては，「大脳の器質的病因によって，失語・失行・失認といった大脳の巣症状，注意障害，記憶障害，判断・問題解決能力の障害，情動の障害，遂行機能障害，社会的行動障害などを示す状態像」と表現される．つまり，病気やけがなどによって，大脳皮質が損傷を受けることにより，認知・行動上の障害が生じている状態一般を指すため，損傷の部位や程度に応じて様々な症状やその組み合わせ（状態像）がそこに含まれることになる．

　一方，認知症は，「一旦正常に発達した知的機能（記憶・言語・行為・認識・遂行機能など）が，後天的な脳の障害により，複数の領域にわたって持続的に低下し，そのために日常生活や社会生活上に支障をきたしている状態」と定義される症候群である．その原因となる疾患は，アルツハイマー型認知症，脳梗塞や脳出血（脳血管性認知症），レビー小体型認知症など，数多く存在する．

　この認知症の定義を，知的機能とはいわゆる高次脳機能であることを意識して，前述の高次脳機能障害の定義と比較してみれば，高次脳機能障害は，認知症とほぼ同じものを指しながらも，若干広い概念であることがわかる．高次脳機能障害を有する人の多くは，認知症の診断基準をも満たしているのである．

　わが国の認知症の原因疾患として，もっとも多いのがアルツハイマー型認知症であることから，一般的に，認知症は高齢者に認められる症候群であり，時の経過とともに進行するものとの認識があるかもしれないが，それらの条件は認知症の診断基準に含まれていない．とはいえ，現実の医療現場において，例えば交通事故で脳に外傷を負った20代の若者に対して，その後遺障害としての高次脳機能障害が認知症の診断基準を満たすからといって，「あなたは脳への外傷を原因とする認知症です」

と告知することは稀であろう．また，認知症は必ず記憶障害を伴うものという認識もあるかもしれないが，一部の認知症（前頭側頭型認知症など）は，少なくとも初期においては記憶障害が中心的な症状ではないことにも注意が必要である．

2. 行政的な定義

　学術的な定義と，行政的な定義は事情が異なっており，行政における定義には，高次脳機能障害に認知症は含まれていない．より正確にいうと，「進行性疾患を原因とするもの」は除外されている．この背景には，認知症は，対応する福祉行政の枠組みの構築が先行して進んでいるのに対して，厚生労働省が2001年から積極的に研究に取り組んでいる「いわゆる高次脳機能障害」は，原因となる外傷や脳病変による急性期の症状が改善し，少なくとも身体的には一見回復したようにみえながら，実はよく調べてみると（あるいは実生活に戻ってみると）生活や仕事に支障をきたすような認知・行動上の障害が残っているといった，それまで対応が不十分であったケースに焦点をあわせて定義されているといった事情がある．そのため，行政的な基準による高次脳機能障害の原因の多くは，事故などによる外傷性の脳損傷あるいは脳梗塞や脳出血といった脳血管障害である．そのほか，脳腫瘍や脳炎，アルコール中毒なども原因となりうる．また，難治性のてんかんも，度重なる発作による脳へのダメージや，治療のために行われた手術の後遺症として，高次脳機能障害を呈することがある．

3. 検査

　「高次脳機能障害」と「認知症」は，学術的な定義としてはほぼオーバーラップするため，診断に用いられる検査も共通しているものが多い．それらの検査を大まかに分類すると，機能障害の原因を特定するための検査と，機能障害の内容や程度を調べるための検査に分けることができる．

1）機能障害の原因を特定するための検査

　代表的なものは，CT・MRI・脳血流シンチグラフィーといった画像検査や，脳波などの生理検査である．

2）機能障害の内容や程度を調べるための検査

　多数の神経心理学的検査が含まれ，代表的なものを挙げると，簡便に施行できるスクリーニング検査としてHDS-RやMMSE，総合的な知能検査としてWAIS-Ⅲ，記憶検査としてWMS-R・三宅式記銘力検査・ベントン視覚記銘検査，遂行機能障害の検査としてWCSTやBADSなどである．

3）アルツハイマー型認知症に特化した検査

　ADAS-Cogなどがあり，ほかの高次脳機能障害の診断や評価に用いられることは稀である．

（坂田増弘）

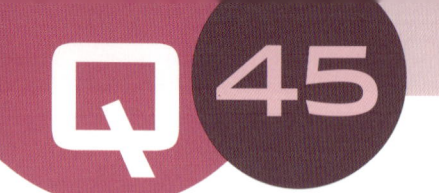

Q45 どのようにしたら，患者さんのリハビリテーション意欲を引き出せますか？

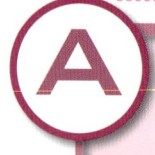

A 意欲を引き出すには，患者さんの希望を中心に据え，リハビリ計画を作成し導入することと，患者さんのできることをともにみつけ，できたことをともに喜ぶことが大切です．

1. 患者の希望の実現を目指したリハビリ

　高次脳機能障害を専門とし，医療に携わってきた医療者が，高次脳機能障害の人に必要な医療・保健・福祉を考え，治療計画を作成することはそれほど困難なことではないだろう．しかし，その治療計画が患者の希望に添っているかどうかは再点検が必要である．患者は個別性の高い希望をもっている．その希望は現実的なものから非現実的なものまで，前向きなものから後向きなものまで，様々である．例えば，「（固定した）障害を回復させ，以前のように生活したい」「結婚したい」「仕事に戻りたい」などである．

2. 患者のリハビリ意欲を失わせる対応

　高次脳機能障害がすでに固定し，前述のような希望を実現する程の回復を期待できないことも多い．そうすると医療者は専門的知識を動員し，高次脳機能障害の特徴，回復の可能性と限界について説明し，患者のもつ希望を諦めることや希望を保留し，現実的かつ段階的にリハビリに取り組むことを勧める．このような説明を受けた患者の立場に立って考えてみると，「希望をいったら自分自身の希望を否定された」「自分自身の考えを真剣に取り扱ってくれなかった」「医療を押しつけられた」「自分が中心となって治療を決めたい」と感じることもあるだろう．それ以前にも，患者は自分自身の希望を述べ，家族，医療者，支援・援助者から，取りあってもらえなかったり，現実的に考えるように説得されたり，繰り返し回復の可能性のないことを説明されたりして，失望したりうんざりしていることも稀ではない．再び同様の対応を受けたとしたら，患者がリハビリに意欲的に取り組むことは期待できない．

3. 患者のリハビリ意欲を高める対応

　熟練した医療者は，これまでの医学的知識や臨床経験をもとに，高次脳機能障害の症状や後遺症を評価し，それに応じたリハビリ計画を作成しがちである（障害中心型リハビリ：impairment centered rehabilitation）．ただし，その際に一つ大きな落とし穴があるように思われる．熟練した医療者は，現実的に回復可能な範囲の中で最大限の機能回復イメージを作りがちである．熟練した医療者

が思い描く，最大限の機能回復よりも，おおかたの場合，患者の回復に対する希望はその何倍も巨大であり切実であろう．その先に非現実的ともいえる希望を抱いていることも少なくない．リハビリの限界を知らない，あるいは知っていても，それを受け入れられずに，または受け入れつつもその限界を超えたい希望を抱きがちな患者の特性に配慮することが必要であろう．

では，どのようにしたら患者はリハビリに意欲的に取り組むことができるのだろうか．それは，患者の希望に添ったリハビリ計画を作成し，実施することである（希望中心型リハビリ：hope centered rehabilitation）．

医療者が予測するリハビリのゴールと患者が抱く回復イメージとの間に，大きなギャップが存在していることをしばしば経験する．このような場合，医療者は，患者に過大な期待を抱かせリハビリを続けさせたにもかかわらず，期待通りの回復を得られなかったらと考え，非現実的な希望をもたせて実現しなかった時に失望しないか，医療者としての責任を求められないか，など様々な懸念を抱くことがある．そうすると医学的知識や臨床経験をもとに，実現可能な範囲にゴールを設定することになり，結果として患者のリハビリ意欲を低下させることとなる．医療者には，患者に過度の希望をあきらめさせ，実現可能なゴールを受け入れさせることが求められているのではない．医療者には正確な回復の見通しを伝えつつも，患者が希望を維持し続け，さらには希望を強化・拡大できるようなリハビリ計画の作成や導入が求められるのである．そのためには，次の項目に留意が必要である．

1）患者の希望を中心に据える

リハビリゴールは，患者の希望を最終目的とすると中間的到達点である．例えば，復職を希望している患者にとって，地誌的見当識障害をもちながらも，公共交通機関を利用し，通勤できるようになることは中間的到達点である．復職には，規則的生活リズムの確立，コミュニケーション能力の回復，公共交通機関の利用および就労能力の回復など，様々な課題があり，それぞれがリハビリの課題とされ，回復した能力の組み合わせにより，患者の希望が実現するのである．患者が希望を述べる時はしっかりと傾聴し，患者の希望を最終目標として中心に据え，その中間的到達点としてリハビリの課題を設定していくことが望まれる．また，高次脳機能障害であり，希望を失いがちになる中，希望を抱き，さらに周囲に伝えることができたことを肯定的に評価することによって，患者との治療同盟を作り，リハビリ意欲や勇気を引き出すことが可能となる．希望の内容よりも希望を抱き続けることが大切である．

2）できることをみつけ，できたことを喜ぶ

近年，患者の医療に対する要求水準は年々高くなり，医療訴訟も増えているのが現実である．患者やその家族が医療に対する過度の希望を抱かないように配慮しながら，病状説明や治療方針の説明が行われることが多い．医療者には正確な回復の見通しを伝えつつも，患者が希望を抱き続けられるように寄り添うことが必要である．医療に対する満足度は，その結果だけで決まるのではなく，その過程も重要である．医療者が希望を失いがちになる患者を励まし勇気づけ，困難な課題にともに立ち向かう過程こそが大切である．患者ができることをみつけ，できたことをともに喜ぶことが大切である．希望が叶わなかったとしても，その過程を経ることによって自らの努力に満足したり医療者に感謝を表明したりする患者を経験する．リハビリの初期から希望をあきらめるのと，精一杯の努力の結果，あきらめて現実を受け入れるのは異なるのである．

（平林直次）

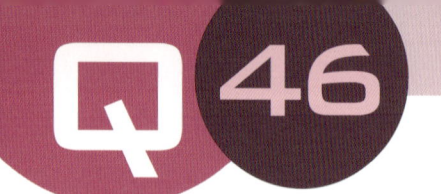

Q46 社会的行動障害に悩む家族には，どのような支援・援助が必要ですか？

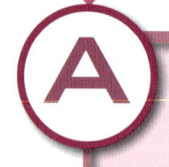

A 家族に対する支援・援助のポイントは，多くの家族は保護者であり，被害者であることを理解すること，周囲を困らせている症状の明確化と認識を共有すること，家族の回復と健康的な日常生活を取り戻すこと，患者には自己決定と責任をもたせること，現実的な戦略を立て確実に実行し，問題解決の実感をもたせることです．

1. 周囲の人を困らせる症状にはどのような症状があるか

　高次脳機能障害の人には様々な社会的行動障害が認められる．その社会的行動障害には，暴言暴力，浪費，万引き，ギャンブル，性的逸脱行為，徘徊，飲酒行動，自傷自殺などが含まれ，しばしば周囲の人を困らせていることが多い．その背景には，高次脳機能障害に伴う衝動性，攻撃性，欲求制御の障害，病的性欲亢進，気分障害などが存在していることも多く，精神医学的には器質性精神障害と診断されることもある．また，高次脳機能障害に伴うストレス対処，問題解決，日常生活技能，対人関係などに関する能力低下があり，些細なできごとに対しても適切な行動をとれずに社会的行動障害が出現することもある．また，高次脳機能障害によって低下した能力や高次脳機能障害により変わってしまった生活や人生を受け止められずに社会的行動障害が出現することもある．

2. 家族は保護者であり，被害者であることが多い

　高次脳機能障害になると多くの場合，生活圏が縮小することが多い．学校や職場に適応できなくなり，自宅に閉居するようになり，家族とともに過ごす時間が増える．そのような患者を心配した家族は，しばしば社会参加を求めたり，叱責したり，子ども扱いしたりし，患者と家族との関係は葛藤的になることも多い．そのため，家族は暴言暴力などの行動障害の被害者となることも多い．また，もし患者が外出して他人に暴力を振るったら，お金がなくて万引きしたらなどと，保護者の立場にたって患者のことを考えていることも多い．例えば，家族に対して金銭を要求し暴力を振るい，外出してはギャンブルなどの浪費を繰り返し，支払いができなくなると万引きしてしまうような場合がある．高次脳機能障害になった患者を不憫に思い，家族が我慢しなければならない，あるいは我慢するのが当然だと考え，暴力を振るわれても耐え続け，老後の蓄えを渡している家族もいる．家族の支援・援助を考える場合，まずは，家族が被害者であり保護者であるという複雑な立場に置かれていることを理解する必要がある．

3. 患者，家族の疾病に対する対処行動は，もともとの性格傾向だけではなく，心理社会的支援の質と量によって決まる

　高次脳機能障害になり，困難な状況に同じように置かれても，積極的に情報収集し，医療・保健・福祉サービスを利用しようとする患者，家族もいる．一方，高次脳機能障害にうちひしがれ失望し，不安や焦燥にさいなまれている患者，家族もいる．このような対処行動や受療行動に影響を与えている主な因子として，もともとの「性格傾向」と「心理社会的支援の質と量」などが指摘されている．患者，家族が高次脳機能障害になったからといって，急に性格を変えることは容易ではない．そこで，良質かつ十分量の心理社会的支援を提供することによって，患者，家族の高次脳機能障害への対処行動や受療行動を改善しようとするのである．そのためには，包括的な医療・保健・福祉サービスの提供が必要であり，多職種・多機関によるケア提供が必須である．

　以上のような，周囲の人を困らせている症状の病態，家族の置かれた立場を踏まえ，家族の行動変容をもたらすような心理社会的支援が必要である．そして，うちひしがれ疲弊した家族が回復し，健康的な日常生活を取り戻し，周囲の人を困らせている症状に対して適切に対応できることを目標とする．

1）周囲を困らせている症状を明確にし，認識を共有する

　医療者，関係機関（精神保健福祉センター，保健所，都道府県の障害福祉担当課など），患者，家族の参加するケア会議を開催する．ケア会議には，患者本人と家族の参加を必ず求める．この参加者は緩やかなネットワークで結ばれた多職種・多機関からなる医療チームとみなすことができる．もっとも注意すべきことは，周囲を困らせている患者を叱責したり，避難したりしないことである．多くの場合，患者自身もその行動のもつ意味，周囲への影響をある程度理解していることが多い．また，行動をやめようとしても，やめることができないジレンマを感じていることも多い．そのような患者の気持ちを汲むことなく，叱責や非難をすると，不満や反発を抱かせるだけで，患者との信頼関係を形成することはできない．まずは，患者から困りごとや希望を聞くことが大切である．医療者は，その困りごとを解決し希望をかなえるための支援・援助者として受け止められることが重要である．多くの患者は高次脳機能障害によって大きく変わってしまった人生への失望や困難を受け止められず，苦悩していることが多い．そのような心情を吐露させ，再び，自己実現に向かって家族やチームとともに歩む姿勢を取り戻せるように心がけることが必要である．ただし，患者がどんなに苦悩していようとも，周囲の人を困らせている症状については明確にして共有の認識をもつことが必要である．患者にはその症状を改善するために必要な医療を受ける責任があることを伝える．会議の席では，ホワイトボードなどを用いて課題を板書し，認知機能障害の人の理解を助ける．また，終了後には，議事録を作成し，参加者に配布する．

2）家族の回復と健康的な日常生活を取り戻す

　家族は被害者であり保護者であるという複雑な立場に置かれていることもある．周囲からの支援・援助が必要にもかかわらず，家族だからと相談することもできず，じっと耐え続けている家族もいる．まずは家族の訴える困難な状況にしっかりと傾聴し，家族の心情や苦悩に共感することが必要で

ある．その上で，家族の心身の状態を評価し，必要に応じて医療に結びつける．高次脳機能障害の社会的行動障害の多くは，指導や説得では改善しにくく専門的治療が必要であることを説明する．その説明のポイントは，専門的治療の必要性を理解し，家族内で問題解決を図ることを止め，過度の責任感や義務感から解放されることに力点を置くことである．また，家族には専門的治療に導入する責任を求めるのではなく，専門的医療機関に任せることを理解してもらうよう心がける．

　また，患者の回復には，家族が回復し健康的な日常生活を取り戻すことが必要であることを伝える．例えば，もともとの趣味やカルチャースクールなどを再開するのもよい．ただ，高次脳機能障害に苦しむ本人を置いて，家族が楽しみをもつことに罪悪感を抱く家族もおり，楽しむことはよいことであると伝える．高次脳機能障害の家族会などを通じて，ピア・サポートを受けるのも極めて効果的である．それによって家族は保護者としての責任や義務からある程度解放され，本来の家族機能を回復するのである．

3）高次脳機能障害の人を一人前に扱う

　高次脳機能障害になると日常生活障害や社会生活障害を認めることも稀ではなく，周囲の助けが不可欠となる人も多い．周囲の人は患者を一人前扱いしなくなることも多い．日常生活や社会生活においては補助が必要であっても，患者のもてる範囲において自己決定と責任をもたせることが重要である．また，高次脳機能障害だからといってパターナリズムを発揮し，家族や医療者主導で治療方針を決定しないことが大切である．個別の障害の特性や程度に応じて，通常よりも丁寧な説明と同意（informed consent）が求められていると解するべきである．患者の家族にも，高次脳機能障害の人を一人前に扱わず，保護や介入の対象とするだけではなく，限定的であっても自己決定や責任をもたせる態度が求められている．

4）現実的な戦略を立て確実に実行し，問題解決の実感をもたせる

　周囲を困らせている症状に適切に対処するためには，多職種・多機関の担当者による協働が必要になることが多い．このような場合，関係職種や関係機関による情報共有や役割を決めるために，ケア会議の開催が必須である．ケア会議においては，できる限り患者本人および家族の参加を求める．その上で，患者および家族の相談窓口となる唯一の担当者を決め，ケア計画が実行されたかどうか，問題が解決されたか，チェックすることが必要である．言い換えれば，社会的行動障害に悩み無力感を感じている家族が，問題解決に向かっている実感をもつことが目標である．

〔平林直次〕

Q47 「高次脳機能障害」に関するよくある質問

回復を期待し続ける家族に対して
どのように対応すればよいですか？

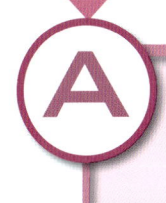

A リハビリ担当者には，専門家として回復の見通しや限界を説明しつつも，家族に回復に対する期待を失わせないという矛盾する2つの立場が求められています．また，家族が過度の期待から実現可能なリハビリゴールに軟着陸するための伴走者の役割が求められています．

　長年にわたり高次脳機能障害の医療に携わり，豊富な経験をもつ医療者は，将来のリハビリのゴールや最大限の回復イメージを作り，現実的かつ実現可能な社会復帰を考えるだろう．家族に対しても，高次脳機能障害の回復の限界を理解し，その限界に応じた現実的かつ実現可能な社会復帰を受け入れることを勧めることが多い．その理由は，患者や家族にとって現実を踏まえたリハビリを受けることがもっともよい選択と考えられることや，過大な期待をもたせて実現しなかったときの落胆を考えると過剰な期待を抱かせるべきではないと考えるからであろう．さらに，臨床経験の浅い医療者にとって，期待したほどの成果が得られなかった場合，医療の内容を批判されたり責任を求められたりするのではないかと不安を感じ，実現可能性の高い範囲内に回復目標を置いて患者や家族に対して説明する．

　すでにQ45で述べたが，患者や家族の希望の有無は，リハビリへの意欲やその効果を決定する極めて重要な因子である．このことを考えると，患者や家族が回復を期待し続けることは治療戦略を立てる上では望ましいことである．しかし，患者や家族が回復し続けることを過度に期待し，現実的かつ実現可能なリハビリ計画が作成されないとしたら大きなマイナスである．ある程度，期待を縮小し現実的になる必要があろう．

　筆者は，ヘルペス脳炎から高次脳機能障害になった20歳代女性を経験した．両親にとっては唯一の子どもであり，患者は大学卒業後，銀行員となり窓口業務をこなしていた．高次脳機能障害になってからは，直前に話したことも忘れてしまい日常生活もままならなくなった．両親のもっとも大きな負担は，些細なことから怒りだし家の中を滅茶滅茶にしてしまうことと，大小便の失禁であった．両親は回復を信じ障害年金の申請を断っていた．2年ほどして，回復の期待がもてないことから，再度，障害年金の申請を勧めた．両親は「初めから回復しないことはわかっていました．でも，それを認めてしまうと生きていけなかったと思います．いつの日か以前のように娘が，回復する日を信じていました」と涙ながらに話されたことがあった．臨床家であれば誰もがもつ経験である．家族は，回復しないことをもっともよく理解しその現実の厳しさを体験し，深い失望に沈み，そこから浮き上がれないでいることも多い．そのような状況の中で"偽の希望"とも呼ぶべき，希望を抱くことがある．家族の心情を汲みとることができず，実現可能性の高い範囲内に家族の期待を縮小することだけ

129

に終始する説明は，避ける必要がある．患者も家族も，「困難かもしれないが，一緒に努力していきましょう」といってくれる医療者を求めていることが多い．そして，患者の回復に一喜一憂しながら，患者や家族に寄り添い，その結果として期待通りの回復が得られなかったとしても，感謝されることはあっても非難されることは少ない．患者や家族には，高次脳機能障害やそれに伴って変わってしまった生活や人生を受け止め，新しい人生をスタートさせるために，伴走者と長い時間が必要なのである．

次に読むとよい おすすめ 宮腰由紀子・奥宮暁子・金城利雄・編：リハビリテーション看護研究7．リハビリテーション看護と家族支援，医歯薬出版，2003．

（平林直次）

Q48 「高次脳機能障害」に関するよくある質問

暴力行為のある患者さんに対して緊急に対応しなければならないのはどのような場合ですか？

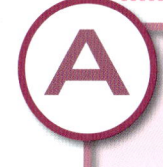

A 身体的・物理的な暴力行為に対しては，緊急な対応が必要です．人手を集めて暴力行為を抑制するとともに，被害者がいれば外傷などの対応を行いましょう．必要に応じて警察への通報も行いましょう．

　高次脳機能障害の人は，情動・行動コントロールが不良となり，時に暴力行為などの社会的行動障害に至ることがある．暴力行為といっても様々で，人や物に対する物理的な暴力，暴言やつきまとい，相手に対して失礼なことや不快にさせることをいう，性的な言動といった言葉の暴力もある．暴力行為に至る原因としては攻撃性や易刺激性の増大，情動障害における躁状態の易怒性，情動コントロール不良による興奮などがある．

　身体的・物理的な暴力行為は，言葉による暴力と異なり，得てして緊急の対応を要す（**図48-1**）．できるだけ1対1の対応はせず，可能な限り人手を集め，相手にそれ以上の暴力行為を起こす意欲を減らさせるようにする．精神科医療へのアクセスが容易であればこの時点で介入を開始することが望ましいが，必ずしも身近に精神科医師が常駐できているわけではない．大勢で対応することは，興奮を鎮圧する目的で，行動を制限することになっても患者に怪我をさせることを減らす．興奮に対する介入を始める前に，十分なリスクアセスメントを行う．Gallowayの危険因子チェックリストなどが参考になるが，得てして短時間に介入が必要になることがほとんどで，瞬時の判断が必要になることが多い．

　物理的介入を行う前に，可能な限り言語的な介入による沈静化を図る．言語的介入の一つとして，デエスカレーションと呼ばれる手法がある．交渉と協働を元に治療的信頼関係を作り，問題解決，環境調整を行って興奮を静める方法である．詳細は国立病院機構精の作成した『精神科救急マニュアル』がインターネットで入手できるため参考にされるとよい．それでも興奮が収まらない場合，薬物療法が可能であれば，リスペリドン液1～2mlやオランザピン口腔内崩壊錠5～10mgなど鎮静効果のある抗精神病薬の内服を促す．これらの促しにもかかわらず内服を拒否したり，内服してもなおも衝動行為に及ぶ可能性がある場合は，徒手的に行動を制限する．この場合一人が指示を出して，ほかの職員が協力する形で行動を制限する．例えば，一人が右上肢，一人が左上肢，一人が両肩など手分けして押さえることとなるが，突然多人数で興奮している患者の行動を抑えようとしてもなかなか難しいため，日頃からの練習が必要である．これらの手法は各地で開催される包括的暴力防止プログラム研修で学習することができる．

　暴力行為につながる衝動行為や興奮状態を抑制する間にも，暴力を受けた方に対する身体的な障害

図 48-1　暴力行為時の対応

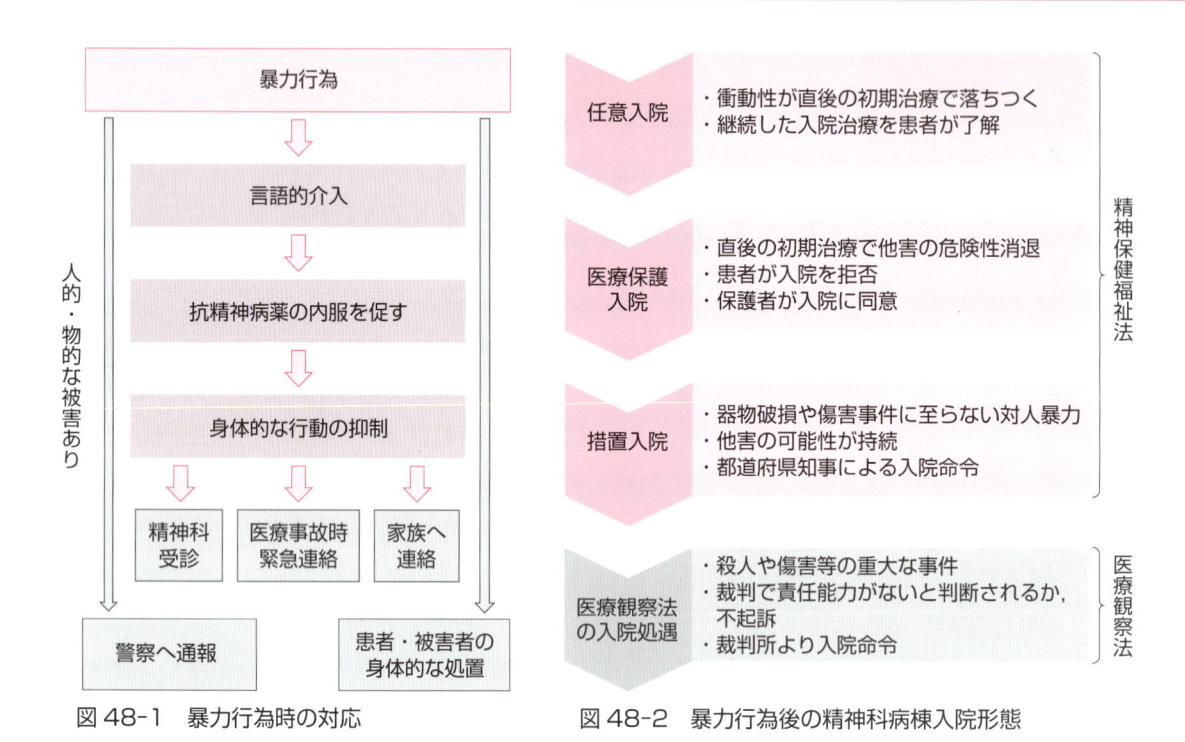

図 48-2　暴力行為後の精神科病棟入院形態

の有無をチェックし必要な処置を行う．暴力行為を行った患者自身も身体合併症を受けていることがあり，その場合も興奮を抑制した後に同様に処置を行う．これと並行して手の空いている職員が院内の規定に基づいて緊急連絡を行い，リスクマネージメント責任者や施設管理者などに状況を報告して指示を仰ぐ．また家族や保護者，後見人などにも状況を報告し来院を促す．精神科医療へのアクセスが容易でなければ，この時点で精神科へつなぐ．精神科受診に対する患者の強い拒否も想像されるが，家族などの協力を得ながら可能な限り説得に努め，同意が得られなければ拒否が強いことを報告して精神科医師の診察を受ける．

　高次脳機能障害の結果，暴力行為があり，精神科医師の診察の結果，精神科病棟への入院が必要と判断された場合，その状態像によって様々な入院形態がありうる（**図 48-2**）．これらの判断は精神保健福祉法上の精神保健指定医の判断となるため，精神科医師の指示を仰ぎながらケースワーカー（CW）や精神科ソーシャルワーカー（PSW）と相談を進める必要がある．

　さらに人的・物的な被害がある場合は警察への通報も行う．暴力を振るった患者に対して司法対応が必要なのかどうかは病院では判断せず，司法に委ねるべきである．本人に責任能力があれば応分の罪を償う必要があり，責任能力がなく，医療が必要と判断されれば「心神喪失等の状態で重大な他害行為を行った者の医療及び観察等に関する法律（医療観察法）」の枠で，より手厚い医療を受けられる可能性もある．患者だからといって警察への通報を怠り，必要な対処ができない場合は患者本人の社会的な責任を負うことや適切な治療を受ける機会を奪うことになりかねない．

次に読むとよいおすすめ　八田耕太郎：救急精神医学 急患対応の手引き，中外医学社，2005.

（石川正憲）

132　各　論

Q49 てんかん発作のある患者さんに対して緊急に対応しなければならないのはどのような場合ですか？

「高次脳機能障害」に関するよくある質問

A ほとんどのてんかん発作は，必要最低限の知識があれば誰でも対応可能です．ただし，てんかん重積と重篤な外傷には対しては，速やかな医療との連携が必要となります．

　てんかんとは，大脳の神経細胞が過剰に興奮することによって，様々な発作を起こす病気である．てんかん放電は遠因として高次脳機能障害の原因となりえるし，脳に粗大な障害のある患者はてんかん発作を合併することがあるので，高次脳機能障害のケアにたずさわる者はてんかんに対する基本的な知識と介助について知っておく必要がある．

　発作には様々な種類（けいれん発作，欠神発作，強直発作，単純部分発作，複雑部分発作など）があるが，通常は数秒～数分以内で自然に終了する．この間に配慮するべきことをごく簡単に述べる．詳細については専門書を一読されたい[1]．

(1) けいれんの場合

　けいれんは発作自体が劇的なのでスタッフや家族も動揺することが多い．まず大切なことは周囲の人が「あわてないこと」である．けいれんはほとんどが1分程度で終了する．けいれん発作では一過性の呼吸停止，転倒を生じる．けいれん中は体が打撲しないように周囲の危険物を取り除き，頭の下にやわらかいものを敷く．けいれんがおさまった呼吸回復時には気道を確保することも大切である．体が不自然にねじれている場合は自然な姿勢に戻す，シャツの第1ボタンを開ける，ベルトを緩めるなどの介助をする．救急処置の心得のあるスタッフがいれば「気道確保」の姿勢をとらせるとよい．けいれんの最中に口の中に指や物を入れるような行為は患者およびスタッフや家族の負傷につながるので勧められない．

(2) もうろう状態の場合

　けいれん後，または複雑部分発作（意識が減損する発作）後に行動がまとまらない状態が数分持続することがある．この時期はまだ完全に意識が回復していないので引き続き観察が必要である．立ち上がったり，歩き回ったりしても危険がなければ無理に行動を止めない．無理に行動を押さえつけようとすると興奮することがある．危険がある場合は後ろから腰に抱きついて制止する．

　発作および発作後もうろう状態が終了し，ただ呼びかけに答えるのみでなく，ある程度複雑な返答が可能（自分の名前・場所がいえる，簡単な指示に従える）になれば発作は終了と考えてよい．この時に外傷がないか，体の痛みや不調などについて一通り聞いておく．

　てんかん発作でもっとも緊急を要するのはてんかん重積（特にけいれん重積）である．けいれん重

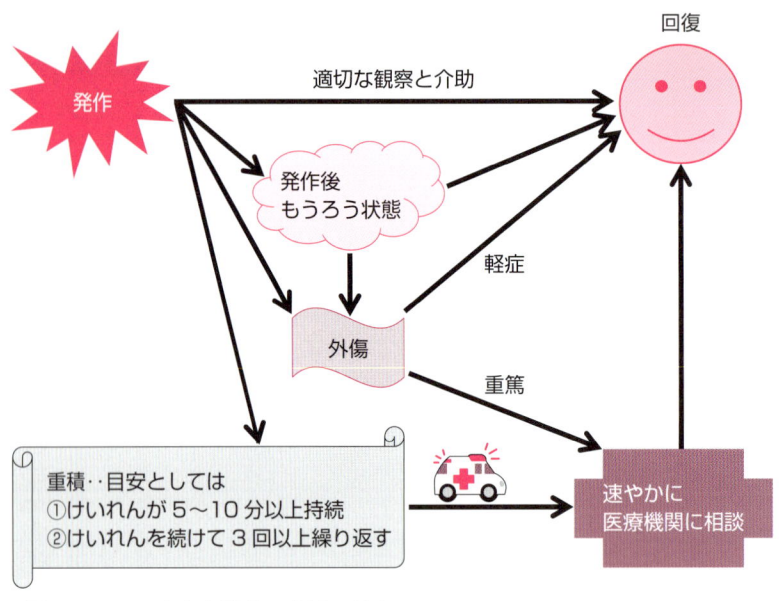

図49-1 てんかん発作の介助の流れ

積の定義は「けいれんを30分以上繰り返す」「意識が戻らないうちに次のけいれんを続けて繰り返す」とされるが，現実には救急搬送に時間がかかることも考慮する必要があり，家庭や施設の場合ではけいれんが5〜10分程度持続，またはけいれんを続けて2〜3回繰り返す場合には救急要請を考える．特に情報が少ない患者や「いつもの発作と違う」場合には早めの決断が好ましい．

発作自体は数分で終了しても，場所や状況により転倒・転落による外傷，火傷，溺水など二次的な問題が生じうる．発作後には患者自身に不調がないかどうかを十分に確認し，必要ならば医療機関への相談をためらわないことが大切である．簡単な介助の流れを例示する（図49-1）が，できれば主治医との間でどのような介助が必要か，またどのタイミングで救急要請を行うかなどの「取り決め」をしておくことが好ましい．

次に読むとよい おすすめ　川崎　淳：てんかん発作こうすればだいじょうぶ―発作と介助，クリエイツかもがわ，2008．

文献
1）川崎　淳：てんかん発作こうすればだいじょうぶ―発作と介助，クリエイツかもがわ，2008，pp70-76．

（岡崎光俊）

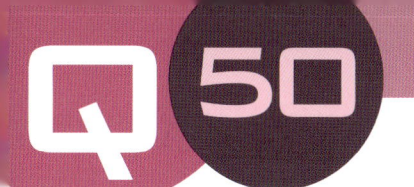

Q50 うつ病，抑うつ状態の患者さんに対して緊急に対応しなければならないのはどのような場合ですか？

A 希死念慮が強く自殺企図が疑われる時や，拒食などから身体的な治療が必要な時です．家族や後見人と連絡をとり，早急に精神科受診を勧めましょう．時に精神病院への入院が必要となります．自殺企図直後では現場での救命措置を行うとともに，救急搬送の要請を行いましょう．

　高次脳機能障害の人はしばしば抑うつ状態を合併する．頻度は15〜77%と報告によって様々だが，例えば外傷性大脳障害後では，急性期から慢性期を通じて約30%が抑うつ状態を合併しているといわれているなど，高頻度で出現することは間違いない[1]．抑うつ状態はアルコールや薬物使用歴，けがや障害の程度，年齢などが発症を増加させるリスクとされている．また環境因子だけでなく器質性感情障害といわれる左前頭葉，左基底核病変では抑うつ状態が生じやすいとされている[2]．

　抑うつ状態において緊急に対応しないといけない症状は，器質的異常を伴わないうつ病と同様に希死念慮と自殺企図である．高次脳機能障害の人と自殺との関係については様々な報告があるが，例えばアメリカ軍における外傷性大脳障害による高次脳機能障害の人に対する大規模な研究によると，障害の有無やその重症度とは関係ないとされている[3]．いずれにせよ希死念慮を患者がもっていることが明らかになった場合は，家族や後見人など療養を担っている方に連絡をとるとともに，精神科の受診をすすめる．高次脳機能障害では障害への否認が高率に認められることや，抑うつ状態に伴う焦燥から医療的な介入に強く拒絶する場合もあるが，根気強く説明を行い精神科医療につなげることが必要である．特に強い希死念慮がうかがわれる時は，常時目を離さないように心がける．また，ほかのスタッフとの情報交換を密に行い，精神症状の変化を共有する．患者に希死念慮の有無を尋ねることに抵抗があるかもしれないが，本人は抑うつ状態から生じる希死念慮にむしろ苦しんでいることが多く，抑うつ状態が認められる場合には積極的に話題に出すことが重要である．

　さらに実際に病院内で自殺企図に至った場合には（**図50-1**），まず身体的な損傷に対する処置に全力を注ぐ．できるだけ人を集め対処するために，院内に一斉に招集をかける放送を流すことも有用である．家族への緊急の連絡や医療事故時の連絡を行い，責任者へ報告するとともに，指示を受けながら身体処置を続ける．身体的な損傷が院内で対処できる範囲を超えている場合は，救急搬送の要請を並行して行う．精神科医療へつなぐタイミングは，身体的に落ちついて問診が可能となり，積極的な身体治療が終了してからとなるが，それまでの間も再企図の可能性は残っているので，観察を密にして目を離さないようにする．

　また，不幸にして死亡された場合や障害の残存が予想される場合は，家族へ説明した上で警察へ通

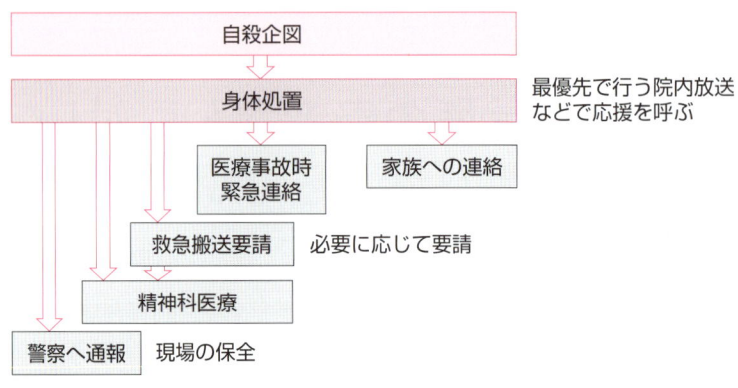

```
自殺企図
  ↓
身体処置 ← 最優先で行う院内放送などで応援を呼ぶ
  ├→ 医療事故時緊急連絡
  ├→ 家族への連絡
  ├→ 救急搬送要請  必要に応じて要請
  ├→ 精神科医療
  └→ 警察へ通報  現場の保全
```

図50-1 自殺企図発生時の対応

報する．この場合には警察による現場検証が行われるので，自殺企図時の状況を保全する必要がある．例えば縊首（首をつること）の場合，首を絞めたひもはほどかずに，結び目を避けて刃物で切るなどの対処や，事故の現場や処置をした医療機器は片づけずにそのままにしておく必要がある．

このほか，抑うつ状態で緊急に対処が必要な場合は，食欲低下から拒食となり著しく体重が減少した場合や，脱水などから身体的な介入が必要となった場合がある．家族に連絡して状況を説明し，身体的な処置を優先する．例えば，内科医師に加療を依頼するとともに精神科医師にも診察を依頼する．この場合も医療的な介入に強く抵抗することがあるが，家族などと一緒に辛抱強く治療の必要性を説得することが重要である．治療により身体的な状況が改善した後も精神症状が不安定で，精神科治療が引き続き必要であれば精神科に入院して治療することも稀ではない．

上記のいずれの場合において，精神科医師の診察の結果，精神科病棟への入院が必要と判断されても，患者が治療を拒否することがある．精神科病棟への入院は，通常の医療法上の入院と異なり，精神保健福祉法に規定された入院形態をとることとなる．例えば，入院が必要な抑うつ状態にもかかわらず患者が入院を拒否している場合，精神保健福祉法上の保護者（配偶者または家庭裁判所で選任される保護者）の同意が必要となる．さらに自殺企図による自傷が逼迫している場合，都道府県知事の命令による措置入院となることもある．患者本人が入院治療に同意している場合は大きな問題は少ないが，治療への拒否が強い場合には，これらの本人の同意によらない入院形態をとる可能性があるので，家族に連絡をとるとともに，精神科医師の指示を仰ぎながらCWやPSWへコンサルテーションして適切な対処を相談することとなる．

次に読むとよい おすすめ 樋口輝彦，市川宏伸，神庭重信・他編：今日の精神疾患治療指針，医学書院，2012．

……文献

1) Guillamondegui OD, Montgomery SA, Phibbs FT, et al: Traumatic Brain Injury and Depression. Comparative Effectiveness Review Number 25. *Agency for Healthcare Research and Quality (US)*: ES2, 2011.
2) 先崎 章：うつと発動性低下，不安障害への対応（脳外傷の場合を中心に）．高次脳機能障害 精神医学・心理学的対応ポケットマニュアル，医歯薬出版，2009，pp69-82.
3) Skopp NA, Trofimovich L, Grimes J, et al: Relations between suicide and traumatic brain injury, psychiatric diagnoses, and relationship problems, active component, U.S. Armed Forces, 2001-2009. *MSMR*, **19**：7-11, 2012.

（石川正憲）

Q51 認知リハビリテーションとは何ですか？

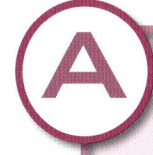

A 認知リハビリとは，狭義には認知機能の障害をもつ個人に対するリハビリを指し，認知機能の障害を軽減することを目的に行われるものと定義されます．しかし，今日の世界的潮流では，認知リハビリを認知機能の障害だけでなく，より広い障害を対象とした，多角的な視点からのリハビリとして捉えるのが一般的です．

1．認知リハビリとは

　狭い意味での認知リハビリは「認知機能の障害をもつ個人に対するリハビリテーション」であり，「認知機能の障害を軽減することを目的」[1]に行われる．注意障害や記憶障害などの認知機能の障害に対して行われる機能訓練がそれに相当し，リハビリの根本的な役割を果たすものであるといえる（Q13，18，23 参照）．

　一方，今日の世界的潮流では認知リハビリを広い意味に捉えるのが一般的である．それは，高次脳機能障害の人がある一つの認知機能の障害をもつのではなく，複数の障害を合併することが多く，彼らの実生活での問題点を解決していこうとした場合には，機能障害だけでなく活動や参加という視点から問題点を分析する必要があること，また高次脳機能障害の人には認知機能の問題に加え，情動的な問題や行動障害なども合併していることを考えると当然の結果だともいえる．さらに Wilson[1] は認知リハビリでは，患者本人だけでなく，家族やリハビリに関わるすべての人を巻き込むものでなければならないといっている（Q14，19，24 参照）．

　本書では，機能障害に対する訓練と生活面での問題点に対する訓練を取り上げて説明した．また，認知機能の障害に加え情動的な問題や行動障害を合併する高次脳機能障害の人に対しどのようなケアマネジメントがあるのかという視点から Care Programme Approach in Japan (CPA-J) を紹介した（Q62〜67 参照）．

2．認知リハビリの効果について

　「根拠に基づいた医療」（EBM：evidence-based medicine）が推奨されるようになり，高次脳機能障害に対する訓練についてもエビデンスを求めるようになっている．1990 年代以降 EBM が普及し，最新の臨床研究の結果に基づくガイドラインを作成しようとする動きが国内・海外ともに加速している．

　わが国における高次脳機能障害に関するガイドラインに『脳卒中治療ガイドライン　2009』が

表51-1 脳卒中の evidence level [2]（篠原幸人ほか，2009）

エビデンスのレベル Level of evidence	内容 Type of evidence
Ⅰa	RCT のメタアナリシス（RCT の結果がほぼ一様） Meta-analysis (with homogeneity) of randomized control trials (RCTs)
Ⅰb	RCT At least one randomized control trial (RCT)
Ⅱa	良くデザインされた比較研究（非ランダム化） At least one well designed, controlled study but without randomization
Ⅱb	良くデザインされた準実験的研究 At least one well designed, quasi-experimental study
Ⅲ	良くデザインされた非実験的記述研究（比較・相関・症例研究） At least one well designed, non-experimental descriptive study (ex. comparative studies, correlation studies, case studies)
Ⅳ	専門家の報告・意見・経験 Expert committee reports, opinions and/or experience of respected authorities

＊本分類は，英国 Royal College of Physicians が採用した National Clinical Guidelines for Stroke の分類（1999）に準じ，Oxford Centre for Evidence-based Medicine の分類（2001）を一部取り入れたものである．

表51-2 脳卒中の recommendation grade [2]（篠原幸人ほか，2009）

推奨のグレード Grades of recommendations	内容 Type of recommendation
A	行うよう強く勧められる（Ⅰa または少なくとも一つ以上のレベルⅠb の結果※）
B	行うよう勧められる（少なくとも一つのレベルⅡ以上の結果）
C1	行うことを考慮しても良いが，十分な科学的根拠がない
C2	科学的根拠がないので，勧められない
D	行わないよう勧められる

※レベルⅠb の結果が一つ以上あっても，その RCT の症例数が十分でなかったり，論文が一つのみしか存在せず再検討がいずれ必要と委員会が判定した場合は，グレードを B とする．なお，エビデンスのレベル，推奨グレードの決定にあたって人種差，民族差の存在は考慮していない．

ある．このガイドラインには，「エビデンスのレベル」（**表51-1**）と「推奨のグレード」（**表51-2**）が分類されている．さらに「Ⅶ．リハビリテーション」の「2-9．言語障害に対するリハビリテーション」「2-10．認知障害に対するリハビリテーション」をみると，失語症と高次脳機能障害に対してどのような訓練が推奨されるか説明されている．認知リハビリの効果については，効果があったとされる機能障害，効果がないとされる機能障害について高いエビデンスの研究が紹介されているので介入の参考にするとよい．

次に読むとよいおすすめ
Wilson BA：Towards a comprehensive model of cognitive rehabilitation, Neuropsychological Rehabilitation, **12**(2)：97-110, 2002.

文献

1) Wilson BA. Towards a comprehensive model of cognitive rehabilitation. *Neuropsychological Rehabilitation*, **12**(2)：97-110, 2002.

2) 篠原幸人・小川 彰・鈴木則宏・他編：脳卒中治療ガイドライン 2009, 共和企画，2009.

（廣實真弓）

Q52 ソーシャル・スキル・トレーニング(SST)とは何ですか？

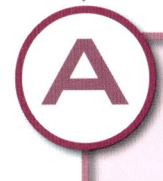

「高次脳機能障害」に関するよくある質問

A ソーシャル・スキル・トレーニング（SST：Social Skills Training）とは，「生活技能訓練」または「社会生活技能訓練」などの名称で呼ばれており，精神障害をもつ人々が病気や障害とうまくつきあいながら，地域で安定した自分らしい生活をしていくための心理社会的治療の一つです．

精神障害をもつ人々は，薬物療法によって一定程度症状を和らげたとしても，人づきあいが苦手，怒りをうまく表現できない，緊張しやすい，料理や掃除などの生活の技術に乏しい，病気の症状とうまくつきあうことができない，相談できる相手がいなくて孤立する，などの理由から日常生活がうまくいかないことがある．このため，SST は課題を決めて練習し，実生活で役立つリハビリ技法として，日本では 1988 年頃より本格的な普及が始まり，以降，治療効果が認められ，1994 年には「入院生活技能訓練法」として診療報酬にも組み込まれた．現在は，精神科の入院や外来，デイケア，作業所などを中心に，各種の生活支援施設，各地の家族会で SST が取り入れられている．また最近では，高機能自閉症，アスペルガー障害，ADHD，学習障害（LD）などの発達障害に対する SST を始め，矯正教育，更生保護，知的障害者や児童福祉の分野でも SST が取り入れられている．

SST で扱うテーマは，料理を作る，家の掃除をするといった生活全般に関わることから，感情表現や怒りの対処（アンガーマネジメント），自己主張や NO という技術などのコミュニケーション全般にわたること，困ったことへの問題解決，症状・薬の副作用や主治医とのつきあい，ストレス対処の方法などの多岐にわたる．

実際には 6 ～ 12 人くらいのグループで，1 回 1 時間半くらいで行われることが多く，ロールプレイ（行動のリハーサル）を使って，それぞれの参加者が課題を決めて練習する．グループ内で練習ができるように進めていく人のことをリーダーと呼ぶ．リーダーは病院ではチーム医療の多職種スタッフであることが多く，参加者の一人ひとりが自分の能力や生活状況に応じて課題を考え，ロールプレイで練習することを手助けしたり，グループメンバーがお互いに助け合う楽しい雰囲気の中で練習が進んでいくように努める．コリーダー（共同リーダー）は，リーダーと一緒に，グループ訓練が円滑に進むように助ける．

参加者は最初に自分が抱える問題点や課題を取り上げ，それを解決するための目標を立てる．次に目標達成につながるような具体的な場面を設定し，ほかの参加者に手伝ってもらいながら，その場を想定したロールプレイを実際に行って練習する．ロールプレイの後，スタッフやほかの参加者からよかった点のフィードバックをもらい，さらにもっとよくなる点があれば挙げてもらう．その中から自分にとってできそうなものや，試してみたいものを選んでもう一度ロールプレイで練習し，よかった

表52-1 STTのモデル

SST参加のルール	SSTの流れ
1. いつでもグループから抜けることができます	1. ウォーミングアップ
2. 嫌な時は「パス」できます	2. 練習課題を決める
3. よい練習ができるようほかの人を助けます	3. 相手役を決める
4. よかったところをほめましょう	4. 場面をつくる
5. 質問はいつでもどうぞ	5. 練習する（ロールプレイ）
6. 席を立つときにはちょっと断ってから	6. よいところをほめる
	7. さらによくなる改善点をあげる
よいコミュニケーションのために	8. 再度練習する（ロールプレイ）
1. 視線を合わせる	9. よいところをほめる
2. 手を使って表現する	10. 宿題を設定する
3. 身を乗り出して話をする	
4. 明るい表情	
5. はっきりと大きな声で話す	

ところをほめてもらう．

　表52-1は，国立精神・神経医療研究センターのデイケアで行われている「SST参加のルール」と「STTの一般的な流れ」「よいコミュニケーション」のモデルである．これらを毎回参加者全員で順番に読み上げることから始める．

　ロールプレイでは，安全な環境で練習すること，頭でわかるだけでなく実際に行動できることが重視されている．またスタッフやほかの参加者から悪かったところを指摘されるのではなく，よかったところをほめてもらう（正のフィードバック）ことで，自信や自己肯定感を育み，次へのモチベーション（動機づけ）につながるよう工夫されている．場合によっては，リーダーがお手本を示すこともある．

　参加者により目標は様々であるが，SSTに参加することによって，人と一緒にいられるようになったり，社会の中に入っていくきっかけになったり，自分らしくいられるようになったと感じる人もいる．ほかにも，人とのコミュニケーションがより適切で効果的なものとなる，練習したことが実際の生活場面でうまく行えるようになる，自分の感情に対する対処が上手になる，ものごとの捉え方や考え方がより現実的，健全で前向きなものになる，などの効果がある．

　参加者が自分の課題を多くの人の前でロールプレイすることは，最初は勇気がいることではあるが，自分の身体を動かし他者に認めてもらう体験にもつながり，自己効力感の獲得，エンパワメント（力づけ），成長できる力を実感できる大切な場となりうる．多くの精神療法と同じく人間の変化への可能性を前提としているため，参加者に希望を与える前向きな治療法の一つといえる．

次に読むとよいおすすめ　鈴木　丈・編著，伊藤順一郎・著：SSTと心理教育，中央法規出版，1997．

（白戸あゆみ）

Q53 認知行動療法（CBT）とは何ですか？

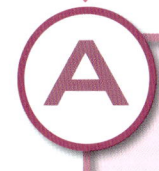

「高次脳機能障害」に関するよくある質問

A 認知行動療法（CBT：Cognitive Behavioral Therapy）とは，精神療法の一つであり，われわれのものの考え方や受けとり方（認知）に働きかけて，それによって気持ちを楽にしたり，不適応な行動から適応した行動に変化を促す治療方法です．

精神分析への批判から1960年代にベック（A.T. Beck）によって始められ，当初はうつ病の治療法として開発されたが，1980年代以降は不安障害，摂食障害，パーソナリティ障害，身体表現性障害，PTSD（外傷後ストレス障害）などにも適応が拡大されてきた．2010年4月より日本では健康保険が適用可能となり，現在ではうつ病の治療法の一つとして役割を担っている．特に認知行動療法は精神療法の中でも，エビデンスを有している数少ない精神療法であり，重症のうつ病では薬物療法と認知療法を併用すると，薬物療法だけの場合よりも治療が有効であると示されている[1]ほか，認知行動療法によって症状緩和だけでなく再発を減らす効果があることも示されている[2]．

認知とは，ものごとの考え方や解釈のことであり，認知行動療法では，患者を苦しくさせる症状のもとにある信念とできごとの解釈を変えることにより，そこから派生する感情や行動を変化させようと考える．

道端で知り合いにたまたま出会って挨拶しようとした時に，その人が何の反応もなく通り過ぎていったとする．このような時に，「誰も自分のことなんか気にかけてくれない」と考えると，気持ちは傷ついて悲しくなり，引きこもって，実際に人と人とのつながりが薄くなっていくことがある．しかし，「相手はたまたま自分に気がつかなかったのかもしれない」と考える人は，気持ちは楽なままである．「誰も自分のことなんか気にかけてくれない」という頭に浮かんだ考えは，一瞬のうちに無意識から浮かび上がるもので，認知行動療法では自動思考（自動的に頭に浮かぶ考え）と呼ぶ．治療者は，患者と何回かのセッションを通じてこの自動思考を突き止め，意識化し，自動思考が本当に現実に見合った妥当なものであるかを改めて検証し，さらに適当な考えに変えることで，気持ちを和らげていくための援助を行う．

次に示すのは自動思考のいくつかのパターンで，認知行動療法でよく取り上げられる認知の歪みの例である．

①**全か無か思考**：白か黒かという発想で，成果が上がらなければ努力しても意味がないというように考える．

②**過度の一般化**：一度の失敗で，次も失敗するだろうと考える．

③**心のフィルター**：過去の不快なできごとにこだわり，すべてを悪い方向に解釈し，プラスの面を

141

いっさいみようとしない．
　④**拡大解釈と過小評価**：マイナスのことはささいなことも大げさに捉え，プラスのことはささいなこととしてしまう．
　⑤**感情的決めつけ**：自分の感じ方でものごとを判断する．「あの冷たい態度は私を軽蔑しているからだ」「嫌な感じがするから，失敗するだろう」．
　⑥**マイナス化思考**：すべてを悪いほうへ考える．人の善意も裏を考えてしまい，感謝したり，喜んだりできない．
　⑦**結論の飛躍**：勝手に「きっとこう思っているに違いない」と決めつける．
　⑧**すべき思考**：完璧主義で，こうあるべきという基準でものごとを考える．
　⑨**レッテル貼り**：「あいつは悪いやつ」「自分はだめな人間」と決めつけ，それ以外の見方を受け入れない．
　⑩**個人化**：すべてを自分のせいと思い込む．

　われわれはものごとがうまくいかなかった時，辛くなった時に，「自分は駄目だ」「自分は失格だ」「こうすべきだった」「自分のせいだ」などと思いやすい．認知行動療法は，こういったわれわれが陥りやすい思考の悪循環から抜け出すために役に立つ．ほかに，行動に焦点をあてていく行動活性化，思いつく限りの解決策を考え出し，評価した上で実行に移していく問題解決法，自動思考よりさらに深い信念（スキーマ）を扱う方法もある．最近では，認知行動療法を技術として身につけることで，ストレスに上手に対処することができるという側面から一般の人にも広く知られるようになってきた．また，認知行動療法では感情を数値化することがよく行われ，ほかの精神療法に比べてエビデンスを得やすく，医療現場になじみやすい．実際の臨床現場ではゴール設定や目標を明確にし，短期間のセッションで終了するものが多い．

次に読むとよい おすすめ
坂野雄二：認知行動療法．日本評論社，1995．

文献

1) March J, Silva S, Vitiello B: The treatment for Adolescents with Depression Study (TADS): methods and message at 12 weeks. *Journal of the American Academy of Child Adolescent Psychiatry*, **45**: 1393-1403, 2006.

2) Paykel ES, Scott J, Teasdale JD, et al: Prevention of relapse in residual depression by cognitive therapy. A controlled trial. *Archives of General Psychiatry*, **56**: 829-835, 1999.

（白戸あゆみ）

Q54 幻覚妄想状態の患者さんへの認知行動療法（CBT）のポイントは何ですか？

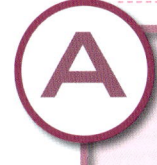

A 　幻覚妄想状態の原因が脳損傷によるものなのか，統合失調症などの精神病性障害によるものなのかによって，認知行動療法の適応も異なります．まずは鑑別することが重要です．
　高次脳機能障害の人への認知行動療法の報告は少なく，主に脳損傷後の不安や抑うつ，怒りなどの症状に対する介入です．高次脳機能障害の人に認知行動療法を適用する場合は，対処方略の増強を目標とします．一方，統合失調症の幻覚妄想に対する認知行動療法には中等度のエビデンスが認められています．

　幻覚妄想状態といっても，原因が脳損傷なのか，あるいは統合失調症のような精神病性障害なのかによって，認知行動療法の適応は異なる．重要なのは両者の鑑別である．

1. 幻覚妄想が高次脳機能障害に由来する場合

　脳外傷の急性期にみられるせん妄や通過症候群では，幻覚・妄想・興奮・攻撃性が生じる．このような症状がある場合は，基本的に薬物療法を主体とした対応となり，一般に予後は良好とされている[1]．照明を落とすなど，静かで平穏な環境を確保するための調整はするが，通常は認知行動療法の適応とはならない．
　脳損傷後の行動障害の一つとして生じる統合失調症様症状は，発生頻度は3.4〜8.8％とされる[2]．幻覚妄想が長期にわたって持続する例もあり，統合失調症との注意深い鑑別が必要になる．精神病発症の脆弱性が高かったところに脳損傷が加わって統合失調症を発症したと思しき事例など，原因の特定が難しい場合も存在するが，丁寧な病歴聴取，脳画像検査，神経心理学的検査の組み合わせによって診断を得る．精神病状態，特に幻覚や妄想に対しては，それが脳損傷由来の場合であっても，抗精神病薬による治療が基本である．
　脳損傷後の高次脳機能障害が呈する幻覚妄想に対する認知行動療法の系統的なエビデンスは，2013年現在，存在していない．しかしながら，幻覚妄想以外の不安症状，抑うつ症状，易怒性などの情動障害に対しては，認知行動療法が適用されている[3]．いずれも，非脳損傷者に対する認知行動療法に，高次脳機能障害への代償手段（内容の反復，配布物による記憶の外在化，視覚化教材の多用等）を加えて実施する．怒りや不安など，ターゲットを絞って実施する認知行動療法もあるが，より広く，ストレス状況に対して，対処方略の増強を目的に提供される認知行動療法の方が一般的である．
　脳損傷後のリハビリでは，生活場面で問題になっていることが，どの高次脳機能障害に起因するの

かを明らかにし，心理教育，認知リハビリや代替手段の獲得，居場所づくりなどにより，機能の回復とQOLの上昇を目指していく．橋本らは，高次脳機能障害のリハビリの際には，障害の大きい機能の練習に集中するのではなく，神経心理ピラミッドに従い，①持久力をつける→②抑制できるようにする→③意欲をもてるようにする→④集中できるようにする→⑤人がいっていることを理解できるようにする→⑥覚えられるようにする→⑦段取りをよくする，といった順番にアプローチすることが有用だとしている[4]．このリハビリの各段階で利用できる認知行動療法の方法論は数多い．例えば認知再構成*1などの認知的介入は，自分の内的状態について対象化して把握するためのメタ認知スキルを要するため，全般的知能や，言語能力が保たれている，ないし回復した者に適している．一般には，認知機能障害が重いほど，行動的介入を用いる方が有効である．

2. 幻覚妄想が統合失調症に由来する場合

認知行動療法の原則については別項に譲る（Q53参照）．

統合失調症の幻覚妄想に対しても治療の基本は薬物療法である．しかしながら，薬物療法に加えて行う認知行動療法についても，これまでに30以上の無作為割付比較対照試験が実施され，中等度の効果量を示してきた．これまでのところ，エビデンスがもっとも多いのは，薬物抵抗性の持続的な陽性症状に対してであるが，病識獲得や治療アドヒアランスの改善のためにも提供が推奨されている．効果検討の蓄積により，認知行動療法は，現在では，英国，米国，カナダの統合失調症の治療ガイドラインにおいて推奨される心理的介入となっている．

Morrisonら[5]は，統合失調症に対する認知行動療法の主要構成要素を以下のようにまとめた．①明確で協働的に設定されたゴールに焦点をあてる，②ノーマライゼーション，③認知モデルに基づく事例定式化（認知行動療法における見立て），④認知または行動を変化のターゲットとする，⑤新たな学習を通して変化を引き起こす，⑥変化のための戦略は面接内でも面接外でも実行される，⑦苦痛を下げQOLを向上させることを目的とする（筆者注：幻覚妄想を扱う認知行動療法では，精神病性症状の軽減は主目的ではなく，患者本人が体験している主観的苦痛を軽減した結果の副産物であるとみなされる）．

上記の項目をみると，抑うつや不安に対する認知行動療法と構成要素が変わらないことに気がつくかもしれない．しかし，違いがないわけではない．特徴的なのは，「ノーマライゼーション」の相対的重要性が高いことと，認知（妄想を含む）の修正をはかる際に，うつ病の認知行動療法のように苦痛をもたらしている認知（妄想を含む）を不適応的であるとみなすのではなく，まずは，その他の解釈も考えることができるように（いわゆる多重見当識をもてるように）援助し，次の段階で，事実に基づいた妥当な解釈を選べるように援助する．

妄想に対しては，根拠を示して否定したり，説得しようとしたりすると，さらに確信度を高めてしまう可能性が高いため，ソクラテス的質問法*2を用い，行動実験*3などを通して洞察に至るプロセスが重要である．

なお統合失調症では，言語学習，遂行機能，覚度，運動速度，言語流暢性といった認知機能は，健

---

*1 認知再構成：苦痛をもたらす非機能的な自動思考を検討し，より機能的で有用な新たな思考を形成する．
*2 ソクラテス的質問法：質問を重ねる中で洞察に到達してもらう．
*3 行動実験：幻聴や妄想の内容の真実性を協働して計画した実験によって検証する．

「高次脳機能障害」に関するよくある質問

常者に比べ2～5 SD 低下していることが報告されている[6]. そのため, 認知行動療法の前に, 高次脳機能障害のリハビリでも使用されるような認知リハビリを実施すると有用なケースも多い.

次に読むとよい おすすめ
- 橋本圭司:高次脳機能障害がわかる本, 法研, 2010.
- Kingdon D, Turkington D:統合失調症の認知行動療法（原田誠一・訳), 日本評論社, 2002.

文献

1) 本田哲三・編:高次脳機能障害のリハビリテーション—実践的アプローチ—, 第2版, 医学書院, 2011.
2) Fujii D, Ahmed I : Characteristics of psychotic disorder due to traumatic brain injury: an analysis of case studies in the literature. *J Neuropsychiatry Clin Neurosci*, **14**(2):130-140, 2002.
3) Waldron B, Casserly LM, O'Sullivan C : Cognitive for behavioural therapy for depression and anxiety in adults with acquired brain injury. What works for whom?, *Neuropsychol Rehabil*, Nov **5**, 2012 [Epub ahead of print].
4) 橋本圭司:高次脳機能障害がわかる本. 法研, 2010.
5) Morrison AP, Barratt S : What are the components of CBT for psychosis? A Delphi study. *Schizophr Bull*, **36**(1):136-42, 2010.
6) 福田正人:統合失調症の機能回復と脳機能評価. 精神神経誌, **107**:27-36, 2005.

（菊池安希子）

Q55 就労支援のポイントは何ですか？

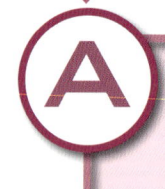

A 多職種チームの一員としてSTが就労支援を行う場合もあります．高次脳機能障害の人の雇用の実態や，就労支援に活用できる社会資源，就労支援の問題点を理解し，就労前に当事者の希望や能力と，職場のニーズをすりあわせできるような支援や，雇用主と当事者のコミュニケーションが円滑となるような工夫の提案など，STとしての専門性を活かした就労支援が必要です．

1．高次脳機能障害の人の就労をとりまく環境と課題

1）障害者の雇用率と障害者手帳

　障害者雇用促進制度でうたわれている障害者の雇用率は，民間企業に対しては1.8％，国および地方公共団体に対しては2.1％である[1]．高次脳機能障害の人の就労支援をとりまく環境は，徐々に整備されており，2002年度から全国でジョブコーチ支援事業が開始され，2006年度からジョブコーチ支援助成金制度が開始されたことや精神障害者保健福祉手帳所持者が雇用率にカウントされるようになったことは，高次脳機能障害の人の就労支援に大きな影響を与えていると思われる．高次脳機能障害の人が就労を目指す場合には，障害者手帳を取得していることが重要な鍵となる．就労を目指す高次脳機能障害の人が，身体障害者手帳や精神障害者保健福祉手帳，療育手帳を取得していることのメリットについて担当者が情報提供することは重要である．

2）就労支援に活用できる社会資源

　高次脳機能障害の人が就労を目指す時に活用できる社会資源をまとめた（**表55-1**）[2,3]．ハローワークを通して障害者雇用としての求職活動は望めないが，周囲の理解があれば就労可能な当事者もいる．このような場合には，地域の就労支援センターが福祉就労の紹介や新規の雇用主の開発などを一緒に行ってくれることもある．

2．高次脳機能障害の人の就労支援における課題とSTの役割

1）神経心理学的検査と対応策

　STあるいは就労支援に携わるリハビリ担当者は，神経心理学的検査や行動評価の結果をふまえ，雇用先で求められている仕事がこなせるように対応策を提案する．多職種が支援に携わっている時には，各職種が専門性を活かしながら支援するとよい．例えば，高次脳機能障害の人には失語症が認められなくても，コミュニケーション障害があることはまれではない．STは雇用主と当事者とのコ

「高次脳機能障害」に関するよくある質問

表 55-1　活用できる社会資源と提供されているサービス[2,3]（田谷勝夫, 小川　浩, 2006 より一部改変）

社会資源	提供されているサービス
公共職業安定所（ハローワーク）	障害者雇用専門の相談員が配置されている．障害者雇用に関する制度を活用するためにはハローワークを通して求職するのが一般的である
障害者職業センター	・障害者職業総合センター（1 か所） ・広域障害者職業センター（3 か所） ・地域障害者職業センター（各都道府県に設置された公的機関．障害者職業カウンセラーが設置されている） ・障害者に対する職業評価，職業指導，職業準備支援事業，OA 講習などを行う ・職場適応援助者（ジョブコーチ）事業として，ジョブコーチによる指導，ジョブコーチの要請を行う ・事業主に対しては障害者の受け入れから採用後に至るまでの雇用管理の援助業務を行う
障害者職業能力開発校	公立の機関．障害者を対象とした職業訓練校．訓練科目は能力開発校ごとに異なる
地域の就労支援機関	都道府県，国といった公的な機関，民間による支援機関など多彩で，各地域に設置されるようになってきている．地域ごとに展開されているサービスが異なるため，役所に行き「就労支援について知りたい」と申し出て，情報を得るとよい

ミュニケーションが円滑になるように職場での工夫の仕方について提案する．記憶障害，注意障害，遂行機能障害を合併した当事者の中にはメモをとれない人が少なからずいる．このような場合には，「仕事を指示する人が仕事の内容をメモにして渡す」というルールを作ることを雇用主および当事者に提案し，どのような指示書が当事者にとっては有効か具体的に提案する．ST が行った高次脳機能障害の人への具体的な支援法については様々な学会で報告がされているので，参考にするとよい．就労先への説明は「△△ができない」という報告の仕方よりも，「○○という援助があれば□□という仕事ができる」という提案の方が望ましい．

2）中途失職者が多いこと

　2006 年に東京都が高次脳機能障害の人を対象（268 人から回収．回収率 33.5%）に行った調査によると，今後仕事をしたいと考えている人は 61.7% で，4 人に 1 人はハローワークを訪ねて具体的な求職活動をしていた[4]．しかし高次脳機能障害の人には「就労できても，その状況を維持しにくい」という復職後の中途失職者の問題がある．中途失職しないようにするためには個々人の置かれた状況を分析し，就職する前に十分に準備しておくことが重要である．例えば，当事者と支援者だけではなく雇用主や他の支援センターとも密に連携をとり，当事者の希望や能力と職場のニーズを十分にすり合わせできるように支援する．

　先に挙げた東京都の調査では，やめた人の原因は「仕事がこなせない」（70.6%）であり，就労支援体制の充実の必要性が明らかになった[4]．このような問題点はリハビリ担当者がジョブコーチや雇用主と連携をとることで解決する場合がある．可能であれば，現地に赴いて仕事の内容や手順を確認（アウトリーチ）できるとよい．雇用主のちょっとした理解により，高次脳機能障害の人の置かれる環境が改善する．例えば，易疲労性のある当事者が休憩を適宜とることによりミスが減るならば，「○分仕事をしたら○分間休憩をとる」というように具体的に提案する．

　このほかにも復職後に仕事をやめる理由はいくつか考えられる．過去にできていた仕事が現在の自

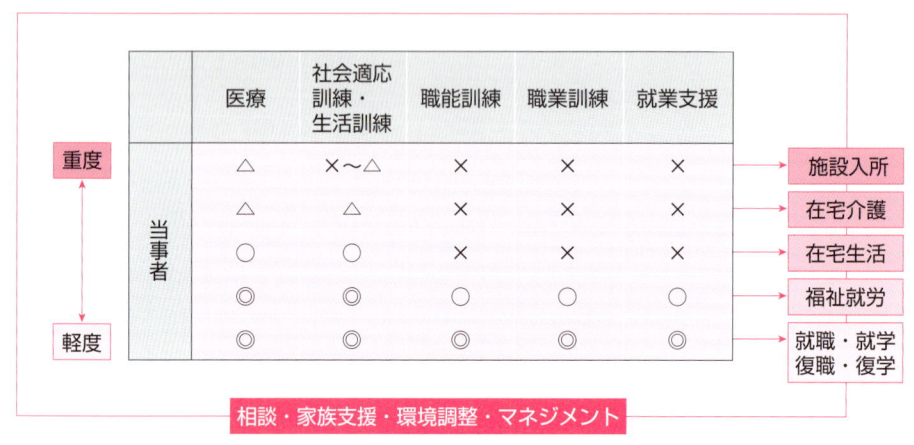

	医療	社会適応訓練・生活訓練	職能訓練	職業訓練	就業支援	
重度	△	×〜△	×	×	×	→ 施設入所
↑	△	△	×	×	×	→ 在宅介護
当事者	○	○	×	×	×	→ 在宅生活
↓	◎	◎	○	○	○	→ 福祉就労
軽度	◎	◎	◎	◎	◎	→ 就職・就学 復職・復学

相談・家族支援・環境調整・マネジメント

図 55-1　高次脳機能障害者支援への連続したサービス提供[5]（中島八十一，2006 より一部改変）

分ではできないということに気づかない（障害の失認）ため，就労支援を行っている職員が勧めた職場や仕事の内容では満足できずにやめるという場合がある．このようなケースでは，就職先のあっせんの前に，本人の障害の認識を深める介入が必要である（Q30，後述する症例参照）．

3. 地域の支援センターで就労に至った症例

　ここではある地域の支援センターで行っている就労支援のプロセスを説明する．この支援センターは病院から退院し地域の生活に戻る時に利用されることが多い施設である．利用開始時に就労を目的とする当事者ばかりではなく，むしろ，どのような社会参加が可能かを検討する当事者も多数いる施設である．「就労できても，その状況を維持しにくい」理由の一つである「現状の認識の不足」[4]にならないように，どのようにアプローチしているのかを説明する．

1）就労のゴールを推測する
　高次脳機能障害の人の就労に向け，どのような就労が可能なのかを予測するために，高次脳機能障害者支援プロセスのモデル（**図 55-1**）[5]に沿って考える．

2）当事者の希望を聞くことの重要性
　機能障害の重症度などをプロセスモデルに当てはめ，就労のゴールを予測するだけでなく，当事者の就労に対する希望を聞いていく姿勢も大切である．当事者の希望を聞くとは，当事者の希望通りの職業に就くことを約束することではない．当事者が希望通りの職業に就けるようになるために，当事者自身にどのような強み（ストレングス）があるのか，またどのような課題が残されているのかを一緒に考え，訓練していくプロセスが重要である．希望につながるための訓練プログラムとは，当事者が納得できるサービスの提供であるため，リハビリに対する内的動機づけが高まる．

3）当事者の障害についての認識を深めながら訓練を実施する
　前述のように作成された訓練プログラムを通し，当事者は自分の障害についての認識を深めていく

ことになる．希望の仕事に就くために，何が課題となっているか認識すること，またそれをどのように解決していけるのか対処法を学ぶことが，疾病教育であり，病識への介入となる．

障害についての認識が不十分な（障害の失認）当事者の場合には，職場で何が求められるのかをともに考える．例えば「周囲とうまくやっていくこと」「作業を 100％正確にできること」が重要だということを説明し，そのためにはどのような工夫が必要か具体的に話し合う．

4）当事者の希望とニーズに合わせた臨機応変な対応

当事者の就労に対する希望やニーズはその時々で変化し，目標とする職場が変われば，職場で求められる能力も変わる．目標としていた職場から別の職場を目指したいと当事者の希望が変わることは稀ではない．MDT 会議（Q61，65 参照）を開き，その時々の当事者の希望やニーズに合わせて，問題点を評価し，必要があれば訓練を行う．

5）施設と施設の連携・協働

当事者や家族を巻き込んだ形で，他施設との双方向の連携をとっていく．ハローワークで求人情報を調べたり，施設見学に同行するなど，積極的にアウトリーチの機会を活かすようにする．

症　例：A さん，50 歳代，男性．脳出血

脳出血で高次脳機能障害になり発症後 6 か月から通所を開始した．介入当初の所見は，記憶障害，注意障害，遂行機能障害，発動性の低下，感情コントロールの低下，失語症およびコミュニケーション障害，障害についての認識の低下だった．病前の仕事は営業だった．プロセスモデル（図 55-1）に当てはめて考えると「在宅介護」か「在宅生活」が予測された．

経　過：**表 55-2** 参照

まとめ：

1 か月ごとに MDT 会議（Q65 参照）を開催し，本人の希望の聞きとり，介入の振り返りと新たな目標の設定を行った．図 55-1 に挙げた介入と並行し，週 1 回の ST による言語訓練，週 2 回 OT やソーシャルワーカー（SW）による生活のリズム作り，また，活動を通した集団療法などを行った．介入から 7 か月たち，福祉就労のため実習を予定している．

表 55-2　A さんの経過

経過	介入のポイント	当事者の状況
介入開始時	プロセスモデルに当てはめたゴール	自発性低下などにより在宅介護，あるいは在宅生活が予測された
	当事者の希望	「仕事がしたい」「散歩がしたい」 具体的な職についての希望はなかった
	支援者の方針	若年であり，身体機能に大きな問題がないことから，何らかの社会参加の機会を確保する
	プログラムの設定	・どのような活動が好きか体験してみる ・機能訓練，評価（言語訓練，集団療法など）を行う ・家族も安心感が得られるよう，安全に散歩をするために問題がないかどうかの評価を行う
てんかんが出現	身体状況の安定を図る体制作り	・服薬でコントロールする ・クライシス・プラン（てんかん発作時の対応）を設定する
	当事者の希望	「散歩が好きなだけしたい」
	疾病教育	・発作について学習する（服薬することの重要性，適度な時間を設定することの重要性）
身体状況が安定	当事者の希望	「散歩がしたい」 発作が起こる前と同様に散歩する許可が主治医から出た 「仕事をしてもいいかな」
	仕事についての学習	・就労にあたり当事者の強みを確認した（歩くことが得意であることを活かし，ポスティングを検討） ・当事者がやりたい仕事を確認した（ポスティングでも，清掃の仕事でもよい）
	アウトリーチ（当事者に同行し，3か所の作業所を見学した）	・当事者とスタッフで施設を見学（自宅からの距離，道順に問題がないか，当事者が行きたいと思う施設があるかどうか検討することが目的である） ・本人がやりたい仕事を確認した「ポスティングでも，清掃の仕事でもよい」
介入開始から7か月後	福祉就労開始のための研修予定	・研修期間の後，週3日午後のみの就労を開始する予定

次に読むとよい おすすめ　田谷勝夫：高次脳機能障害者の就労支援，*Medical Rehabilitation*，**119**，2010．

文献

1) 田谷勝夫：職業リハビリテーションと就労支援．高次脳機能障害ハンドブック：診断・評価から自立支援まで（中島八十一，寺島　彰・編），医学書院，2006．
2) 田谷勝夫：高次脳機能障害者の就労支援．高次脳機能障害者の就労支援の現状と課題，*Medical Rehabilitation*，**119**：1-5，2010．
3) 小川　浩：高次脳機能障害に対する社会支援の実際．就労支援の現状と課題，OTジャーナル，**40**(7)：699-702，2006．
4) 渡邉　修：東京都の高次脳機能障害者実態調査からみる就労支援のニーズ，*Medical Rehabilitation*，**119**：59-64，2010．
5) 中島八十一：高次脳機能障害の現状と診断基準．高次脳機能障害ハンドブック：診断・評価から自立支援まで（中島八十一，寺島　彰・編），医学書院，2006，pp1-20．

（廣實真弓）

Q56 「高次脳機能障害」に関するよくある質問

復学支援のポイントは何ですか？

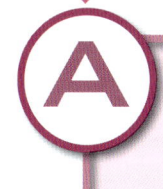

A 高次脳機能障害の子どもたちへの復学支援にチームの一員としてSTが携わる場合があります．高次脳機能障害の子どもの復学支援においては，高次脳機能障害の種類や程度に加え，発症（受傷）時の年齢や，発達の側面を考慮にいれ，関係する施設が共同で支援していくことが重要です．

1. 高次脳機能障害の子どもが直面する問題点

　小児の高次脳機能障害の実態は成人に比べ不明な点が多く，これから様々な調査結果や，研究結果が発表されることが期待されている分野である．彼らを取り巻く環境は整備されているとは言い難い状況である．

　発症（受傷）年齢に関係なく問題点として挙げられるのが人間関係の問題で，復学後の友人関係について悩むケースが多い．学齢期に高次脳機能障害を有して復学・就学を経験した家族82名に行った調査結果[1]をみると，人間関係の問題以外にも，記憶障害，注意障害，遂行機能障害による学習面の困難，学校からの十分な理解と支援を受けられない，進路や就労についての不安が挙げられていた．また，家族は送り迎え，日常的な付き添い，学校に理解を求める努力，学習面でのサポートなどに負担を感じていることが報告された．このように家族への支援も不十分で，専門家による心理的なサポートや専門相談，ピアカウンセリングの機会を確保できるような支援が求められている．

2. STが行う復学支援

　復学支援は多職種チームによるアプローチが重要であり，また病院だけでなく，学校，地域の教育相談担当者などとの連携も必要である．ここでは，STがどのように復学支援に携わることが可能であるか説明する．

1) 定期的な評価と対応策の指導をする

　神経心理学的検査の結果は，高次脳機能障害の回復の経過や発達の経過を追うためにも重要である．家族から希望が出された場合には，施設間での情報の共有に積極的に協力する．義務教育期間であると，担任の教員も忙しい中時間を作って来院してくれ，話し合いをもてることがある．しかし，高校，大学ではそのような個別対応を行うことは少なく，本人や家族を通して学校へ情報提供をすることが多い．医療機関は，本人および家族が希望する場合には，学校に対し症状や対応策について情報提供する．その際は，専門用語ではなく一般的な表現で，かつ具体的に説明することを心がける．

このような連携が図れた場合には，医療機関で行っていたリハビリを学校の中で活かすことが可能になる．

2）退院後のリハビリ機会の確保

退院後にも必要ならばリハビリを受ける機会を確保する．外来通院の形でリハビリを継続するか，SWと連携をとり地元のリハビリ施設を探す．

3）復学，進学，就労に向け，発達段階やライフステージに合わせて，継続的に相談できる専門家の確保に努める

STは相談窓口を紹介する．病院にSWがいる場合には，SWから情報提供を受けるように勧める．義務教育期間であると相談先は市区町村の特別支援学級やことばの学級，あるいは福祉センターであるのが一般的である．その後，高校生，大学生と年齢が進むにつれて，年齢や障害者手帳の有無などにより適応される福祉制度が異なるため相談窓口が代わることになる．相談先は，自立支援を促進する窓口や高次脳機能障害者支援の窓口（18～65歳）へと代わっていく．継続的に相談できる専門家のいる施設が確保できることが理想的である．

4）家族支援の一環としてネットワーク（友の会，家族会）を紹介する

高次脳機能障害の子どもとその家族が，近隣で同じ悩みをもつ友人をみつけることは必ずしも容易ではない．高次脳機能障害の子どもの友の会や家族会の数は成人に比べて極めて少ないため，成人の友の会や家族会が高次脳機能障害の子どもに有用な情報を提供している地域もある．関東地方では，2001年に神奈川県で設立された後天性脳損傷の子どもをもつ家族の会「アトムの会」や，2007年に東京都で設立された高次脳機能障害の子どもをもつ家族の会「ハイリハ・キッズ」などが積極的に活動を行っている．今後，様々な地域で友の会や家族会が設立されることが期待される．小児は地域と密着した環境の中で成長していくため，医療機関や地域の窓口となる様々な機関（保健所，福祉センターなど）が，リハビリの提供，情報の提供などの支援だけでなく，友の会や家族会の設立の手助けを積極的に行うことが望まれる．

3．復学に向けた多職種チームによる機能訓練，生活指導の例[2]

> ### 症　例：Bさん，小学4年生，女児．注意障害
>
> 注意障害により45分の訓練に集中できない，疲れやすい，文字が思い出しにくい，病院の中で迷うことがあった．
>
> `病院での言語療法`：
> 　①訓練時間の目標を授業と同じ45分とし，楽しい訓練と集中を要する訓練を組み合わせながら訓練時間の延長を図った．
> 　②漢字のドリルと日記を宿題にし，一番集中力のある時間帯に実施した．
>
> `学校との連携`：当事者，家族と相談した上で，学校との連携を密にした．

①主治医から学校へ病状を説明し，リハビリの担当者から障害と対応策について説明をした．
②「学校側が配慮すること」を教えてほしいという学校からの質問があり，患児，家族の同意を得て，ST は学校での過ごし方について次の提案をした．
・中休みは保健室で休憩をとれるよう配慮をしてほしい．
・午前は教室で授業を受け，午後は保健室で自習して，徐々に授業に参加できる時間を多くするよう指導をしてほしい．
・担任から級友へは患児がさぼっているのではなく，リハビリの一環で休憩をとっていることを説明してほしい．

家族指導：
①障害と対応策について説明した．
②退院後，学校と家の往復を一人で迷わずに行けるかどうか確認してもらった．
③家族の悩みを傾聴し，対応策の提案をした．

次に読むとよい おすすめ　栗原まな：写真と症例でわかる小児の高次脳機能障害リハビリテーション実践ガイドブック，診断と治療社，2011．

文献

1) 池田理恵子，髙橋　智：学齢期の高次脳機能障害児の困難・ニーズと支援に関する研究―保護者調査から―，東京学芸大学紀要　総合教育科学系，**60**：293-321，2009．

2) 廣實真弓：高次脳機能障害者が社会とつながるために―病院だからできること―，第 37 回日本コミュニケーション障害学会，2011．

(廣實真弓)

Q57 家族支援のポイントは何ですか？

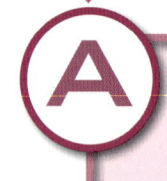

A 高次脳機能障害の人の家族を支援しようとする時には家族の置かれた立場から問題点を整理することが大切です．家族が高次脳機能障害の人を支援する時，家族自身が心理的な問題を抱えてしまった時，家族同士がともに支え合っていこうとする時に，STの専門性を活かし支援します．

1. 家族が困っていること，不安なこと

　当事者の障害はどこまで回復するのか，これから当事者がどのような人生を送っていくことになるのか，また自分たち家族の生活はどうなっていくのかという不安をすべての家族が抱いているといっても過言ではない．高次脳機能障害の人は指示をすればできることが多くあるにもかかわらず，一人では行動を開始しない（発動性の低下）人や，記憶障害があり一人で過ごすことができないという人もいる．身体の麻痺はなくてもこのように常に家族が一緒にいないと生活できないということも少なくなく，家族の介護の負担感は大きい．

　また当事者の発症（受傷）年齢や，家族内の立場によっても，家族の心配事は様々である．
・当事者が若年であれば，リハビリ施設がみつからないことや，復学や就労のこと，親亡き後の生活を心配する家族が多い．
・当事者が生計の中心である場合には，経済的な不安を訴える家族が多い．就労，年金，住宅ローンなどについての情報が欲しいと訴えることが多い．
・当事者が主婦の場合には，子育てや家事など家族への負担も大きくなることを心配する家族が多い．
・当事者が高齢であれば，キーパーソンは高齢の家族や働き盛りの家族であり，当事者への介護が思うようにできないという問題を抱えることが多い．

2. STが行う家族支援の具体例

　家族支援について検討する時には，①家族が当事者の支援者であること，②家族も新たな悩みや困難をもつことになり支援される立場にも置かれていることを認識する必要がある．また，③高次脳機能障害の人の家族として多くの困難に取り組む中で，同じ悩みをもつほかの家族を支えようと活動を開始する家族がいることは，多くの家族会の成り立ちをみると明らかであり，このような人々にも支援が必要である．家族の置かれた立場という視点から，STがどのような家族支援を行うことができるかまとめた（**表57-1**）．

「高次脳機能障害」に関するよくある質問

表 57-1　家族が抱える問題点と ST が実施可能な援助

家族が抱える問題点	ST が実施可能な援助
家族が高次脳機能障害の人の支援者の時	
相談窓口がわからない（活用できる福祉サービス，福祉制度についての情報，リハビリ施設の紹介など）	・病期ごとの相談窓口を紹介する 　急性期：病院の SW 　回復期：病院の SW，市区町村の福祉課 　維持期：市区町村の福祉課や高次脳機能障害専門相談窓口など ・各都道府県の高次脳機能障害支援普及事業拠点機関を紹介する
情報収集できる場所・手段を知らない	・上記の相談窓口に行くことを勧める ・病院，役所などにパンフレットが置かれていることを紹介する ・インターネットの活用方法を紹介する ・居住地域の友の会，家族会を紹介する
急性期〜維持期に至るリハビリの流れを知らない	・医師による病状説明，予後についての説明の後，どのようなリハビリが必要で，どこでリハビリを受けられるのかについて説明する
機能訓練と生活指導が必要である	当事者へ介入を行う ・認知リハビリを実施し，高次脳機能障害を可能な限り改善させる ・機能障害が残る場合には，代償手段を指導する ・日常の生活ができる限り自立できるよう，生活指導する
症状と対応策がわからない	家族指導を実施する ・当事者に高次脳機能障害によるコミュニケーション障害がみられる場合には，コミュニケーション・スキルを指導する（Q39〜41 参照） ・高次脳機能障害に起因する日常生活にみられる症状と，それに対する対応策を説明し，指導する 　例：記憶障害のために何度も同じ質問をする当事者への対応の仕方（Q14 参照） 　例：突然怒り出したり，暴力をふるう当事者への対応の仕方（Q26，48 参照）
経済的な問題（復職，就労）	・Q55 参照 ・活用できる福祉サービスについての情報提供をする 　例：障害年金制度について説明し，相談窓口を紹介する（Q68 参照）
復学の問題	・Q56 参照 ・多職種チームで学校へ説明し，指導を行う ・居住地の教育相談窓口に行くように勧める（Q68 参照）
介護の負担，家事をする人がいない	・相談窓口に行き，福祉サービス，社会資源の活用について情報収集することを勧める（Q68 参照）
家族自身が心理的な問題を抱えてしまった時	
家族の高次脳機能障害が理解できない，受け入れられない	・家族に疾病教育を実施する ・グループ訓練の場面を見学してもらう ・家族へのカウンセリングを行う ・家族向けの学習会の開催する（障害を理解する．対応策を理解する．他の家族と出会う機会を作る） ・家族会を紹介する（ほかの家族と出会う機会を作る．情報収集の場になる．同じ悩みをもつほかの家族からのピアカウンセリングを受ける場になる）
うつ状態になってしまった	・精神科，心療内科などを受診することを勧める

（次頁へつづく）

155

表 57-1　家族が抱える問題点と ST が実施可能な援助（つづき）

家族同士がともに支え合っていこうとする時	
ほかの家族と出会いたい 家族会をみつけたい ピアサポート（家族同士）の相談会を探したい	・各都道府県の高次脳機能障害支援普及事業拠点機関に問い合わせることを勧める． ・インターネットで検索することを勧める 　例：「（都道府県名）」「高次脳機能障害」「家族会」などのキーワードで検索できることを紹介する
家族会を立ち上げたい	・各都道府県の高次脳機能障害支援普及事業拠点機関に相談する ・ほかの家族会と連携をとることを勧める ・居住地の役所の障害担当窓口に相談する ・居住地の保健所に相談する ・活動の内容によっては，活動助成金や研究助成金を受けられる場合があることを説明する 　例：地域で学習会を開きたい，社会福祉協議会に相談する
経験を活かし，ほかの家族の相談に乗りたい	・家族会に参加することを勧める ・ピアカウンセリングとして家族による家族相談をしている市区町村があるので，居住地の役所の障害担当窓口に問い合わせるよう勧める

　家族の中のキーパーソンは一人であることが多いが，その一人がすべての役割を担うのは大変なことである．家族への情報提供や対応策の指導はできる限り多くの家族を対象とするのが望ましい．その際，高次脳機能障害は周囲の人の理解があれば，可能になる活動が増え，当事者本人の QOL が向上し，結果的には家族の QOL も向上することを説明する．

　高次脳機能障害の人とその家族に対しては多職種のチームで，また，医療から地域まで継続的に支援を行うことが理想的である．本書では ST という専門性を活かすという視点から家族支援についての説明を試みた．高次脳機能障害の人は個別性が高く，支援のあり方は人それぞれである．支援する側のチームのあり方も多様である．ほかの文献で説明されているチームとしての家族支援のあり方や，医療の現場や地域における家族支援のあり方を考慮に入れ，読者の置かれた立場で家族支援の方法を工夫してほしい．

次に読むとよい　おすすめ
・東京都高次脳機能障害者実態調査報告書，1999．
・東京都高次脳機能障害者実態調査，2008．

（廣實真弓）

Q58 「グループ訓練」に関するよくある質問

グループ訓練は
どのような目的で，どのような人を対象に
行いますか？

A グループ訓練で，ある特定の機能の回復を目指す場合には，参加者の条件をある程度制限し，訓練目標を達成できるようなグループを構成します．また，個々人の課題を試行するという目的でグループ訓練を行う場合には，様々な障害，課題をもった参加者が集います．

1. グループ訓練の利点

　グループ訓練には，あるスキルを学習しようとする時にほかの参加者の模範的な行動（モデル）をまねながら学習できるという利点がある．また，グループ訓練がピアカウンセリングの場となることもある．グループは，統制され縮小されたコミュニティであり，他者とのやりとりを通して，練習したスキルを自然な場面でも使用できる，すなわち般化を促進するという利点もある[1]．

2. グループ訓練の目的と対象

　参加者を同質にすることで訓練効果を上げやすい場合もあるし，様々な人が集うからグループ訓練が効果的になるという場合もある．グループの参加者が同じような問題点の克服を目指している場合には，参加者の制限が必要になる．例えば「記憶障害の代償手段としてメモをとりながら話し合う」という目標の場合には，記憶障害や注意障害が軽度で，メモをとることがある程度できていることが参加者に求められる．

　一方，グループ訓練が個々の参加者の異なる訓練課題を試すことを目標としている場合には，参加者の障害や重症度を問わないことになる．例えば，Aさんは注意障害のリハビリとして，1時間の活動に参加することを目標としているとする．またBさんは発動性の低下により発言が少ないことを克服し，自分から話すということを目標としているとする．このような場合には，自分の訓練課題をグループの場で試すことを目標にしている人であれば誰でも参加できる．

3. 参加者への配慮

　グループ訓練は，実生活に向けた大変重要な訓練の機会である．参加が難しいかどうかは，まず参加してみてから判断するという姿勢も大切である．グループ訓練の場で問題点をみつけるからこそ，次の個別訓練の課題がみつかるといえる．逆に問題がなければ，次のステップとして実生活で試行してみればよい．セラピストは参加者への配慮が必要だが，参加の機会を必要以上に制限することにならないように工夫することが大切である．ただし，機能訓練を目的としたグループ訓練の場合には，

訓練効果と参加者の動機づけという意味から，グループのレベルと参加者のレベルが解離しすぎないように，レベルのマッチングには留意する．

1）失語症の人への配慮
・情報交換や，ディスカッションを通して何かを学習することが目的のグループ訓練は，聴覚理解が低下している失語症者にとっては，参加が難しく，聴覚理解を補う工夫が必要である．
・失語症の人でも参加できる課題を設定するよう配慮する．
　例：聴覚理解のレベルが同程度の失語症の人を対象としたグループを設定する
　例：非言語性の課題を活用する

2）記憶障害の人への配慮
・テンポの速い会話にならないように配慮する（Q41，コミュニケーション・スキルの活用）．
・講義の内容が資料として配布されていれば訓練に参加しやすくなる．
・話し合っている内容をホワイトボードに整理する．

3）注意障害の人への配慮
・注意障害の人には1対1の会話の方がやさしい．グループでのやりとりが難しすぎることはないかどうか確認する．
・テンポの速い会話にならないように配慮する（Q41，コミュニケーション・スキルの活用）．
・訓練時間の設定に気をつける．
　例：集中して課題に取り組める時間がある程度同じレベルの人でグループを組むか，あるいは訓練中，何回か休憩を入れるよう配慮する
・話し合っている内容をホワイトボードに整理する．

4）感情コントロールが低下している人への配慮
・暴言，暴力のある人が参加することで，ほかの参加者のグループ訓練の目的が達成できない場合には，参加を見合わせてもらうことを検討する．
・暴言，暴力の原因や対処法が明確な場合には，スタッフ間で情報を共有する．
　例：易疲労性の参加者が，疲れてくるとイライラしやすいという場合には，疲れの兆候がみえてきたところで休憩をとる
　例：トラブルがあった時には別の個室に行って一人になると落ち着きを取り戻せるなど，対処法をスタッフ間で共有する
・感情コントロールの改善を目的としたSSTへの参加を促す．

5）発動性の低下のある人への配慮
・発動性の低下の原因に応じて対応法を考える．
・うつによる発動性低下の場合には支持的に寄り添いながら，本人のペースでの訓練参加を受け入れる（Q29，50，66参照）．

「グループ訓練」に関するよくある質問

・前頭葉性の発動性の低下の場合には，参加を促す声かけをする，その人が反応するまで待つ，周囲がコミュニケーション・スキルを活用する（Q41参照）などの対応をする．

6）身体障害のある人への配慮
・車椅子を使っている人が参加できる座り方を工夫する．
・訓練中に体位を変えるような介助が必要な人の場合でも，グループ訓練を担当するスタッフの人数が十分確保できるならば対応可能である．一人のスタッフがグループ訓練を行う場合には，このような個別対応が難しい．

7）障害の認識に問題がある人への配慮
・スタッフからの指摘では自分の障害を認識できない人でも，ピアグループの中では認識を深めることが容易な人がいる．ただし，障害の否認がみられる人には，認知リハビリのような訓練は適していないことに留意する（Q30，67参照）．

次に読むとよいおすすめ　鈴木　勉・他：失語症のグループ訓練―基礎としての訓練，三輪書店，1994．

文献
1) Sohlberg MM, Mateer CA：Communication Issues. Cgonitive Rehabilitation: An Integrative Neuropsychological Approach, New York, Guilford, 2001.

（廣實真弓）

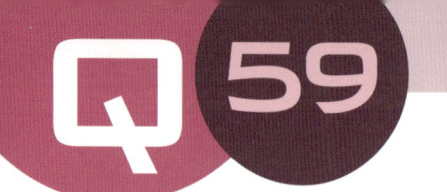

Q59 グループ訓練はどのように行いますか？

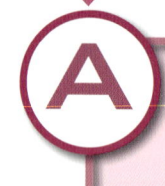

A グループ訓練は個別訓練同様，訓練目標，訓練方法，訓練期間を参加者と確認した上で行います．一般的に，参加者は6～8名，スタッフは2人程度で行います．参加者はお互いの顔がみえるように輪になって座ります．手順や目的は参加者によって適宜変更します．

1．グループ訓練の手順

　グループ訓練の中にはある原則（ルール）にのっとって行うものがある．例えばSSTである．SSTの実施方法についてはQ52に詳しく説明されている．
　ここでは，グループ訓練の一般的な手順を説明する．

1）訓練目標，訓練方法，評価方法，訓練期間の設定

　個別訓練同様，グループ訓練でも訓練目標，訓練方法，訓練期間（訓練時間）を設定し，それらについて参加者と確認した上で開始する．訓練前後に神経心理学的検査や行動評価を行い，訓練効果を確認する．訓練終了時に効果が認められない場合には，訓練方法や訓練期間の見直しを行う．効果が認められた場合には，訓練目標，訓練方法について再検討し，必要に応じて訓練期間を延長する．

2）参加者の人数

　6～8人程度とする．このくらいの人数だとグループ訓練であっても，スタッフ2人できめの細かい関わりが可能である．

3）スタッフの役割と必要な人数

　一般にグループ訓練ではリーダーとサブ・リーダーの役割を担う2人のスタッフが必要となる．リーダーは訓練を進めていく司会の役割と話し合いの内容をホワイトボードに書き出していく役割を担当する．そのため，リーダーはホワイトボードの横で，かつ皆の顔がみえる場所に立つ．サブリーダーは，参加者の間を回りながら，訓練への参加を促したり，参加者の課題理解を助けたり，個別の対応を心がける．場合によってはモデルとして回答する役割を演じることもある．

4）用意する道具，座り方

・参加者はお互いの顔がみえるように輪になって座る（**図59-1**）．

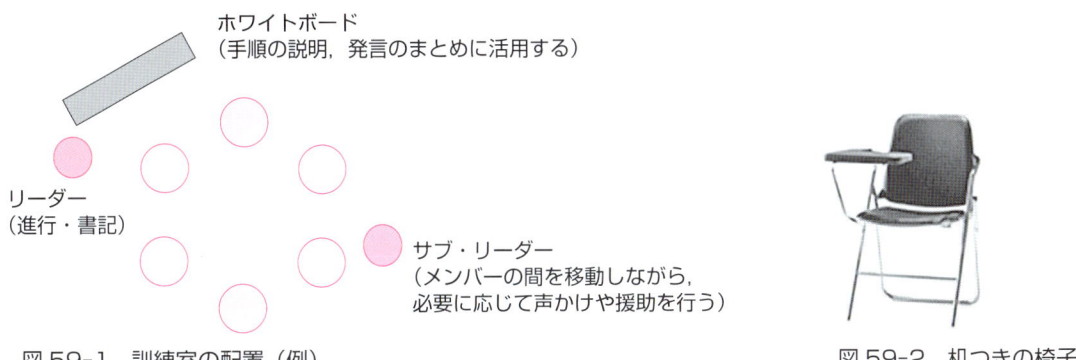

図 59-1　訓練室の配置（例）

図 59-2　机つきの椅子

・記憶障害や失語症のある参加者は資料を活用することがあるため，机つきの椅子（**図 59-2**）を用意しておくとよい．
・ゲームのような課題を行う時には　丸テーブルを使用する．
・ホワイトボードに訓練内容を書いておくと参加者は訓練内容を理解しやすい．また手順や，参加者の感想を書いて振り返りに活用する．Q65 で紹介したプリンタ機能つきのものが便利である．

2. グループ訓練の紹介

「根拠に基づいた医療」（EBM）が 1990 年代以降普及し，最新の臨床研究の結果に基づくガイドラインを作成しようとする動きが国内・海外ともに加速している．高次脳機能障害を対象とするグループ訓練の研究で高いエビデンスレベルを示す研究の数は少ない．ここではエビデンスレベルⅠの高いエビデンスを示した海外の研究を 2 つ紹介する．介入の際の参考にしてほしい．

1）Ownsworth ほか[1]：エビデンスレベルⅠ

【目的】：ゴール達成および心理社会的機能に対する個別訓練，グループ訓練，両者の併用の効果について検証すること．
【デザイン】：RCT，waiting list control（訓練の順番を待っている患者を対象とした統制群）．
【対象】：35 人（受傷後平均 5.29 年± 3.9 年）．6 グループに分類．グループ訓練群 12 人，個別訓練群 11 人，個別とグループ訓練併用群 12 人に分け，それぞれを訓練実施群と統制群に分けた．
【方法】：週 3 時間の訓練を 8 週間実施した．訓練前後と訓練終了後 3 か月に Canadian Occupational Performance Measure（COPM），Patient Competency Rating Scale，Brain Injury Community，Rehabilitation Outcome 39 を実施し，訓練効果について検証した．
【結果】：個別訓練群では特定のゴール達成に効果がみられた．
【結論】：本人および家族が採点した COMP の実行能力と満足について訓練前後で差が認められたのは個別訓練群と併用群だった．行動と心理的満足（psychological well-being）に差がみられたのは個別訓練群とグループ訓練群だった．訓練の効果は示された．

2）Thickpenny-Davis ほか[2]：エビデンスレベルⅠ

【目的】：記憶障害についてのグループ訓練 8 セッションの効果について検証すること．

【対象】：脳外傷患者10人，脳血管障害患者2人．
【方法】：グループ訓練前後と訓練終了後1か月に評価を行った．記憶検査としてWMS-R, California Verbal Learning Test, レイ複雑図形検査を実施した．記憶障害と記憶ストラテジーの活用についての本人および周囲からの報告を比較した．
【結果】：訓練後，記憶とストラテジーについての知識が，代償機器やストラテジー同様増した．記憶障害による症状が減少した．記憶に関する神経心理学的検査（単語と図形の遅延再生）に効果がみられた．グループ訓練の参加者の改善は，統制群に比べ有意な改善を示した．また，効果は1か月後も確認された．
【結論】：グループ訓練により神経心理学的検査と日常生活における記憶の成績が改善した．

　実際に行われているその他の訓練法のいくつかを紹介する．訓練内容は認知機能の改善を目指すものから，就労支援を目指すものなど様々な訓練が行われる．

3）岡村と大塚[3]［社会的行動障害］

【対象】：対人技能の拙劣さや感情コントロールの低下などの社会的行動障害のある3名．
【方法】：1回1時間のSSTを週に2回，6か月間実施した．訓練前後にPOMSを実施し訓練効果を検証した．
【結果】：6か月のグループ訓練の結果，訓練開始前には緊張（不安，抑うつ，怒り），敵意，疲労，混乱などのPOMSの指標は平均よりも高い水準にあったが，終了後はほぼ年齢平均レベルになっていた．

4）高齢・障害・求職者雇用支援機構障害者職業総合センター職業センター[4]

　ここで紹介するのは，職業センターで復職や就職を目指す当事者用のプログラムの一環として行っているグループワークのマニュアルである．就労支援を行っている支援者にとって示唆に富んだマニュアルとなっている．ここでは，グループワークの開始時に行っているウォーミングアップの例を同マニュアルより引用した（**表59-1**）．
【対象】：復職や就職を目指す高次脳機能障害者．
【期間】：プログラムの受講期間（職場復帰予定者は16週間，求職者は13週間）に1回1時間，週1〜2回程度実施．
【プログラム】：作業課題，グループワーク，個別相談，メモリーノートトレーニングなど．

※グループワークは，障害認識の促進や復職・就職に向けた取り組みの整理などを目的とし，高次脳機能障害に焦点を当てたテーマや復職・就職に向けたテーマなどで構成される．グループワークのはじめに「ウォーミングアップ」として，簡単なゲームやスピーチを実施している．

「グループ訓練」に関するよくある質問

表59-1 グループワーク開始時に行うウォーミングアップ（例）[4]（高齢・障害・求職者雇用支援機構障害者職業総合センター職業センター，2010）

名称	概要	必要な物品
自己紹介	・話す項目を決め，ホワイトボードに書く ・項目に沿って自己紹介をする	ホワイトボード
一言添えて自己紹介	・一言添えるテーマを書いたカードを複数用意する（「趣味」「出身地」など） ・カードを各自が引いたり，皆に聞きたいことを選んだりして，一言添えて自己紹介をする	テーマカード
後出しじゃんけん	・進行役対受講者でじゃんけんをする ・進行役が拳を出した後で，受講者が後出しで拳を出す ・利き手以外の手で行う，後出しで負け拳を出すなどのバリエーションもある	なし
しりとり	・テーマを決めて行うこともできる ・記憶や語想起の訓練になる	ホワイトボード（必要に応じ）
連想しりとり	・前の言葉から連想される言葉を繋げていくしりとり．記憶や語想起の訓練になる 　例：りんご→青森→雪国→雪だるま→……	ホワイトボード（必要に応じ）
テーマで一言	・「春といえば」などのテーマを決め，即興的に自分の考えをまとめて話す．モジュールに沿ったテーマにしてもよい ・話した内容についての質疑応答の時間を設けてもよい	ホワイトボード（必要に応じ）
人間ナビゲーション	・全員に同じ地図を配付する ・説明役を1人決め，進行役と説明役で相談して，スタート地点とゴール地点を決める．説明役がスタート地点からの道順を説明する ・地図を参考に，ゴール地点をあてる	地図（観光地の案内図など，人数分）
てにをはゲーム	・好きな名詞を決め，助詞カードを引いて，それに続く文章を考える 　例：りんご＋「を」→りんごを食べる	助詞カード
認知トレーニング	・百ます計算　　・間違い探し ・迷路　　　　　・クロスワード ・パズルなど ・教材の準備：市販の教材を活用するほか，新聞などのコピーや，厚紙にカレンダーの絵を貼りつけて切り離したパズルなど，安価に作成したものもある ・一人ずつ行い，早さや正確さを競ってもよいし，複数人で協力して行ってもよい．実施の前後で補完方法について話し合う	プリント，パズル，ストップウォッチ，タイマーなど

次に読むとよいおすすめ　中島恵子・編著：高次脳機能障害のグループ訓練，三輪書店，2009．

文献

1) Ownsworth T, Fleming J, Shum D et al.：Comparison of individual, group and combined intevention formats in a randomized controlled trial for facilitating goal attainment and improving psychosocial function following acquired brain injury. *Journal of Rehabilitation Medicine*, **40**(2)：81-8, 2008.
2) Thickpenny-Davis KL, Barker-Collo SL：Evaluation of a Structured Group Format Memory Rehabilitation Program For Adults Following Brain Injury, *The Journal of Head Trauma Rehabilitation*, **22**(5)：303-313, 2007.
3) 岡村陽子，大塚恵美子：社会的行動障害の改善を目的としたSSTグループ訓練，高次脳機能研究，**30**(1)：67-76, 2010.
4) 高齢・障害・求職者雇用支援機構障害者職業総合センター職業センター：高次脳機能障害者の方への就労支援－職場復帰支援プログラムにおけるグループワーク－，2010.

（廣實真弓）

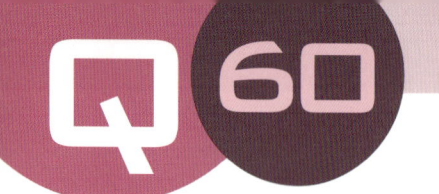

Q 60 グループ内でトラブルが起こってしまった場合はどのように対応したらよいですか？

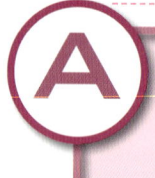

A グループ訓練は多面的かつ実践的なリハビリの場となります．しかし，一方で，高次脳機能の複数の障害が絡み合い，トラブルが起こりやすい場でもあります．支援者としては，予測しうるリハビリ上の障害対応であることを念頭におきながら要因を明らかにし，参加者の尊厳を損なわないかたちで対策を立てることが重要です．

　高次脳機能障害は種々の機能の障害から，自信喪失・不安・抑うつ・絶望感・他者への不信・無気力といった状態を招き，社会参加が制約されて孤立し，さらに二次的な生活障害が大きくなることが多い．

　一般社会から隔絶された状況にある高次脳機能障害の人にとって，グループ訓練という小社会は，参加者にしかわからない悩みや思いを共有でき，互いが大きな支えとなり，安心感や団結感をもたらす機会を提供する．グループ活動を通して高次脳機能を駆使すること自体がリハビリになるとともに，情緒や行動の問題も軽減される．

　しかし，一方で，グループ訓練は新たなストレスを生み，トラブルも起こりやすい．訓練場面でのトラブルを治療的に取り扱い，その対応方法を日常生活へ般化していくことが望まれる．

1．グループ訓練における問題行動への対応

(1) 特徴・傾向を把握し，それに応じて対処する

　被害的，抑うつ的になりやすい，貯めこみやすい，こだわりやすいなど，問題行動に至る特徴・傾向を把握する．例えば，抑うつ的になりやすい場合は，その根底にある不安を払拭し，安心感を高めるよう，支持的に接するよう努め，思い・気持ちを安心して吐き出せる場を作る．貯め込んでしまい，なかなか相談できない場合は，相談を習慣づけるよう指導する．こだわりが強い場合は，極端なこだわりが参加者にとって不調のサインであることを伝え，休息や頓服といった対処法が大切であることを確認し，習慣づける．

(2) 他者との関係である場合

　グループ訓練の構成メンバーとの関係が明らかである場合は，参加者の選定に気をつける．たびたびトラブルをおこす参加者同士は同席しないよう配慮し，構成メンバーは，言語理解能力等が同じような者，年齢層も同じような者を選ぶようにする．

(3) 状況設定に共通事項がある場合

　過度の対人緊張がみられる場合は，3名程度の小グループから始めてみる．不安が漠然と強い場合

は，各種プログラムの正式参加前に見学の機会を与えるなど，段階を踏む．理解が遅い参加者は医療者がサポートしやすい場所に席をとる．自信を失いやすい場合は，作業分担で明確な役割を与え，適宜，支持的なフィードバックに努める．

(4) 問題行為を問題と自覚できない場合

例えば，他の参加者が遅刻するなど何かルールを破った場合，「許せない」とこだわり，医療者に訴え続ける場面を想定する．悪い点を悪いということに一見問題はない．しかし，1回きりの遅刻を1週間非難し続ければ，参加者同士の不和につながり，グループ訓練に支障が出る．誰でも間違いは犯すこと，間違ったことをしても反省し，以後改善すればそれでよいこと，互いに非難しあうよりも支えあう存在であってほしいことなど，具体的に伝える．

参加者同士が口論となった場合には，その場や直後の振り返りが大切である．時間が経つと忘れてしまうことも多いためである．ただし，ヒートアップしており，振り返る余裕もないほど興奮している場合は，お茶をしたり，休息をとったりといったクールダウンの時間を挟む．

(5) 問題であると認識しても，問題行動がなお続く場合

「意見がある場合は定例ミーティングで発表する」などルールを決め，約束をかわす．決めごとを貼り出したり，参加者の記録ノートに書くなどして，容易に振り返りができるようにする．約束を達成できた際には，そのことを称賛し，成功体験を重ねていく．

(6) 反社会的な行動をとる場合

他の参加者に対する暴力行為や脅迫行為など，反社会的行動は断固として禁止する．

2. 参加者へのフォローアップ

禁止・制限するばかりでは居場所を失い，自信を喪失してしまうこともある．参加者の尊厳を損ねないよう，自身を過度に責めないよう，よいところ，できたところは支援者が意識して高く評価する（友人を作ることができた，安心できる人間関係を構築できたことなど）．

3. グループ訓練の一環として

グループ訓練は，参加している仲間を通し，一人で体験する以上の気づきをえることができるといわれている．問題行動を他の参加者と共有・意見交換し，時には仲間から注意されるようにするなど，行動修正につながる場を設ける．

4. 支援者としての態度

トラブルを前にして，支援者もヒートアップし，余裕を失ってしまうことがある．時には適当に受け流すほどの気持ちで，背負い込み過ぎないよう心がける．

次に読むとよい **おすすめ** 中島恵子・編著：高次脳機能障害のグループ訓練，三輪書店，2009．

（梁瀬まや）

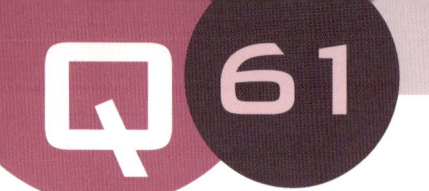

Q61 チーム・アプローチとは何ですか？

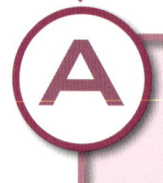

A 高次脳機能障害の介入ではチーム・アプローチが重要であり，高い専門性をもつ複数の多職種の専門家が患者さんのニーズに合わせて臨機応変に対応することが求められます．

　リハビリの専門病院では，患者のニーズに対応できるように，高い専門性をもったスタッフによるチーム・アプローチが必要とされる[1]．チーム・アプローチでは，多様な患者のニーズに対し，多数の専門家がそれぞれの角度から患者の障害の多側面に対して，分担して取り組むと同時に，絶えず緊密な連絡をとり，一つの方向に向けて推進していく統一的な活動をしていく[2]．スタッフの一人ひとりが「生活機能や障害の全体像を正確に分析・把握」し，それを総合していくことを上田は統合と呼び，リハビリにおいては統合的に患者の「生きることの全体像」を捉えることの必要性を説いている[3]．

　このような多職種協働によるチーム・アプローチが高次脳機能障害のリハビリにおいても重要であることはいうまでもない．ここでは，病院だけでなく，地域においても必要とされる高次脳機能障害の人に対するチーム・アプローチについて説明する．

1. チームの構成メンバーとチームモデル

　チームの構成メンバーは，多職種医療スタッフをチームと考える場合と，医療スタッフに加え，患者本人，家族，地域の保健・福祉関係者などを含める場合がある．急性期の病院では急変する病状に対応しながら医学的リハビリを提供することが求められているため，医師を中心とした多職種チームが効率的である．一方，高次脳機能障害の問題点は日常生活に戻ってから顕在化することも多いため，その時に介入が必要になることも稀ではない．そのため維持期においては，医療と地域の連携が重要になる．また維持期は，高次脳機能障害の人が急性期，回復期の医学的リハビリを経験した後，高次脳機能障害の人自身がどのような人生を送るのかという希望が明確化されていく時期でもある．このような病期の高次脳機能障害の人への支援は，患者や家族を積極的にチームの一員として考える超職種チームで行っていくことが推奨される．

　多職種チーム，超職種チームという名称はチームモデルを比較する時に用いられるが，チーム・アプローチについて言及する際には，複数の職種から構成されるチームを多職種チームと呼ぶのが一般的である．文献を読み進める時には，用語の使われ方に留意するとよい．

「チーム・アプローチ」に関するよくある質問

表61-1 高次脳機能障害の人へのチーム・アプローチ

ポイント	工夫・留意点
多職種による介入の重要性	・多角的な視点で患者を評価し，支援することができる
包括的な評価・介入	・多職種の医療スタッフ，地域スタッフがそれぞれの特性を活かした評価と介入を行う
一貫した介入	・入院から退院までクリニカルパスを用いた介入を行う（Q4参照） ・チーム内で方針が一貫している ・施設間で方針が一貫している
チーム内の情報共有の工夫	・介入の進捗状況，患者の様子などを臨機応変に情報共有できるような体制を作る ・共有すべき情報は電子カルテを活用する 　例：早急に情報共有が必要な場合は電子カルテの「掲示板」を活用する ・会議の議事録を参加者全員に配布する
施設間の情報共有の工夫	・ニーズに応じて地域連絡会議を開催する ・ニーズに応じて現場まで患者とともにアウトリーチする

2. 効果的なチーム・アプローチを行うためのポイント

　高次脳機能障害の人に対するチーム・アプローチを効果的に行うためのポイントと工夫を**表61-1**にまとめた．一人の高次脳機能障害の人を支援するためには一貫したアプローチが重要である．同時に，患者の医学的，社会的ニーズはその時々で変わることが予測され，臨機応変な対応が求められる．そのニーズの変化に対応しながら，かつチーム内でアプローチが一貫していること，入院から退院まで一貫していること，またある施設から次の施設へ移行する時にも一貫していることが求められている．その一貫性を保障するために情報共有の重要性が生じる．関係者はそのような状況に対応できるように情報共有の方法と機会をどのように設定するのかを明確にしておく必要がある．本書では患者および家族も含めた多職種間および複数の支援施設間の情報共有のあり方としてCare Programme Approach in Japan（CPA-J）を紹介し，CPA-Jを適応した症例報告を後述している．

　チーム・アプローチでは，職種の得意，不得意があるのは当然で，チームワークで足りないものを補い合う必要が生じる．チーム・アプローチには，そのようなよい連携の経験が個々人を豊かにし，一層幅広い物の見方をもった人を育てる[3]という効果もある．多職種がチームとして機能するためには，まず自分たちがチームであると意識する必要がある．そう意識することによって，チームの連携はそのチームにもっとも適した形で発達していく[4]．難しいチーム医療論に捉われすぎることなく，気軽にチーム医療を始めてみること[4]もコツである．

次に読むとよい おすすめ　安西信雄，清野　絵：総論　包括的サービスを提供するためのさまざまなチーム　固いチームと緩いチーム．精神科臨床サービス，7(4)：482-486，2007．

文献

1) 安西信雄，清野　絵：総論　包括的サービスを提供するためのさまざまなチーム　固いチームと緩いチーム．精神科臨床サービス，7(4)：482-486，2007．
2) 上田　敏：リハビリテーションを考える—障害者の全人間的復権—．青木書店，1983．
3) 上田　敏：ICFとリハビリテーション連携．リハビリテーション連携論：ユニバーサル社会実現への理論と実践（澤村誠志，奥野英子・編），三輪書店，2009，pp227-240．
4) 平林直次：チームモデルの具体的な運営及び連携技術，チームの困難や課題と乗り越えるための工夫　医療観察法病棟における多職種チーム医療．精神科臨床サービス，7(4)：500-507，2007．

（廣實真弓）

Q62 Care Programme Approach in Japan（CPA-J）とはどのようなシステムですか？

A Care Programme Approach in Japan（CPA-J）とは，患者さんの複雑多岐にわたるニーズを引き出し，多職種・多機関が連携して，医療・保健・福祉サービスを包括的に提供する集中型ケア・マネジメントの一つです．英国のCPAをモデルとして，わが国における重度精神障害の人の地域ケアを目的として開発され，現在，高次脳機能障害にも応用されつつあります．

1. CPA-Jと高次脳機能障害

　高次脳機能障害の人には，その障害特性を踏まえたリハビリや，生活訓練，就学，就労などに関する支援・援助が必要である．しかし，高次脳機能障害では記憶障害，注意障害，遂行機能障害，社会的行動障害などの様々な症状を認め，高次脳機能障害の人自らが医療・保健・福祉機関を訪れ，必要なサービスを取捨選択し，過不足なく利用することは困難である．また，しばしば病態失認，病識欠如，疾病否認を認め，障害の存在を自覚していないことや否定していることすらある．このような高次脳機能障害の人が抱える，広範囲なニーズや障害特性を踏まえると，集中型ケア・マネジメントが必要であり，その一つとしてCPA-Jを用いることは有効であろう．

　CPA-Jの対象となる患者は複雑多岐にわたるニーズをもつことが多く，多職種チームの編成が原則である．多職種チームには，ケア・コーディネーターを置く．ケア・コーディネーターは，患者の唯一の窓口として，患者のニーズを聞きとり，必要に応じて多職種チームからなるケア会議を開催する．患者自身がニーズに応じて，多職種チームの担当者に会ったり，関係機関を訪れたりするのは困難であり，唯一の窓口を設ける必要性がある．ケア会議には，患者や家族の参加も求め，患者の希望やニーズを確認し，各職種の担当者の役割やケア内容を決定する．ケア会議での決定事項については，ケアプランとしてまとめ，患者および家族に対して文書を用いて説明し同意（informed consent）を得る．ケア・コーディネーターはケア会議を開催し，ケアプラン通りにケア提供されたか，ケアプランの変更・修正の必要性はないかなどを確かめ，ケアプランの遂行状況を確認する．また，必要に応じて患者との面接を繰り返し，患者ニーズを再評価し，さらに多職種チームの担当者とも連携をとりながらケア提供を促進する．以上の通り，CPA-Jの必須要素としては，①患者中心主義，②多職種チーム医療，③ケア・コーディネーターの設置，④MDT会議・地域連携会議の開催，⑤文書によるケアプランの作成，⑥説明と同意の取得を挙げることができる．

2. 精神科デイケアと地域の支援センターにおける CPA-J

　筆者らは精神科デイケアで CPA-J の枠組みを用いて高次脳機能障害の人のリハビリを実施し，その効果について検討している（**図 62-1**）．精神科デイケアの限られたマンパワーで高次脳機能障害の人の支援に適応できるようにするためには工夫が必要である．これまでのわれわれの経験から，CPA-J は，急性期，回復期を過ぎた生活適応期（維持期）の患者や，病院でのリハビリから地域生活へ移行する時期の患者で自主訓練ができる患者に適した枠組みであると考えている．その理由は，①生活適応期の患者は回復期のように頻繁な機能評価が必要ではなく精神科デイケアのマンパワーでも対応できること，②高次脳機能障害の人の問題は生活の中で露見されてくることが多く，その時期に必要となる生活訓練や就労支援などの介入がデイケアでは実施できることである．

　高次脳機能障害の人の支援では機能の回復を図るための個別訓練（例：記憶障害のための認知リハビリ）や，代償手段を獲得してもらうための個別訓練（例：記憶障害を代償するためのメモをとる練習）を実施する．そのため CPA-J の枠組みを精神科デイケアに応用するためには，デイケアで従来から行っている介入に加え，機能訓練，代償手段の訓練などの個別活動の強化が必要になる（**図 62-2**）．しかし機能訓練や代償手段の訓練は自主訓練が実施できる患者であれば精神科デイケアでも可能である．例えば，1 週間に 1 度の個別指導で認知リハビリの進捗状況や，セルフ・モニタリングシートの活用状況をチェックし，翌週の自主訓練のプログラムを作るという関わりが可能である．

　また CPA-J の効果を患者の障害という視点から考えると，発動性の低下がある患者や，障害の認識が不十分（障害の失認）であったり，障害を否認している患者（Q67 参照），あるいはうつ状態がみられる患者（Q66 参照）に対して有効なのではないかと考えている．

　生活適応期になっても発動性が低下している高次脳機能障害の人の中には，様々な活動プログラムを提案しても「わからない」「なんでもいい」と答える患者が少なからずいる．そのような患者に対し，MDT 会議では患者がどのような人生を送りたいのか，あるいはどのような生活を希望しているのかという視点から，本人のやってみたいと思うケアプランを作成する．その際，スタッフがプログラムを提案しようとする姿勢ではなく，どのプログラムをやってみたいのか十分に時間をかけて患者

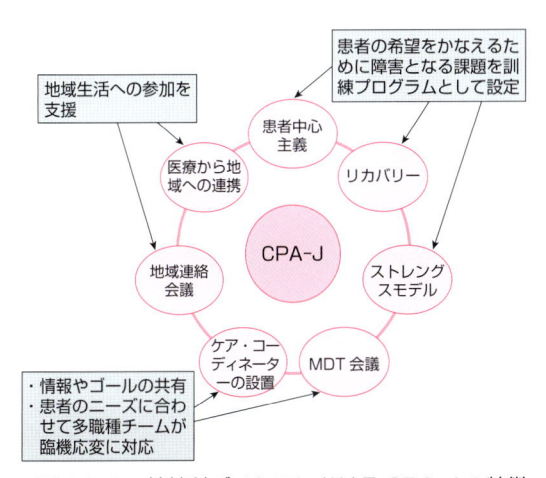

図 62-1　精神科デイケアにおける CPA-J の特徴

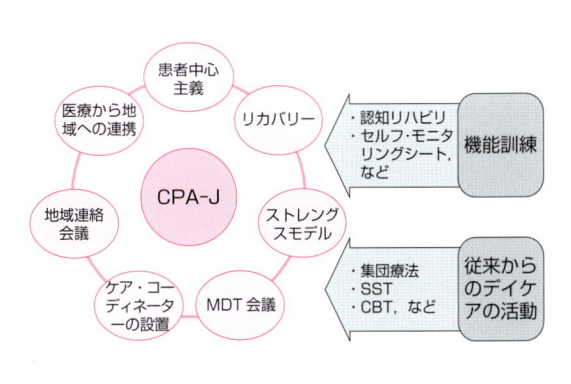

図 62-2　精神科デイケアにおける CPA-J

と参加者全員で話し合うという姿勢を徹底することが大切である．例えば，こちら側の質問に「わからない」と答える患者に対しては以下のように対応するとよい．

①コミュニケーション障害がある場合には，コミュニケーション障害に合わせた質問の仕方に替えてみるとスタッフの説明に対する患者の理解を改善し，プログラム選択に対する患者の自己決定を促進できるかもしれない（Q39，40 参照）．

②発動性の低下がある場合には，原因を分析し，原因に対応した働きかけをすることも重要である．発動性低下の原因が器質的な理由（高次脳機能障害）ならば，こちら側からの積極的な提案と患者の自己決定を促すのがよいだろう．発動性の低下がうつ状態によるものならば，プログラムは本人が希望するものを設定するが，実際にプログラムを実施する時には本人のペースを尊重できるような配慮をしながら，経過を観察する．

このような一見共有が難しい視点や方針を効率よく共有できる点が，本人や，家族，そして支援者全員が参加する MDT 会議の特徴である．発動性の低下がある患者に対しプログラムが開始された直後は，活動の振り返りを頻繁に行っていく．発動性の低下によって自分から発言しない患者に対しては周囲の働きかけが少なくなることがある．しかし，前述したような CPA-J のプロセスの中では患者は自分の気持ちや考えを表現する機会が確保され，結果的に発動性が高まり，自己決定が促進されていくのではないかと推測する（図 62-3）．また，発動性の低下がある患者に対しては机上の課題よりも，集団の中で，身体を動かす活動の方が適しているとの指摘がある．精神科デイケアがこのような活動プログラムを提供していることも効果を生む理由の一つと考える．

患者の希望を聞く時に用いる CPA-J の原則は，患者中心主義や，リカバリーの概念（Q63 参照），ストレングスモデル（Q64 参照）である．すなわち，患者の希望をかなえるために障害となる問題を訓練プログラムの課題として設定すること（患者中心主義），リハビリのゴールは発症前（受傷前）の機能に戻ることではなく，自分らしく人生を歩んでいくことを目標とすること（リカバリーの概念），また自身の好きなことや得意なことを活かしていくこと（ストレングスモデル）は，患者のリハビリに対する内的動機づけを高め，かつ維持していく要因となると推測している．

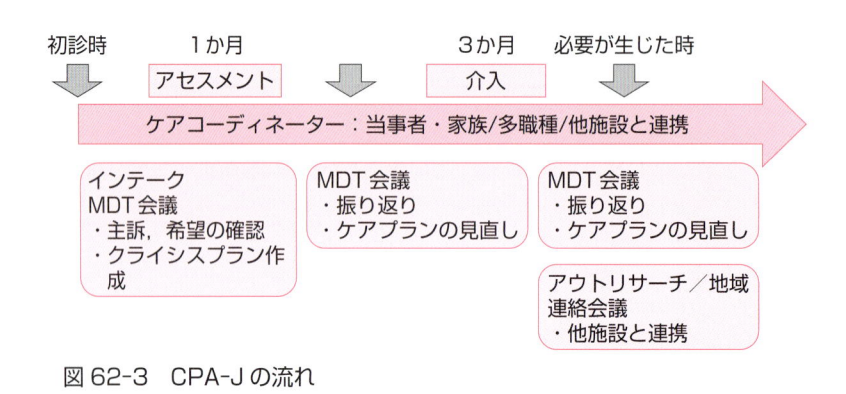

以上のような考え方は，精神科デイケアにおいても地域の支援センターにおいても共通である．地域の支援センターの場合には，図 62-1 の「医療から地域への連携」を「支援センターから事業所への連携」に置きかえるとわかりやすい．また地域の支援センターには医師を始めとする医療スタッフが十分に配置されていないのが一般的であるが，チームの一員として地域のリハビリ病院や精神科

図 62-3　CPA-J の流れ

「チーム・アプローチ」に関するよくある質問

表 62-1 精神科デイケアと地域の支援センターにおける CPA-J の比較

	精神科デイケアにおける CPA-J	支援センターにおける CPA-J
チームとしてのメンバー	MDT 会議の参加者，地域連絡会議の参加者	MDT 会議の参加者，地域連絡会議の参加者，地域の医療施設*
ケア・コーディネーターの設置	・患者・家族との窓口となる ・多職種間，多施設間の調整，会議の招集	・患者・家族との窓口となる ・多職種間，多施設間の調整，会議の招集
インテーク面接	医師がインテーク面接→ケア・コーディネーター，スタッフに指示箋	ケア・コーディネーター→スタッフに情報提供
MDT 会議	ケア・コーディネーターが招集	ケア・コーディネーターが招集
MDT 会議の参加者	患者，家族，担当スタッフ	患者，家族，担当スタッフ
MDT 会議の開催の仕方	・定期的に開催 ・患者のニーズの変更に伴い臨時に開催する場合がある	・定期的に開催 ・患者のニーズの変更に伴い臨時に開催する場合がある
ケアプラン	MDT 会議で決定	MDT 会議で決定
クライシスプラン	・MDT 会議で確認 ・身体状況などの急変時（例：てんかん発作）や行動障害が出現した場合の対応について，誰が何をするのか決める ・患者の症状に合わせて緊急度を判断し，2～3 種類作成する	・MDT 会議で確認 ・身体状況などの急変時（例：てんかん発作）や行動障害が出現した場合の対応について，誰が何をするのか決める ・患者の症状に合わせて緊急度を判断し，2～3 種類作成する
地域連絡会議	・医療から地域への連携を目的とする．入院中から開催 ・開催場所はデイケアあるいは，ニーズに応じてアウトリーチ ・ニーズに応じて開催	・地域の関連施設の連携を目的とする ・開催場所は支援センターあるいは，ニーズに応じてアウトリーチ ・ニーズに応じて開催
スタッフの職種	精神科医師，看護師，OT，心理士，PSW（以上常勤），ST（非常勤）	OT，介護職（以上常勤），PT，ST，リハ科医師，心理士，高次脳機能障害専門相談員（以上非常勤）
リハビリの形態	・主に集団療法 ・必要に応じて個別訓練	・集団療法と個別訓練併用
利用可能日数	・患者のニーズに応じて週半日～週 5 日	・障害者手帳の取得状況に応じて，利用可能なサービスが異なる ・利用可能なサービス内で患者のニーズに応じて週半日～週 3 日
送迎サービス	なし	あり
就労支援	あり	あり

＊地域の医療施設：可能であれば各種会議に参加してもらうような関係作りをする．不可能な場合は，患者本人や家族を通して情報を共有する．例えば，緊急対応が必要な場合に相談する医療施設としての役割を担ってもらう．

を位置づけられるように連携を構築する（**表 62-1**）．

　CPA-J は日本の精神医療の中で構築されたケア・マネジメントの枠組みである．CPA-J に用いられている原則と，認知神経心理学の側面から高次脳機能障害のリハビリに携わってきた臨床家や研究者が唱える今日的で理想的なリハビリ（広義の認知リハビリ）（Q51 参照）の目的とが共通していることは興味深い．

> **次に読むとよい おすすめ**　平林直次：チームモデルの具体的な運営及び連携技術．チームの困難や課題と乗り越えるための工夫　医療観察法病棟における多職種チーム医療．精神科臨床サービス，**7**(4)：500-507，2007．

（廣實真弓）

Q63 リカバリーとは何ですか？

A リカバリーとは，障害の原因となった疾患からの完治や発症以前と同じ状況に戻ることを指し示すのではなく，存在する症状や障害の影響を乗り越えて，人生の新しい意味と目的を創り出すことです．あるいは，自己の選択と責任のもとに自分の人生を主体的に生きているという感覚を取り戻すこととともいえます．

　リカバリー（recovery）という英単語の意味は，「回復」あるいは「（失ったものの）取り戻し」である．疾患の治療という文脈において「回復」といえば，病気の症状が消退して，発病以前の状態を取り戻すことを意味するのが普通であり，その判断は，当事者の自覚症状と診察所見や検査所見をあわせて医療者が客観的に行うこととなる．それでは，「リカバリー」ということばが障害リハビリの文脈で使われる時，いったい何から回復して，何を取り戻すことを意味するのであろうか．なぜ日本語の「回復」ではなく，「リカバリー」という片仮名語が使用されているのだろうか．

　ここで話題にしている「リカバリー」という概念は，1980年代から欧米の精神保健福祉分野において広がってきたものであり，その発端は，精神疾患の当事者による手記であった．そこで確認されたのは，医療者が判断する「治療上の回復」と，当事者が主観的に実感する「人生における回復」とは全く違う次元にあるということであった．統合失調症をはじめとする精神疾患の多くは慢性疾患であり，急性期の激しい症状が沈静化した後でも，生活のしづらさにつながる障害が長期にわたって持続することが多い．またその当事者は，病気の発症によって，それまで担っていた社会的役割や目指していた目標を失うことが往々にしてある．こういった場合，症状の軽減や病気の完治を希望することは，当事者として当然のことであるが，それは単に苦痛が軽減されるからだけではなく，「人生における回復」の可能性が高まるからであろう．この考えをさらに推し進めると，「人生における回復」のために，はたして病気の完治は必須条件であろうかという疑問が生じる．そうではないことは，前述の手記を始めとした，数々の当事者たちの発言が証明している．精神疾患による障害が残っていても，学校に通ったり，仕事をしたり，家庭をもったり，子育てをしたり，芸術・表現活動をしたりして，「人生における回復」を実感することは可能なのである．それでは，何も「リカバリー」などといわずとも，「人生における回復」といえばいいではないかというと，事はそう単純ではない．回復という日本語が使われた時点で，障害が生じる前の状態に戻るというイメージが生じてしまうからである．それは病気の完治（障害の消滅）を必須とするものであるばかりか，時間を遡ろうとする企てにほかならないのである．

　「リカバリー」において回復される（取り戻される）べきものが過去ではないとすれば，一体何な

「チーム・アプローチ」に関するよくある質問

のか．それは，「自己の人生に対する支配感・主体感」である．病気や障害によって人生が支配され，自分には手出しができないと感じる状態から，自己の選択と責任のもとに，自分の人生を主体的に生きていると感じられる状態に変革を遂げることである．障害をもつことにより変化した自分が生きる人生は，障害とともに生きる人生として以前とは形を変えたものにならざるをえない．この「形をかえる」というのは，ゆがむとか制限されるという意味合いではなく，新しい意味と目的をもつということである．その新しい意味と目的は，当事者本人の希望と意志により選択され創り出されるものであり，医療者や支援者に押しつけられるものではない．

さらに注意すべきは，「リカバリー」はある一定の条件を満たす状態を指し示すのみの言葉ではないということである．このことは，自身が精神疾患の当事者であり，「リカバリー」概念普及の立役者ともいえるパトリシア・E・ディーガンによって，以下のように表現されている．

　　——リカバリーは，痛みや葛藤から開放されることを意味するのではない．むしろリカバリーにおいては，苦悶（anguish）が悩み（suffering）に変化していくのである．苦悶において，人は希望なく身動きのとれない状態にある．痛みはそれ以外の何物でもなく，より一層の痛みを生み出すべく輪廻のように延々と繰り返され，どこかにたどり着くこともない．しかしながら，希望をもつことができた時，苦悶は真の悩みに変わる．そこでは，依然として強い痛みはあるにしても，その痛みが新たな未来に導いてくれることを信じることができ，心が穏やかになる．（中略）障害をもつ者にとって，リカバリーは過程であり，生き方であり，生きる姿勢であり，日々の課題への立ち向かい方である．それは，全く直線的な過程ではない．その歩みは，時に危なっかしく，行き詰まり，後戻りし，気を取り直して，また出発するのである[1]．

つまり，「リカバリー」とは，障害当事者が前述のような変革を遂げていく過程そのものが含まれる概念であり，周囲の者が，彼（彼女）の変革の可能性を信じ，彼（彼女）自身の希望に添った人生の意味や目的を創造する過程をともに歩もうとする支援をする時，それは「リカバリー志向の支援」と呼ばれる．

当然のことながら，この「リカバリー」という概念は，精神障害分野にのみ限定されるようなものではなく，高次脳機能障害を含むすべての障害分野のリハビリで共有されるべき概念であり，リカバリー志向の支援は国際標準となるべきものである．

次に読むとよい　おすすめ　カタナ・ブラウン・編：リカバリー　希望をもたらすエンパワーメントモデル（坂本明子・監訳），金剛出版，2012．

文献

1) Deegan, P.E.：Recovery：The lived experience of rehabilitation. Psychosocial Rehabilitation Journal, **11**(4)：11-19，1988．

（坂田増弘）

Q64 ストレングスモデルとは何ですか？

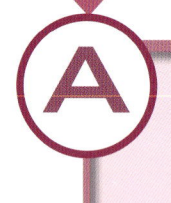

A ストレングスモデルとは，精神障害の人に対する地域サービスにおいて，ケースマネジメントに用いられるよう米国カンザス大学で開発された，システムおよびツールです．当事者の「弱み」や「できないこと」ではなく，「強み」や「できること」に着目して，当事者の地域生活とリカバリーの達成を支援しようとするもので，高次脳機能障害の人にも有効です．

　ストレングスモデルは，強力なリカバリー志向の理念を背景としている．その理念とは，以下のようなものである．

　原則1：精神障害の人は，その生活・人生を回復（recover）・再生（reclaim）・転換（transform）させることができる． ストレングスモデルにおける支援者は，当事者のリカバリーの可能性を無条件で信じる．当事者の達成しうることを長期的な視点で見続け，目の前の危機や課題，障壁によりその視界が妨げられてはいけない．

　原則2：個人の弱点ではなく強み（ストレングス）に焦点を置く． 精神症状による苦痛や個人的あるいは環境的困難を無視するわけではないが，強みを拡大することにより，目標に向かい前進するための創造的な解決策を得ようとする．人を全体としてみれば，必ず強み（技能・才能・個人的資質・環境における資源・興味・願望を含む）をもっていることがわかる．

　原則3：地域社会は資源の宝庫である． すべての人に強みがあるように，その人を取り巻く環境にも強みがあふれている．支援者は，当事者が自分を生かせる場所を地域の中にみつけられるように，時間をかけて援助する．

　原則4：支援の過程において，主導するのは当事者である． 支援者は，当事者が何に情熱を傾け，当事者の人生に価値と意味をもたらすものは何なのかを理解しようと努める．支援関係における目標は，支援者ではなく当事者が重要だと思うことに基づいて設定される．支援者は，当事者が不確かさの中を探りながら意思決定しようとするのを援助し，本人がリカバリーに向かって進めるように，本人の強みに基づいた選択肢を考え出し提示する．最終的に優先されるのは当事者の自己決定である．

　原則5：当事者との人間関係の確立が重要かつ不可欠である． リカバリー志向の作業においては，ともに作業する人をよく知らねばならない．当事者中心の目標設定においては，はじめの合意形成が必須である．支援者は，旅行代理店の社員ではなく，旅行の同伴者である．支援者は当事者のリカバリーへの旅に資するべきものであり，共同作業を通じて当事者の同伴者となることを誇りに思う．

　原則6：われわれの働く場所は地域社会である． リカバリーは病院の中で起こるものではない．それは，当事者が生活し，働き，遊ぶ場所で起こる．支援者は，当事者の生活を理解した上で，強みを

利用し，その上に目標達成を築きあげる援助をすることで，当事者にとって価値ある資源となることができる．

さらに，ストレングスモデルの重要なところは，単なるスローガンではなく，実践のためのシステムが用意されていることである．その基本となるのは，以下の3つのツールである．これら全部を実践して初めて，ストレングスモデルを採用した支援を行っていることになる．

1）ストレングス・アセスメント

当事者との関係づくりを円滑に進めるために，支援開始時の合意形成の段階から始められる．ストレングス・アセスメント・シートという用紙に記入していく作業は，当事者と支援者が共同で行い，結果を共有する．シートは，支援者と当事者との関係が深まるにつれて頻繁に更新されるべきものである．開始時においては，当事者にとって意味のある目標を設定するためにストレングス・アセスメントを用いるが，最終的にそれは，過去から現在において当事者の健康（広い意味においての）に貢献してきた（いる）様々な側面を描写することにより，当事者を「全体として」捉えたポートレイトとなる．優れたストレングス・アセスメントは，当事者との対話により進められるもので，そこで支援者は「あなたのことをもっと知りたい」という心からの関心を示さねばならない．ストレングス・アセスメントは，時に応じて，目標達成のための戦略を考えたり，自分のよさを生かせる居場所を探したりするための大切な資料となる．

2）リカバリー・ゴール・ワークシート

このシートを利用して，当事者の「情熱のありか」を捉えることができる．つまり当事者の生活・人生において，大きな価値があると感じられているものが表明されるわけである．このシートは常にアクティブな「To Do リスト」であり，当事者とのセッションにおいて，ほぼ毎回利用されるものとなる．ほかの目標をもった治療プランが同時進行していることもあるかもしれないが，リカバリー・ゴール・ワークシートがあれば，例え一時的な危機的状況・病状にあっても，長期的な自分の大切な目標に眼を向けることができる．

3）グループ・スーパーヴィジョン

このシステムにより，支援者チームのレベルで，支援のプロセスを活性化させることができる．そこでは，ある当事者の支援においてケースマネジャーが抱えている課題や困難に対して，チームでアプローチできる．一種のケースカンファレンスであるが，その進め方は，愚痴や問題の焼き直しなどの横道にそれることなく，効率よく創造的・建設的な戦略のアイディアが生み出されるように，6つのステップに明確に構造化されている．そのため，1ケースにつき20～30分で終了する．

ストレングスモデルは米国カンザス州の地域サービスで実践され，当事者の再入院の低減や就労率の向上などの成果が確認されており、注目されているシステムである．

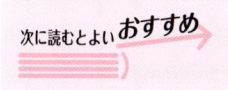

> **次に読むとよい おすすめ**
> チャールズ・A. ラップ，リチャード・J. ゴスチャ：ストレングスモデル 精神障害者のためのケースマネジメント（田中英樹・監訳），第2版，金剛出版，2008．

（坂田増弘）

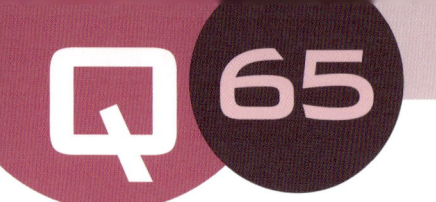

Q65 多職種チーム（MDT）会議とは何ですか？

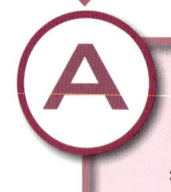

A CPA-Jでは定期的に多職種チーム（MDT：Multidisciplinary team）会議を開催します．MDT会議には，患者さんの担当スタッフはもちろんのこと，患者さん自身が必ず参加することが特徴です．必要に応じて家族も参加します．

　CPA-Jは患者中心の医療を目指すケアマネジメントである．そのため，専門家が描く医療ではなく，患者の希望を聞き，それを実現するためにともに考え，行動していくことが重要だと考える．このプロセスを支える一つの柱がMDT会議である．CPA-Jを開始する時のチェック項目を**表65-1**に，MDT会議の特徴を**表65-2**にまとめた．

　MDT会議は定期的に開催される．しかし患者のニーズが急に変わった場合など，ケア・コーディネータが必要だと判断した時には臨時に開催されることもある．MDT会議は，患者を支援している関係者が一堂に集まる会議で，参加メンバーは患者，家族，担当スタッフである．MDT会議に地域の関係者が入る場合は地域連絡会議となる．

　MDT会議は丁寧なインフォームド・コンセントのプロセスであるともいえる．患者と支援者が顔を合わせて話し合うことで，ケアプランの振り返りや作成のプロセスを共有できるという長所もある．会議では，ケアプランの振り返りや今後の予定など話し合ったことはすべてホワイトボードにわかりやすく書きながら議事を進行する．このシステムは記憶障害や遂行機能障害などのある高次脳機能障害の人に対し，視覚的かつ論理的に整理することにも役立つ．

　会議の終わりには次回の会議の予定を確認するため，参加者が多い場合でも日程調整がその場でできる．ホワイトボードに書かれたことはすべて記録として，会議後参加者一人ひとりがもち帰る．**図65-1**で紹介したようなホワイトボードを使用すると，即座に記録として配布できて便利である．

　このようにMDT会議では参加者が一同に会するため，情報の共有が円滑に行われる．

表65-1　CPA-Jにおける多職種チーム医療のチェック項目[1]（平林直次，2007より一部改変）

1) 多職種チームの目的は明確であるか？
2) 目的達成のためにチームスタッフの構成は適切か？
3) ケア・コーディネータは決まっているか？
4) 当事者からチームとして認識されているか？
5) ケア提供者は自らをチームの一員として意識しているか？
6) ケア計画は当事者の参加したMDT会議で作成されたか？
7) ケア計画は文書化されたか？
8) ケア計画の見直し時期は設定されたか？

「チーム・アプローチ」に関するよくある質問

表65-2 MDT会議の特徴

開催時期	【定期的な会議】初回面接後，1か月，3か月，6か月	
	【臨時の会議】患者のニーズに応じて，適宜開催する	例：ある患者はハローワークに行った結果，就労する希望をもつようになった．次回のMDT会議は2か月後だが，なるべく早い時期に皆で話し合う必要があるので臨時のMDT会議を開催する
参加者	患者，家族，担当スタッフ	
	就労など，患者のニーズに応じて，地域の関係者を交える（地域連絡会議）	例：生活保護を受給しながら，自立した生活を目指したい．そのためにも就労したいという患者の希望が出されたため，市の関係職員にも参加してもらう
患者の自己決定を重視	患者の希望を達成するためにはどのようなケアプランがよいのか参加者一同で話し合い，患者はケアプランを自分で決める	患者は自分の希望や思いを皆に説明し，他の参加者はどうすればそれが達成できるかを一緒に考える． 例：「疲れると発作が起きそうで，仕事に戻るのが怖い．だけれども復職したい」という希望に対し，それぞれの専門分野からケアプランを提案する．説明を聞いた上で，患者自身は自分の考えを述べ，皆でまた相談し，ケアプランを作成していく．出された希望やケアプランを，ホワイトボードに書き出していく．これにより患者は問題点の整理がしやすくなり，ケアプランの選択がしやすくなる
情報の共有	話された内容は，その場で印刷され，参加者一人ひとりがもち帰る	
	一同が会した会議であるため，情報の共有が円滑に行われる	例：この1か月を振り返り，どのような目標が達成されたか，ここはもう少し工夫が必要だということを確認する
次回の会議の設定	日時の決定	多数の参加者の日程調整がその場でできるので，効率がよい
	次回までの課題の確認	次の会議までに参加者がやっておくこと，担当スタッフがやっておくことが明確になる．例：道順障害のある患者が就労を希望した場合，患者は求人があるかどうかスタッフと一緒にハローワークに行って調べてくる．SWは，市のガイドヘルパーが利用できるか調べてくるなど

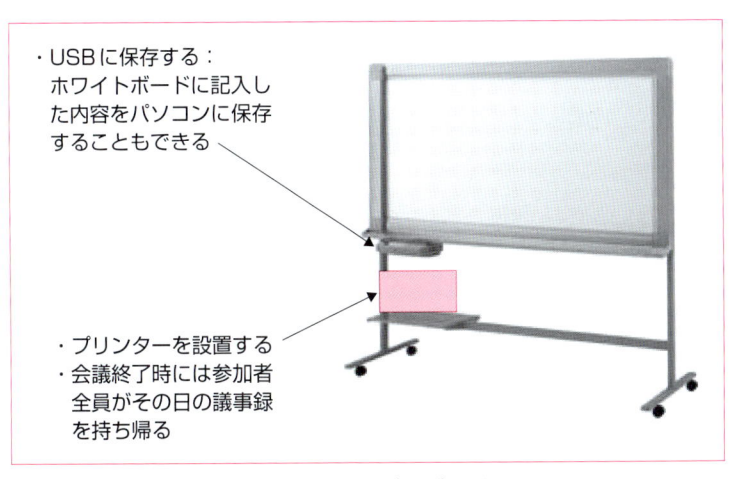

- USBに保存する：ホワイトボードに記入した内容をパソコンに保存することもできる
- プリンターを設置する
- 会議終了時には参加者全員がその日の議事録を持ち帰る

図65-1 議事を記録するカラーコピーボード

177

CPA-J では，MDT 会議でのケアプランの振り返りや作成は目的であると同時に介入の重要なプロセスだと考える．患者と家族の意向を聞きながら，その意向に沿ったケアプランをそれぞれの職種の専門性を発揮しながら統合していくプロセスは，患者が高次脳機能障害によって苦手になった問題点の整理や計画の立案を補うことができる手段となる．また，このプロセスにより患者の病識や内的動機づけが深まり受療態度が変わると考えている．

　CPA-J を開始し 6 か月後，あるいは 1 年後にリハビリの振り返りをしている時に当事者や家族から「リハビリを開始した一番大変だった時にこんなにも多くの人が自分を支えてくれていると安心できた」という感想をしばしば耳にする．当事者と支援者が一堂に会するというのはこのような心理的なサポートにもなっている．

次に読むとよい おすすめ

廣實真弓：高次脳機能障害者が社会とつながるために．病院だからできること：インフォームド・コンセントと患者中心のアプローチのために，コミュニケーション障害学，**29**(1)：26-31，2012．

文献

1) 平林直次：医療観察法病棟における多職種チーム医療．精神科臨床サービス，**7**(4)：500-507，2007．

（廣實真弓）

Q66 「チーム・アプローチ」に関するよくある質問

Care Programme Approach in Japan（CPA-J）をうつ状態の人に適応できますか？

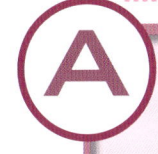

A 適応できます．高次脳機能障害の人たちに抑うつ状態が認められた場合，器質性うつ病と診断されることが多いと思われます（Q29，42，50参照）．器質性うつ病には抗うつ薬を中心とする薬物療法が効果的です．しかし，高次脳機能障害に由来する様々な生活上の困難や，将来に対する見通しの喪失などが抑うつ状態に拍車をかけていることが多く認められます．このような場合，患者中心医療を展開し患者の希望の回復を視野に入れたCPA-Jは極めて効果的です．

　薬物療法は，器質性うつ病，内因性うつ病，心因性抑うつ状態のいずれに対しても効果的である．しかし，薬物療法により抑うつ状態が一定の改善を示した後も，「前向きになれない」「積極的になれない」などの軽度の抑うつ状態が残存することがある．このような場合，高次脳機能障害の症状やその程度の評価だけではなく，患者の希望を中心に据えたニーズ評価が重要となる．そして，患者の希望に添ったリハビリの実施や，地域生活の場における般化を目指した訓練により，自己効力感の回復や自己実現への手応えをつかみ，抑うつ状態を改善するだけではなく，患者の積極性を引き出すことができるのである（Q42参照）．そのためには，患者の希望を取り入れたCPA-Jが極めて効果的である．以下に，薬物療法により抑うつ状態は改善したが前向きになれず，CPA-Jを導入し，障害を抱えながらも積極的に就労を目指した症例を提示する．

症　例：	Aさん，30歳代，女性．辺縁系脳炎
生活歴：	大学中退後データ入力のパート事務員として就労
現病歴：	X－1年9月　ケアレスミスを連発するようになり休職．夜中に徘徊し，統合失調症の診断にて精神科入院
	X年4月　傍腫瘍性の辺縁系脳炎と診断
	X年6月　両側卵巣腫瘍摘出術を施行
	X年8月　術後，辺縁系脳炎後高次脳機能障害と診断されリハビリ開始
リハビリ開始時現症：	記憶障害，注意障害，遂行機能障害，道順障害，対人技能拙劣，意欲低下，病識欠如
検査結果：	表66-1参照
経　過：	表66-2参照

Ⅰ期（器質性）：器質性の意欲・発動性低下が持続したが，身体機能の改善に伴い，うつ状態は軽快．

Ⅱ期（心因性）：認知機能の改善が進む一方，その存在を実感し「メモリーノートを書かなければいけない自分が情けない」と涙を流し，将来に対して悲観的なことばが多くなった．そこでMDT会議において患者のストレングスや希望を確認し，「就労したい」という希望を認めながらリハビリ計画を組み立て，障害者雇用に関する情報提供を行いハローワークに同行した．また，他者のためになる取り組みへの意欲が窺われ，そのストレングスを活かした課題の提供を行ったところ他者交流が徐々に能動的となった．結果として，悲観的な発言が減り，今まで経験したことのない正職員での就労を目指し職業訓練校への入所を決意するようになった．つまり「新たな自分の可能性に対する希望」をもてるように変化しており，その希望の変化とともに意欲や活動性においてもさらに向上した．

Ⅲ期（心因性）：心理社会的要因によるうつ状態で，「今後のことで母に意見をいっても通らない」と涙を流すことがあり，家族との関係性で生じたストレスによるものと思われた．ほかにも資格試験にすぐに合格できなかったことや，訓練校での人間関係の問題も併存しており，次第に抑うつが増した．その時期にはMDT会議の頻度を増やし，患者の気持ちや訴えに傾聴し「支持的かつ受容的」に関わった．次第に気分転換を図ることができるようになり，うつ状態は改善され「まあいいや」という思考の転換も図れるようになった．

まとめ：

　CPA-Jの特徴を活かし，困難な課題にともに立ち向かう過程は，患者が「希望」を維持し続け，さらには希望を強化できるようなリハビリ計画につながり，障害受容における「否認」「混乱」から脱していく過程を支援することになっていると考える．さらにその関係性があるからこそMDT会議が，悩み苦しんでいる心の内を聴いてもらえる，わかってもらえる場となり，悩み・苦しみが薄らいでいくという過程を促すものと考える．

表66-1　症例の検査結果

検査年月	WMS-R
X年　4月（術後）	遅延再生50未満，言語性記憶52，視覚性記憶2，一般記憶2，注意集中力84
X年　8月（リハビリ開始時）	遅延再生50未満，ほか97±7
X年12月（CPA-J開始時）	遅延再生55，ほか105±5

文献

1) 大前　晋，田中容子，玉田有：二次性抑うつ―鑑別診断と治療―，臨床精神薬理，**15**(7)，2012．
2) 来栖慶一：うつ病に対する作業療法の関わりと多職種チーム連携について，OTジャーナル，**45**(5)，2011．

（水野由紀子）

「チーム・アプローチ」に関するよくある質問

表66-2 症例の経過

		抑うつ －　＋	状態像および意欲の変化	介入	CPA-Jの特徴，ほか
Ⅰ期（器質性）	X年8月		**器質性の意欲・発動性の低下** ・スタッフが促し同伴にてリハビリ通所	薬物療法 記憶訓練，チェック表を使った生活リズム作り，個別でのエアロバイクなど	リハビリ開始
	X年9月		**身体機能面の改善とともに発動性も徐々に改善** ・予定通りのリハビリ通所が可能 ・運動時に笑顔	メモリーノート 個別訓練，集団療法	10月退院 DC開始
Ⅱ期（心因性）	X年12月		**障害を実感** ・「メモリーノートを書かなければいけない自分が情けない」と涙 ・作業課題は正確性，作業効率ともに向上 ・作業工程が多い創作活動も，説明書を読み自力で可能 ・1日のスケジュール管理はほぼ可能 ・生活圏における買い物自立	[MDT会議] 本人の希望「障害を隠してパートタイムでの就労（データ入力）を4月には始めたい」にそって，就労に向けた計画立案および，支援の開始（PSWが障害者雇用と就労支援に関する利用可能なサービスについて情報提供） 就労のためのパソコン課題（他者が必要な書類の作成），スポーツなど	患者中心主義 ストレングス
	X+1年1月		**就労への着実なステップ** ・他者のためになる取り組みに意欲的 ・パソコン操作は正確性，作業効率ともに向上	[MDT会議]：本人の希望確認 ・希望に沿った支援の継続（就労支援にむけた計画の確認と見直し） ・ハローワークへの同行	医療地域連携
	X+1年3月		**新たな就労への希望** ・「職業訓練校（1年）に通い正職員を目指したい」と報告 ・相談や予定の確認は行える	・自己モニタリングシート [MDT会議]：本人の希望確認 ・職業訓練校の見学に同行 ・障害者手帳の取得	リカバリー
	X+1年5月		・職業訓練校に通所を決意 ・メモリーノート再挑戦	メモリーノート	
	X+1年7月		・職業訓練校通所の意欲高く，「訓練校を休むことは避けたい」と[MDT会議]には消極的 ・職業訓練校開始	間隔をあけた[MDT会議]でフォロー（9月診察，12・3月MDT会議）	DC終了
Ⅲ期（心因性）	X+1年12月		**心理社会的要因によるうつ状態** ・「今後のことで母に意見をいっても通らない」と涙 ・訓練校：周りは男性ばかりで友人できず ・簿記3級への挑戦・不合格（11月） ・外出を伴う趣味が楽しめなくなり，土日は閉居	[MDT会議]：本人の状況・希望確認 様子見，電話で様子確認	
	X+2年3月		・訓練校：嫌な人の存在も加わる ・Excel3級，Word3級，簿記3級合格 ・楽しめる趣味なくなり，イライラが目立ち自暴自棄	[MDT会議] 頻度を増やし（1か月おき）愚痴など本人の思いを話せ，相談できる場を作る	
	X+2年4月～		**気分転換が図れるようになる** ・簿記2級の勉強に意欲的（6月不合格） ・気分転換活動（4月）⇒趣味活動（5月）が可能に ・「まあいいや」と思えるようになり楽に（7月）	1か月おきの[MDT会議]：（～5月） 7月外来診察（+OTとの面接）	4月～ 就職活動

＊DC：精神科デイケア

181

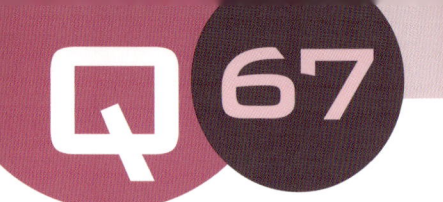

Q67 Care Programme Approach in Japan (CPA-J) を障害の認識に問題がある人に適応できますか？

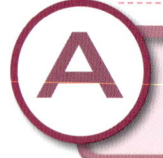

A 適応できます．本項では「認識のズレ」に焦点をあて，CPA-J の枠組みと照らし合わせながら症例の経過を紹介します．

橋本・上久保ら[1] は著書の中で「病識の欠如とは患者自身が自分の障害について気づいていない状態」で，「患者とそれをとりまく周囲との認識のズレと理解」し，「病気の前の自分との認識のズレとどう折り合いをつけていくかが課題」であり「患者と周囲との認識の違いを評価し，それをいかになくしていくかという支援よりむしろ，それをもちながらどう折り合いをつけさせるかという視点が重要である」と述べている．

ここでは患者と周囲，患者自身の認識のズレと CPA-J の枠組みに焦点をあてて報告する．

症　例：B さん，40 歳代，男性．低酸素脳症

現病歴：X-3 年　心筋梗塞により低酸素脳症．高次脳機能障害と診断される
　　　　X-1 年　地域支援センターに通所開始．神経心理学的検査の結果とともに現職（塾講師）復帰は困難であることを告げられた際，家に帰ってから暴れたことがあった．家族に怒鳴ったりの感情コントロール低下が続く
　　　　X 年　　当院受診．デイケア（以下，DC）開始

通所開始時の現症：感情コントロールの低下，病識の欠如，記憶障害，注意障害，遂行機能障害

経　過：表 67-1 参照

患者の発言にみる病識の変化：

　Ⅰ期：患者の認識と周囲の認識とに大きなズレが生じている時期
　　　　「病前と変わらない．昔の自分の能力と同じ」
　Ⅱ期：患者の認識に少しずつ変化がみられるようになる時期
　　　　「脳の病気になったんだからダメージはあったかもしれない」
　　　　「自分は記憶もあるし高次脳機能障害ではない」
　Ⅲ期：患者の中で認識のズレが生じ，抑うつ的になる時期
　　　　「障害だとばかりいわれると無気力になってしまう」
　Ⅳ期：自身の認識のズレに折り合いをつけ始める時期
　　　　「障害を定義された上で説明されれば納得できる」
　　　　「友人と比べることで障害を自覚できるようになった」

「チーム・アプローチ」に関するよくある質問

表67-1 症例の経過

	I期：患者の認識と周囲の認識とに大きなズレが生じている時期		

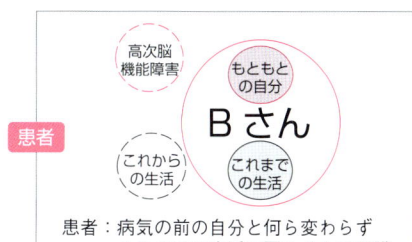

患者：病気の前の自分と何ら変わらず これまでの生活に戻れるとの認識

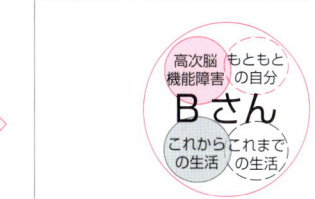

周囲：高次脳機能障害をもっており，これまでの生活はできないとの認識

患者中心主義	「戻って授業をやりたい」との患者の希望を否定せずに聞きDCの中で患者の希望を叶えるような場を設定することを提案する	・DCの中での英会話教室を開講 ・希望を叶えるにあたり各職種で評価 ・フィードバックの仕方を工夫	できていないことを指摘されても生徒であるメンバーに対し怒ることはなく，家に帰ってからも暴れるようなことはなかった．スペルの間違いや漢字の想起ができないことなどもあったが，患者は病前と変わらないと認識する
ストレングス	留学していたことや塾講師をしていた経験を活かす		
MDT会議	患者の希望を皆で共有する		
	II期：患者の認識に少しずつ変化がみられるようになる時期		
患者中心主義	高次脳機能障害をもつ友人の言動への疑問をきっかけに記憶障害の症状と対策を勉強会のテーマに設定する	・高次脳機能障害の疾病教育開始 ・高次脳機能障害について地域連携会議の場で患者による講義開催	「病気のせいで忘れてしまうというがそんな病気はあるのか？」と高次脳機能障害をもつ友人の言動に疑問をもち，疾病教育を継続．一方で「自分は記憶もあるし高次脳機能障害ではない」と語る
ストレングス	塾講師をしていた経験，教えることが好きなところを活かす		
MDT会議	高次脳機能障害について勉強することを提案する		
	III期：患者の中で認識のズレが生じ，抑うつ的になる時期		

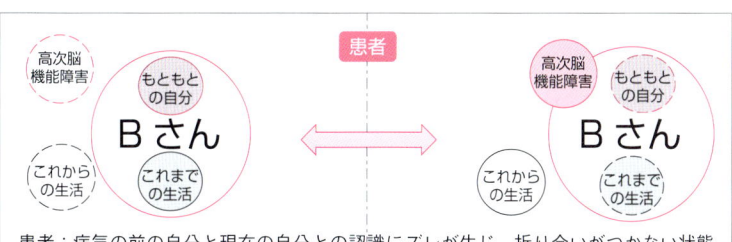

患者：病気の前の自分と現在の自分との認識にズレが生じ，折り合いがつかない状態

MDT会議	高次脳機能障害症状がないのに病気のせいでやりたいことができないといわれることで気持ちが沈み，うつのようになってしまうことについての振り返り，患者の疑問に答える場を作る	・臨時のMDT会議を開催 ・チーム内でのこまめな情報共有	「IQが落ちて仕事ができないといわれた時が一番つらかった」ということや消えてしまいたい気持ちになることをことばで表現．患者のもつこれからの生活への希望とチームで支えることで抑うつ時期を乗り越える
地域連携	X-1年9月に検査結果とともに塾講師に戻れないこと，障害について伝えられた時の気持ちを皆で共有		
	IV期：自身の認識のズレに折り合いをつけ始める時期		
患者中心主義 リカバリー	「仕事したい」「人として自立，人並みな生活をしたい」との患者の思いに沿うかたちでの支援を検討する	・作業所の紹介，見学，体験利用	「もとの仕事（塾講師）に戻って授業をやりたい」とこれまでの生活に戻ることを希望していたものから，「仕事したい」とこれからの生活の希望へと変化した
地域連携	仕事について患者の希望，家族の思い，地域の現況の共有，作業所についての情報提供，地域との役割分担を行う		
	活用したCPA-J	介　入	経　過

（次頁へつづく）

表 67-1 症例の経過（つづき）

活用した CPA-J	介　入	経　過
V期：患者の認識と周囲の認識とのズレに折り合いがつき始める時期 患者：高次脳機能障害をもちつつこれからの生活を考え始める　周囲：できないことから，できていること，できそうなことを見つめ始める			
患者中心主義 / リカバリー / MDT会議 / 地域連携　「自分で稼いで文句をいわれないようにしたい」「アルバイト的なことに挑戦したい」との希望に向かって患者，地域，DCそれぞれが何をどうしていくかを整理する　就労支援専門のスタッフがチームに加わる	・作業所利用開始 ・就労プログラム開始	これからの生活や高次脳機能障害についての細かな認識にはまだまだズレがあるが，当初生じていたズレは修正されてきている

V期：患者の認識と周囲の認識とのズレに折り合いがつき始める時期
　　　「病気を認識しないと仕事できないなと思った」

まとめ：
　CPA-Jのもつ要素を用い，患者のペースに合わせながら介入することは，病気の前の自分と現在の自分との「認識のズレ」に折り合いをつけることとなり，定期的に家族や地域の支援スタッフを交え，患者・家族・地域の現在の状況を皆で共有することは，それぞれの認識を確認しながらそこに生じている「認識のズレ」を修正したり埋めたりしながら折り合いをつける働きとなったのではないかと考える．

次に読むとよい **おすすめ**　柴本　礼：続・日々コウジ中，主婦の友社，2011．

文献

1) 橋本圭司・上久保毅：脳解剖学から学べる高次脳機能障害リハビリテーション入門，診断と治療社，2009，pp46-48．

(杉山智美)

III 社会資源

Q68 退院後の生活で利用できる福祉制度はありますか？

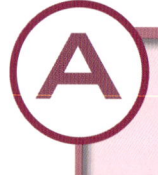

A 福祉制度としては，「障害者手帳」「障害者自立支援法」「障害年金」「生活保護制度」「介護保険制度」などがあり，就労支援を行っている専門機関もあります（図68-1）．医療ソーシャルワーカーとの連携をとり，当事者に適切な情報提供を行うことが重要です．福祉制度の概要はA1〜6で説明します．

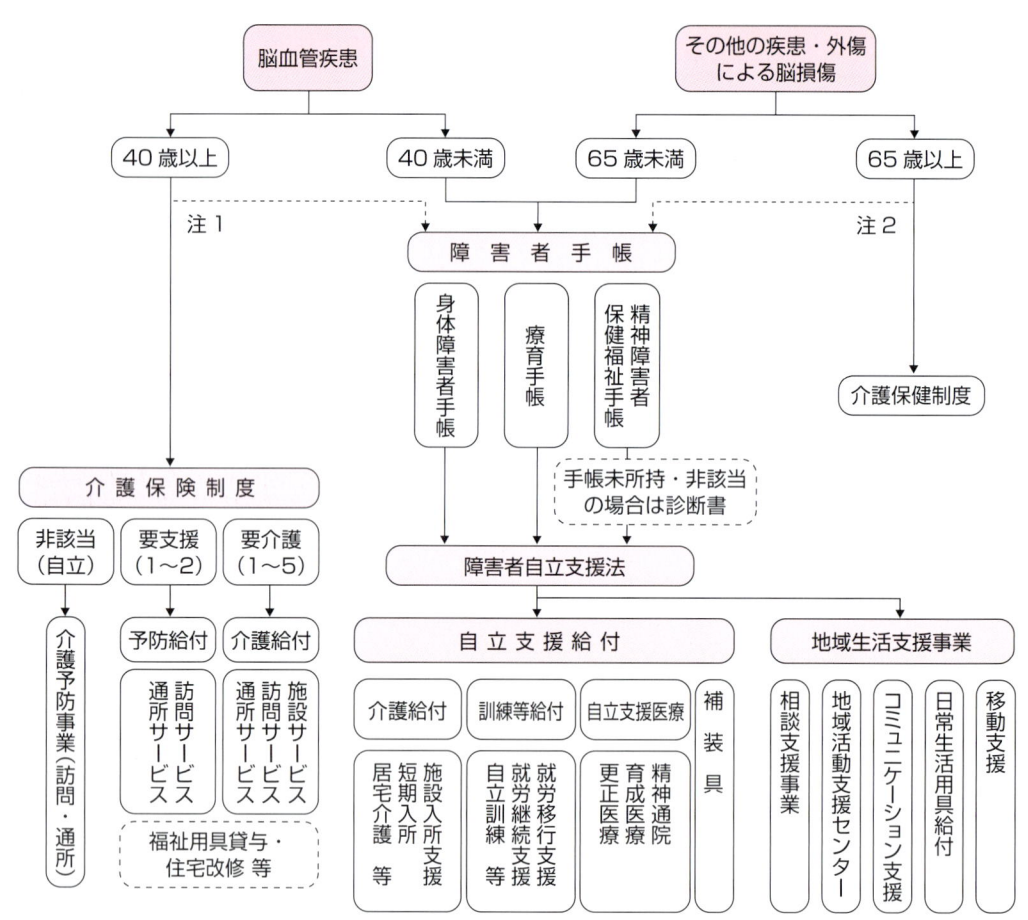

注1　原則として介護保険が優先．介護保険にないサービス（就労移行支援等）は利用可能．手帳の申請は可能．
注2　原則として介護保険が優先．手帳の申請は可能．

図68-1　高次脳機能障害の人の福祉制度[1]（埼玉県）

A1 福祉制度を利用する場合，「障害者手帳」を取得していると便利です．わが国の代表的な「障害者手帳」としては，「精神障害者保健福祉手帳」「療育手帳（知的障害）」「身体障害者手帳」があります．

　高次脳機能障害は，事故や病気など様々な原因で，脳の一部が損傷を受け，人間の行う高度の精神活動である言語，認知，記憶，情動に支障を生じる障害の総称である．現在，わが国では，高次脳機能障害ということだけで取得することのできる「障害者手帳」はない．しかし，高次脳機能障害は，脳の一部が損傷を受けて生じる障害であるため，実際には，精神障害に区分される感情面や認知機能などに障害がでる場合や，知的障害に区分される受傷（発症）が18歳未満までにあり知能の低下がある場合，身体障害に区分される運動麻痺の障害がある場合が多い．そのため，「精神障害者保健福祉手帳」「療育手帳（知的障害）」「身体障害者手帳」を取得できる場合も多く，2種類以上の障害手帳をもつ者も少なくない状況となっている．

　そして，これらの障害者手帳を取得することにより，国や各地方自治体などが用意している各種の福祉関連制度を利用し，様々なサービスを受けることができる．また，障害者自立支援法（「A2 1．障害者自立支援法」参照）の「障害者福祉サービス」などについては，精神障害者，知的障害，身体障害者のいずれかの障害者手帳をもっていれば，障害程度区分の認定を受け，共通のサービスが受けられる．

　「精神障害者保健福祉手帳」「療育手帳（知的障害）」「身体障害者手帳」ごとに，その概要，支援などの内容，取得方法などを説明していく．

1．障害者手帳で利用できるサービス

　これらの障害者手帳で受けられるサービスの内容（各種の施設の利用や税金や公共料金などの控除や減免，公営住宅入居の優遇，障害者法定雇用率適用など）は，障害者手帳，障害種別，障害等級，所得などにより異なっている．また，国だけでなく，都道府県，市区町村が，これらの手帳取得者ごとに，それぞれ独自のサービスを行っているところも多いため，手帳を取得した本人の居住地の都道府県，市区町村に問い合わせをして，地域ごとのサービスを確認しておく必要がある．都道府県，市区町村によっては，「障害福祉の手引き」などのパンフレットを作成し，配布しているところも多い．

　各種障害者手帳については，次のような制度やサービスを利用できる．

　①障害者自立支援法による自立支援給付（介護給付，訓練等給付，自立支援医療，補装具などの給付）．

＊障害程度区分の認定が必要である．

　②各種税制上の優遇措置（所得税，住民税，相続税の障害者控除，自動車取得税等の減免，贈与税の非課税など）．

　③生活保護の障害者加算．

　④障害者法定雇用率算入適用．

　⑤公営住宅の優遇抽選，使用料減免，使用継承制度．

⑥各地方自治体により条例などで定められた交通費の補助（無料パス，路線バス運賃割引）．
⑦各地方自治体により条例などで定められた関連施設などの利用とその利用料の減免．
⑧その他，各地方自治体で定められた援助，サービス（福祉機器の交付や医療費の助成）など．

2. 精神障害者保健福祉手帳

精神障害者保健福祉手帳の障害等級は，1～3級までである（表68-1）．1, 2級は障害年金（A3参照）の1, 2級と同程度，そして，3級は障害年金の3級よりも広い範囲を対象としている．これらの判定基準の適用にあたっては，精神疾患（機能障害）の状態とそれに伴う生活能力障害の状態の両面から総合的に等級を判定する．

(1) 対象者

様々な精神疾患をもつ精神障害者を対象としている．高次脳機能障害の場合には，「器質性精神障害」「その他の精神疾患」の診断名により，申請されることが多い．基本的には，意識や注意障害，認知の全般的な障害，睡眠障害，感情障害などにより，長期にわたり日常生活または社会生活への制約がある者などが対象となっている．対象者は，精神疾患名，年齢，入院・外来の区別なく，原則として初診日から6か月以上経過すると申請が可能となる．

(2) 相談窓口

市区町村の障害福祉課などに相談する．

3. 療育手帳（知的障害）

「療育手帳」とは，広義の知的障害の一部（18歳未満までに，知能の低下がある者など）を対象とした障害者手帳である．ただ，「療育手帳」は「精神障害者保健福祉手帳」や「身体障害者手帳」のように国の法律を根拠にしたものではなく，各地方自治体独自の施策である．

＊1973年に厚生省（現厚生労働省）が出した通知「療育手帳制度の実施について」をもとに，各都道府県，政令指定都市ごとに実施を図るよう指導され，判定と発行が行われていた．そのため「療育手帳」という名称自体や様式も，全国的に統一されてはおらず，地域によって障害程度区分や申請の流れ，判定機関も異なっていた．その後，1999年の地方自治法の改正により，機関委任事務が廃止され，通知や通達等により国が地方自治体の事務に関与することはできなくなった．そのため，この改正の施行日以降は，上記通知も法的効力を失っており，この「療育手帳」に伴う諸制度は，現在，各地方自治体独自の施策となっている．

(1) 対象者

上記のように，現在，療育手帳の発行は，都道府県または政令指定都市によって独自に行われており，それぞれの地域により療育手帳の判定基準に違いがある．表68-2は，都道府県または政令指定都市で行われているそれぞれの判定基準をみやすいように一つにまとめたものであり，その地域により違いがあるため，詳しい判定基準については，居住している地域の担当部局へ問い合わせてほしい．

表68-1 精神保健福祉手帳による障害等級[2]（厚生労働省ホームページ）

障害等級	精神障害の状態（精神保健福祉手帳による区分）
1級	日常生活の用を弁ずることを不能ならしめる程度のもの
2級	日常生活が著しい制限を受けるか，または日常生活に著しい制限を加えることを必要とする程度のもの
3級	日常生活もしくは社会生活が制限を受けるか，または日常生活もしくは社会生活に制限を加えることを必要とする程度のもの

表 68-2　療育手帳の判定基準の一例（東京都）[3]（東京都福祉保健局ホームページより一部改変）

概ね IQ 19以下	【最重度】	身辺処理は他人の助けが必要である．単純な意思表示しかできない．会話は困難，文字の読み書きや数の理解はほとんどできない．作業能力はほとんど期待できない
概ね IQ 20〜34	【重度】	身辺処理はだいたいできる．ごく簡単な日常会話しかできない．自分の名前は書けるが，簡単な文字の読み書きも困難，数量処理も困難．単純作業にある程度従事できる
概ね IQ 35〜49	【中度】	身辺処理は自立．限られた範囲なら日常会話はどうにか通じる，簡単な読み書きや計算はできる．簡単な社会生活の決まりをある程度は理解できる．単純作業に従事できる
概ね IQ 50〜75	【軽度】	身辺処理は自立．状況に応じた配慮がある程度できる．日常会話はできるが，こみいった話は難しい．簡単な読み書きや金銭の計算はできる．小学校5・6年生程度の学力にとどまる．抽象的思考や合理的判断に乏しい．職業生活はほぼ可能．事態の変化に適応する能力は弱い

＊判定基準は地域によって違いがあるため，詳しくは各都道府県のホームページを参照してほしい．

　療育手帳の対象者については，概ね18歳未満までに知能の低下があり，IQ75〜70以下の知的障害をもつ者を対象とし，専門医の診断結果や社会適応能力などを総合的に判断して判定が行われている．

(2) 相談窓口

　都道府県または政令指定都市により，手続きが異なるので，居住地の市区町村や都道府県，政令指定都市の障害福祉課などに問い合わせる．

4. 身体障害者手帳

　身体障害者手帳とは，身体障害者福祉法に基づく国の制度で，肢体不自由や視覚・聴覚・内部機能障害など，日常生活に支障をきたす障害がある場合に国が定めた判定基準により交付される．

(1) 対象者

　身体的障害（視覚障害，聴覚障害，平衡機能障害，音声・言語機能障害，そしゃく機能障害，肢体不自由，内部障害（心臓機能障害，呼吸器機能障害，じん臓機能障害，ぼうこう又は直腸機能障害，小腸機能障害，免疫機能障害，肝臓機能障害など））を対象とする．高次脳機能障害では，麻痺等による運動障害とともに，失語症による音声・言語機能またはそしゃく機能の障害などで申請することも多い．障害を複数もつ場合は，各部位に対して個別に等級がつき，その合計で手帳等級が決定される．1，2級は重度（特別障害者），3級以下は中度・軽度（一般障害者）となる．通常，6級までが手帳の対象である．

(2) 相談窓口

　市区町村の障害福祉課などに相談する．

次に読むとよい **おすすめ**　若林美佳・監：図解 福祉の法律と手続きがわかる事典，改訂新版，三修社，2011．

A2　精神障害，知的障害，身体障害の方々が，共通で利用できる国の制度として，「障害者自立支援法」で提供される各種の援助，サービスがあります．

1. 障害者自立支援法

　障害者自立支援法とは，障害のある人が地域で自立した生活を営むことができるよう支援することを目的とし，施行された法律である．障害者自立支援法は，①国や都道府県の義務的経費が伴う個別

給付としての「自立支援給付」と，②地域での生活を支えるために，国や都道府県の財政援助（裁量的経費）のもと，市区町村が地域の実情に応じて実施する「地域生活支援事業」などがある．

　国と地方公共団体が費用を負担し，障害の種別にかかわらず全国一律の共通したサービスが提供される自立支援給付には，①介護給付，②訓練等給付，③自立支援医療，④補装具の給付などがある（図68-2）．

＊なお，国は2012（平成24）年3月現在，障害者自立支援法を改正し，2013（平成25）年以降に「障害者総合支援法」の成立を目指すとしているため，今後，「障害者の定義」「障害程度区分」「サービス料」などについては，大きな変更が行われる可能性が高い．

2. 自立支援給付

①介護給付，②訓練等給付

(1) 対象者

　精神障害者[1]，身体障害者[2,4]，知的障害者[3,4]

＊1：精神保健および精神障害者福祉に関する法律に規定されている精神障害者のうち18歳以上の者
＊2：身体障害者福祉法に規定されている身体障害者
＊3：知的障害者福祉法に規定されている知的障害者のうち18歳以上の者
＊4：児童福祉法に規定されている障害児および精神障害者のうち18歳未満の者

(2) 給付内容

　①**介護給付**：介護給付は，在宅や施設の介護サービスを提供する．サービスの種類としては，訪問

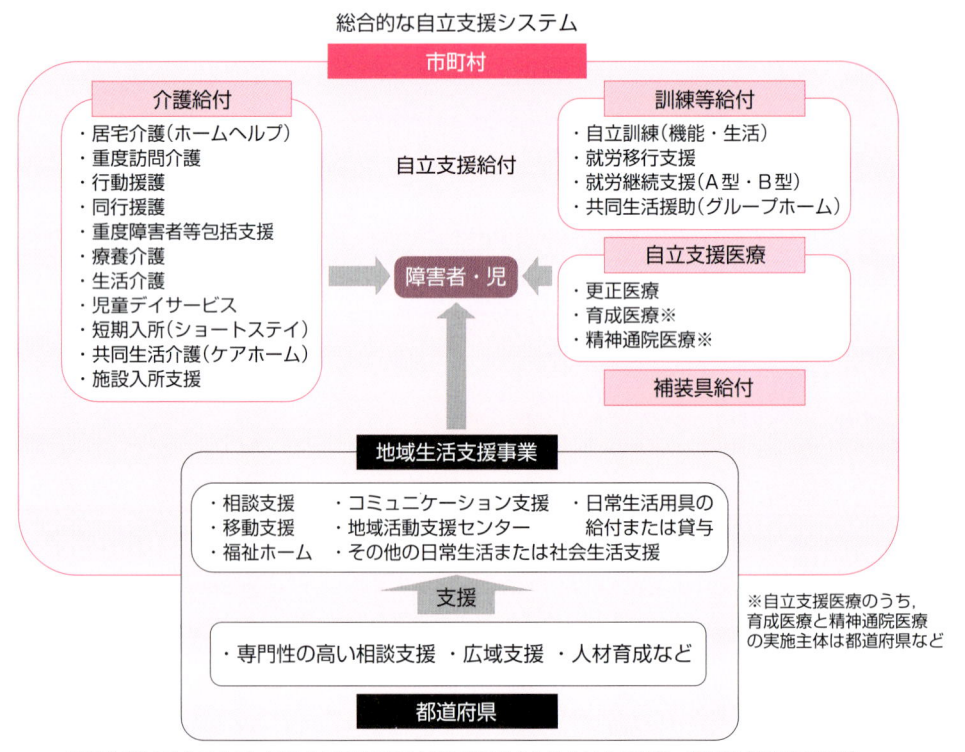

図68-2　障害者自立支援システム[4]（厚生労働省ホームページより一部改変）

系サービスには，居宅介護，重度訪問介護，行動援護，短期入所（ショートステイ），重度障害者等包括支援が，日中活動（主に昼間）系サービスには，療養介護，生活介護，児童デイサービスが，居住（主に夜間）系サービスには，施設入所支援，協同生活介護（ケアホーム）がある．詳細は厚生労働省のホームページ[5]を参照されたい．

　②訓練等給付：訓練等給付は，適性に応じた自立訓練や就労支援などのサービスを提供する．サービスの種類としては，日中活動（主に昼間）系サービスには，自立訓練（機能訓練・生活訓練・宿泊型自律訓練），就労移行支援，就労継続支援（A型：雇用型，B型：非雇用型）が，居住（主に夜間）系サービスには，共同生活援助（グループホーム）がある．詳細は厚生労働省のホームページ[5]を参照されたい．

(3) 相談窓口

　市区町村または相談支援事業者に相談する．

③自立支援医療

　自立支援医療とは，心身の障害を除去・軽減するための医療について，医療費の自己負担額を軽減する公費負担医療制度である．指定の医療機関で医療を受けた場合，医療費の本人自己負担は1割が原則ではあるが，個々の利用者世帯の所得水準の違いにより，負担が重くなりすぎないように所得などに応じて上限額が決められている．

(1) 対象者【対象医療費】

　①精神障害者の【通院医療費】：外来診察費用，デイケア利用費など．

　②身体障害者手帳の交付を受けた者（18歳以上）および身体に障害を有する児童で，その障害を除去・軽減する手術などの治療により確実に効果が期待できる者（18歳未満）の【手術等の医療費】：

・肢体不自由：関節拘縮→人工関節置換術
・視覚障害：白内障→水晶体摘出術
・内部障害：心臓機能障害→弁置換術，ペースメーカー埋込術
　　　　　　腎臓機能障害→腎移植，人工透析など

(2) 相談窓口

　精神障害者と身体に障害を有する児童（18歳未満）は，都道府県（政令市，中核市含む）に，身体障害者手帳の交付を受けた者（18歳以上）は市区町村に相談する．

④補装具

　補装具の購入費，修理費の支給する制度である．利用者負担は原則1割だが，所得に応じて一定の負担上限が設定されている．

＊2012年4月の改正により，補装具の利用者負担上限は，「障害福祉サービス」の利用者負担上限と合算されることになる．

(1) 相談窓口

　市区町村に相談する．

次に読むとよい **おすすめ**　山内一永：最新版　図解　障害者自立支援法早わかりガイド，日本実業出版社，2011．

A3　障害者の所得保障の制度として「障害年金」があります．

　障害年金は，精神障害などの慢性的な障害があり，生活をする上で日常生活，あるいは社会生活，経済生活上で困難がある時に利用する制度である．基礎年金（国民年金）は1，2級，厚生年金や共済年金は1～3級があり，それぞれの等級に応じた年金を受給できる．

　基礎年金（国民年金）における障害年金は，1級で年額約100万円，2級で約80万円である．さらに厚生年金や共済年金に加入している場合には，それぞれ加算額がある．

(1) 対象者

　障害年金の対象となる障害の程度を**表68-3**に示す．

　年金受給の3つの要件は以下の通りである．

　①初診日に公的年金（国民，厚生，共済）に加入していること．

　②初診日の前々月までに加入すべき期間の2/3以上が保険料納付または免除期間で満たされていること．

　③障害認定日（初診日から1年6か月を経過した日）において障害の程度が政令で定める一定の基準以上の状態であること．

(2) 相談窓口

　それぞれの下記の担当窓口に相談する．

　①基礎年金（国民年金）→市区町村国民年金課

　②厚生年金→社会保険事務所

　③共済年金→各共済組合など

表68-3　障害の程度（厚生年金，共済年金）[6]（厚生労働省ホームページより一部改変）

障害等級	障害の状態
1級	他人の介助を受けなければほとんど自分の用を弁ずることができない程度
2級	必ずしも他人の助けを借りる必要はないが，日常生活はきわめて困難な程度
3級	労働が制限を受けるかまたは労働に制限を加えることを必要とする程度

A4　今までの収入や資産などのすべてを活用しても，なお，経済的に生活できなくなってしまった場合には，「生活保護制度」を利用することができます．

　日本国憲法第25条は「すべて国民は，健康で文化的な最低限度の生活を営む権利を有する」とし，さらに第2項で「国は，すべての生活部面について，社会福祉，社会保障及び公衆衛生の向上及び増進に努めなければならない」と定めている．生活保護制度は，この条文に基づき，国が国民に対して最低限の生活を保障することを具体化したものであり，生活に現に困窮している国民に，その困窮の程度に応じて必要な保護を行い，その最低限度の生活を保障するとともに，その自立の助長を

図ることを目的としている．

　生活保護は，生活扶助，教育扶助，住宅扶助，医療扶助，介護扶助，出産扶助，生業扶助および葬祭扶助から構成されている．医療扶助および介護扶助は，医療機関等に委託して行う現物給付を原則とし，それ以外は金銭給付が原則である．各扶助により，健康で文化的な生活水準を維持することができる最低限度の生活を保障している．扶助の基準は，厚生労働大臣が設定する．

(1) 対象者

　生活保護は，給与・年金等の収入や預貯金・不動産等の資産，対象者の能力などを活用しても生活が困難となった者に対して支給される．生活保護申請は，本人・扶養義務者・同居の親族に限られ，それ以外の者は申請できない．しかし，入院中で外出できない場合などは，病院のSWから福祉事務所に連絡してもらうことができる．

(2) 相談窓口

　生活保護の申請窓口は，各市（町村では県の出先機関）の福祉事務所（各自治体により生活福祉課，保健福祉センターなどの名称が異なる）である．

> **次に読むとよい おすすめ**　池谷秀登，森　宣秋，全国公的扶助研究会：新人ケースワーカーになったあなたへ＆「生活保護手帳」活用術（公扶研ブックレット―生活保護ソーシャルワーク実践シリーズ），萌文社，2011．

A5　「介護保険制度」を利用する方も多くいます．

　介護保険制度は，高齢化社会に備え，国民の加齢に伴う介護を社会全体で支えるように社会保険方式で，国民に介護給付（サービス）などを提供していく仕組みである．

(1) 対象者

　65歳以上の第1号被保険者と40歳以上65歳未満で介護保険に加入している第2号被保険者が対象となる．第1号被保険者は介護が必要になった病気，けがの原因を問わず給付が受けられるが，第2号被保険者は老化に伴う特定疾病（16疾患）が原因の場合に限られる．特に，高次脳機能障害の場合には，特定疾病である若年性認知症，脳血管疾患，脊椎小脳変性症などにより，給付を受けることが多い．また，介護保険制度と障害者自立支援法がともに該当するときには，介護保険制度による介護給付（サービス）が優先される．ただ，介護保険制度に必要なサービスがなかったときには，障害者自立支援サービスを利用することも可能である．

(2) 相談窓口

　介護保険については，市区町村の介護保険課などに申請する．

> **次に読むとよい おすすめ**　川村匡由：ここが変わった！－改正介護保険　サービス・しくみ・利用料がわかる本，自由国民社，2012．

A6 高次脳機能障害は，障害がわかりにくく，周囲の協力が得られにくい場合があるため，就職，復職などについて，専門機関に相談しながら行っていく方がよいと思います．また，国や都道府県より，高次脳機能障害に関する就労支援についてのパンフレットやマニュアルなどが，作成・配布されています．

1．高次脳機能障害者の就労支援

　前述の自立支援法のサービスの利用を検討する．特に，「自立支援給付」の中の「訓練等給付」における「就労移行支援」「就労継続支援」などである．
　対象者，手続きなどについては，「A2　1．障害者自立支援法」を参照してほしい．

2．障害者の就労支援を行っている各専門機関

(1) 地域障害者職業センター

　高齢・障害・求職者雇用支援機構が設置・運営する障害者職業センターである．全国47都道府県に設置され，公共職業安定所と連携しながら，職業相談から就職支援・職場適応まで一貫した職業リハビリを行っている．

(2) ハローワーク[公共職業安定所]

　就職を希望する障害者に対する職業相談・職業紹介，就職後の職場定着・継続雇用などの支援や事業主に対する障害者雇用の指導・支援を行っている．

(3) 障害者就業・生活支援センター

　障害者の職業的自立を図るために，地域の関係機関と連携しながら，就職に向けた準備や職場に適応・定着するための支援，日常生活や地域生活に関する助言などを行う施設である．障害者雇用促進法に基づいて，都道府県知事が指定した社会福祉法人・NPO法人などが運営する．

(4) その他の機関，事業等

　地域によって「障害者雇用支援センター」「区市町村障害者就労支援事業」などがある．

次に読むとよい　おすすめ　山崎順子，六波羅詩朗・編：地域でささえる障害者の就労支援—事例をとおしてみる職業生活支援のプロセス，中央法規，2009．

文献

1) 埼玉県：高次脳機能障害の理解と支援のために―社会資源・制度編．(http://www.pref.saitama.lg.jp/uploaded/attachment/523707.pdf)（2013年3月現在）
2) 厚生労働省ホームページ：http://wwwhourei.mhlw.go.jp/hourei/doc/tsuchi/T110524Q0042.pdf（2013年3月現在）
3) 東京都福祉保健局ホームページ：http://www.fukushihoken.metro.tokyo.jp/jicen/ji_annai/a_techou.html（2013年3月現在）（*詳しくは，各都道府県ホームページ参照のこと）
4) 厚生労働省ホームページ：http://www.mhlw.go.jp/bunya/shougaihoken/jiritsushienhou02/3.html（2013年3月現在）
5) 厚生労働省ホームページ：http://www.mhlw.go.jp/bunya/shougaihoken/service/taikei.html（2013年3月現在）
6) 厚生労働省ホームページ：http://wwwhourei.mhlw.go.jp/hourei/doc/tsuchi/T110704T0010.pdf（2013年3月現在）

（三澤孝夫）

索引

あ
アスペルガー障害　139
アパシー　72
アルコール中毒　123
アルツハイマー型認知症　4, 72, 122

い
維持期　9
意識混濁　120
意識障害　120
意識変容　120
維持機能　35
意思決定　50
意志もしくは目標の設定　50, 58
依存性・退行　63
一過性全健忘　24
一般神経心理学的検査　25, 37
意味記憶　23
意欲・発動性の低下　63
意欲低下　72
医療観察法　132

う
ウィスコンシンカードソーティングテスト　50, 52
ウェクスラー成人知能検査　37
うつ状態　114, 179
うつ病　114, 135, 141
うつ病エピソード　114
運動系列　55
運動シーケンステスト　54

え
エール・ブラウン強迫観念・強迫行為尺度　70
エピソード記憶　23
エピソードバッファ　23
エラーフル学習　29
エラーレス学習　29
遠隔記憶　23

お
音韻性錯語　80
音韻ループ　23

か
介護給付　190
介護保険制度　193
外傷後ストレス障害　141
外傷性脳損傷　72
改訂版ウェクスラー記憶検査　26
改訂版長谷川式簡易知能評価スケール　25
外的代償　77
概念形成　50
海馬　27
海馬傍回　96
外泊訓練　6
回復期　6
解離性健忘　24
鍵探し検査　54
角回　84
拡散強調画像　11
学習障害　139
学術的な定義　2, 122
拡大解釈と過小評価　142
下前頭回後方　91
画像を転記　12
家族会　152, 156
家族支援　152, 154
家族の期待　129
家族の行動変容　127
家族の支援・援助　126
葛藤指示　55
下頭頂小葉　40, 84, 85, 91
過度の一般化　141
簡易前頭葉機能検査　65
眼窩回　41, 56
環境代償　78
喚語困難　110
患者中心主義　168, 170
患者の希望　124
感情コントロールが低下　158
感情コントロール低下　63, 65
感情失禁　63
感情的決めつけ　142
観念運動失行　89, 91
観念失行　89, 91
間脳　27, 28
間脳性健忘　28

き
キーパーソン　156
記憶　22
記憶更新検査　39
記憶障害　22, 110, 158
——，MRI　27
——に対する日常生活での工夫　32
——の訓練　29
——の検査　25
——の分類　24
記憶の分類　22
器質性精神障害　2, 63, 119, 126
希死念慮　118, 135
規則変換カード検査　54
基底核　84, 85
気分安定薬　67
希望中心型リハビリ　125
逆向健忘　24, 28
ギャンブリングテスト　53
急性期　5
行政的な定義　2, 123
筋萎縮性側索硬化症　4
緊急に対応　131, 133
近時記憶　23

く
グループ・スーパーヴィジョン　175
グループ訓練　69, 139, 157, 160, 164
訓練等給付　190

け
ケア・コーディネーター　168
ケア・マネジメント　168
ケア会議　127
ケアプラン　168
慶應版 WCST　52
計画の立案　50, 58
傾眠　120
けいれん　133
けいれん重積　133
ゲシュヴィント症候群　70
結論の飛躍　142

195

幻覚妄想状態　143
言語機能訓練　82
言語性記憶検査　26
健忘失語　81

こ
広域障害者職業センター　147
行為計画検査　54
行為の抑制　50
抗うつ薬　67, 117, 118
効果的に行動すること　51, 58
高機能自閉症　139
公共職業安定所　147, 194
構成失行　89, 93
抗精神病薬　67, 131, 143
後頭回　84
行動実験　144
抗不安薬　67
口部顔面失行　89, 92
心のフィルター　141
固執性　63, 70
個人化　142
語性錯語　80
語想起　54
古典的言語野　84
コミュニケーション・スキル　106
コミュニケーション障害　100, 103
コルサコフ症候群　28
混合型超皮質性失語　80
昏睡　120
昏迷　120

さ
再生　22
作業記憶　23
左頭頂間溝　91
三環系抗うつ薬　117, 118

し
視覚失認　94, 96
視覚障害　109
視覚性記憶検査　25
視覚性記憶範囲　37
視覚走査訓練　99
時間判断検査　54
色彩失認　94
視空間スケッチパッド　23
自己教示訓練　59

自殺企図　135
視床　27, 28, 40, 84, 85
肢節運動失行　88, 91
失行　109
失行症　88
――, MRI　91
失語症　80, 82, 100, 158
――, MRI　84
失語症鑑別診断検査　81
失書　84, 86
――, MRI　84
失読　84, 86
――, MRI　84
失読失書　86
失認症　94
――, MRI　96
失文法　80
疾病教育　77, 105
失名詞失語　81
質問紙　75
実用的コミュニケーション訓練　82
自動思考　141
自閉症スペクトラム　56
社会資源　147
社会生活技能訓練　139
社会的行動障害　63, 126
修正6要素検査　54
修正型電気けいれん療法　118
柔軟性　50
就労支援　146, 194
瞬時記憶　23
純粋失書　87
純粋失読　86
障害者就業・生活支援センター　194
障害者職業総合センター　147
障害者職業能力開発校　147
障害者自立支援システム　190
障害者自立支援法　189
障害者総合支援法　190
障害者手帳　146, 187
障害中心型リハビリ　124
障害年金　192
障害の失認　74
障害の認識に問題　74, 159, 182
障害の否認　74

上肢の機能障害　109
上中下検査　39
常同言語　80
上頭頂小葉　40, 91
情報・行動の組織化　50
触覚失認　95, 97
ジョブコーチ　146
自立支援医療　191
自立支援給付　190
神経心理学的検査　20
神経心理ピラミッド　43
神経変性疾患　4
進行性核上性麻痺　4, 72
身体障害　159
身体障害者手帳　189
身体表現性障害　141
心理社会的支援　127

す
遂行機能　49
遂行機能障害　49
――, MRI　56
――に対する日常生活での工夫　61
――の訓練　58
――の検査　52
数唱　37
スキーマ　142
スクリーニング検査　15
スケジュール表　34
ストループテスト　38, 50, 53
ストレングス　174
ストレングス・アセスメント　175
ストレングスモデル　170, 174
スパン　38
すべき思考　142

せ
生活技能訓練　139
生活指導　6
生活適応期　9
生活保護制度　192
制御機能　35
精神障害者保健福祉手帳　188
精神統制　37
精神保健福祉法　132
正のフィードバック　140
脊髄小脳変性症　4

舌状回　96
摂食障害　141
セットの転換　50
説明と同意　168
セルフ・モニタリングシート　48
セロトニン・ノルアドレナリン再取り込み阻害薬　72
全か無か思考　141
宣言的記憶　23
前向健忘　24, 28
全失語　80
全生活史健忘　24
前大脳動脈灌流領域の脳梗塞　56
選択機能　35
選択的セロトニン再取り込み阻害薬　72, 117
選択的注意　50
前頭眼野　40
前頭側頭型認知症　4, 56, 123
前頭葉機能検査　55
前頭葉腫瘍術後　56
前頭葉の損傷　100
前脳基底部　27, 28
全般性注意　35
全般的注意訓練　99
前部側頭葉　86
前部帯状回　40, 56
前部内側前頭前野　41
線分二等分試験　99
線分抹消試験　98
せん妄　120

そ
双極性障害　114
総合的記憶検査バッテリー　26
総合的遂行機能検査バッテリー　54
総合的注意検査バッテリー　38
相貌失認　94
ソーシャル・スキル・トレーニング　139
即時記憶　23
側頭葉性健忘　27
側頭葉てんかん　70
側頭葉内側部　27
側副溝　96
ソクラテス的質問法　144

た
大うつ病　114
体験的気づき　77
対人技能拙劣　63, 68
多職種チーム　166
多職種チーム医療　168
多職種チーム会議　176
多発性硬化症　72
短期記憶　23
談話分析　102
談話レベルの問題点と介入法　104

ち
地域障害者職業センター　147, 194
地域連携会議　168
チーム・アプローチ　166
チーム医療　167
知的気づき　77
着衣失行　89, 93
注意機能　35
注意欠陥多動性障害　56
注意障害　36, 109, 158
――, MRI　40
――に対する日常生活での工夫　46
――の訓練　42
――の検査　37
注意の維持　43
注意の選択　44
注意の転換　44, 45
注意の配分　44, 45
中下側頭回　84
抽象性訓練　59
抽象的思考　50
中心後回　91
中心前回　91
中前頭回　84, 85, 91
中途失職者　147
中脳背側　40
聴覚失認　95, 97
聴覚障害　109
長期記憶　23
鳥距溝　96
超職種チーム　166
超皮質性運動失語　80
超皮質性感覚失語　80

陳述記憶　23

て
適応行動尺度　66
手続き記憶　23
てんかん　4, 133
てんかん重積　133
てんかん性健忘　24
てんかん発作　133
転換機能　35
電気けいれん療法　117
伝導失語　81
展望記憶　23

と
統合失調症　56, 143
統合失調症様症状　143
同時失認　36
頭頂葉　84
頭頂葉下部　96
頭部外傷　4, 56, 100
動物園地図検査　54
登録　22
友の会　152
トラブル　164
トレイルメーキングテスト　38, 53

な
内的ストラテジー　30
ナウタ回路　27
ナラティヴ・アプローチ　77
難治性のてんかん　123

に
日本語版BADS遂行機能障害症候群の行動評価　54
日本版Profile of Mood States　66
入院生活技能訓練法　139
乳頭体　27, 28
認識代償　78
認知・言語障害　100
認知行動療法　141, 143
認知再構成　144
認知症　122
認知リハビリ　137

ね
粘着性　70

の
脳炎　4, 123

脳外傷者の認知─行動障害尺度 66
脳弓 27, 28
脳血管障害 3, 27
脳梗塞 3, 122
脳出血 3, 122
脳腫瘍 4, 123
脳症 4
脳卒中後遺症 72
脳卒中の evidence level 138
脳卒中の recommendation grade 138
脳梁膨大後部領域 27, 28
ノーマライゼーション 144
ノルアドレナリン作動性・特異的セロトニン作動性抗うつ薬 117

は
パーキンソン病 4, 72
把握行動 55
パーソナリティ障害 141
背外側前頭前野 41, 56
背側型同時失認 36
配分機能 36
麦角アルカロイド誘導体 73
発語失行 80
発動性の低下 62, 109, 110, 158
パペッツ回路 27
ハミルトンうつ病評価尺度 115
バリント症候群 36
ハローワーク 147, 194
反響言語 80
半昏睡 120
伴走者 129
半側空間無視 36, 98, 109
ハンチントン病 4, 72
反復練習 29

ひ
非三環系抗うつ薬 118
皮質基底核変性症 4
非宣言的記憶 23
非陳述記憶 23
描画試験 99
標準高次視知覚検査 94
標準高次動作性検査 88
標準失語症検査 81
標準注意検査法 38

非流暢タイプ 80
ビンスワンガー病 4

ふ
不安障害 141
フィードバック 50, 68, 77
復学支援 151
福祉制度 186
腹側型同時失認 36
プライミング 23
プランニング 50
プリズムメガネ 99
ブロードマン分類 12

へ
ベックうつ病評価尺度 115
ヘルペス脳炎 27
ベントン視覚記銘検査 26, 123

ほ
方向性注意 35
方向性注意障害 36
報告書 19
紡錘状回 84, 96
暴力行為 131
補完現象 80
保持 22
星印抹消試験 98
補装具 191
補足運動野 84, 86

ま
マイナス化思考 142
街並失認 94
抹消・検出課題 38
慢性硬膜下血腫 4

み
右半球損傷 100
道順障害 28, 94
三宅式記銘力検査 26, 123

め
メモ 30
メモリーノート 31

も
もうろう状態 133
目的ある行動もしくは計画の実行 51, 58
目標管理訓練 59
文字抹消試験 98
模写試験 99
問診票 15

問題解決訓練 58

や
夜間せん妄 120
ヤコブレフ回路 27
やる気スコア 72

よ
抑うつ 63, 114
抑うつ状態 135
予測代償 78
予測的気づき 77
欲求コントロール低下 63, 65
四環系抗うつ薬 117

り
リカバリー 170, 172
リカバリー・ゴール・ワークシート 175
リバーミード行動記憶検査 26
リハビリ意欲 124
流暢性 50, 55
流暢性訓練 59
流暢タイプ 80
療育手帳 188

る
類似性 55

れ
レイ聴覚性言語学習検査 26
レイ複雑図形検査 26
レッテル貼り 142
レビー小体型認知症 4, 72, 122

ろ
ロールプレイ 108, 110, 139

わ
ワーキングメモリ 23

A
AAC 83
ABS 66
AC-PC 線 10
ADAS-Cog 123
ADHD 56, 139
APT 99

B
BADS 54, 123
BIT 行動性無視検査日本語版 98, 99
Broca 失語 80
Broca 野 84

BVRT　26
C
Care Programme Approach in Japan　168, 179, 182
CAT　38
CBS　98
CBT　141, 143
closed question　110
CPA-J　168, 176, 179, 182
CPT　39
CT　10
D
D.D.2000　81
DEX　54
DSM-Ⅳ-TR　63, 114
E
ECT　117
F
FAB　55, 65
FLAIR　11
G
Gallowayの危険因子チェックリスト　131
Glasgow Coma Scale　121
GMT　59
Go/No-Go　55
H
HDS-R　25, 37, 123
Heschl回　96
I
ICD-10　2, 63, 114, 119
IGT　53
J
Japan Coma Scale　120
K
KWCST　52

L
LD　139
M
MAPT　99
MDT会議　168, 176
mECT　118
Mini-Mental State Examination　25
MMSE　25, 37, 123
MRI　10, 12, 27, 40, 56, 84, 91, 96
N
NaSSA　72, 117
O
OM線　10
open question　110
P
PASAT　39
POMS　66
PQRST　30
PST　58
PTSD　141
R
Randt記憶検査　26
RAVLT　26
RBANS　15
RBMT　26
Repeatable Battery for the Assessment of Neuropsychological Status　15
RMT　26
ROCFT　26
S
S-M社会生活能力検査　66
SDMT　37
serial 7s　37
SIS-Q　115

SLTA　81
SNRI　72, 117, 118
SPTA　88
SSRI　72, 117, 118
SST　139
Stroop test　53
Suicidal Ideation Screening Questionnaire　115
Symbol Digit Modalities Test　37
T
T1強調画像　11
T2強調画像　11
TBI 31　66
TMT　53
U
USN　98
V
VCA線　10
VPTA　94
W
WAB　81, 88
WAB失語症検査日本語版　81
WAIS-Ⅲ　37, 123
WCST　50, 52, 71, 123
Wernicke失語　80
Wernicke野　84, 85
WMS-R　26, 37, 123
Y
Y-BOCS　70
Yes-No疑問文　110

【編著者略歴】

廣實真弓
(ひろざね まゆみ)

1990 年	上智大学言語学専攻言語障害研究コース修了
1990 年〜	言語聴覚士として勤務
2007 年	国立精神・神経医療研究センター病院リハビリテーション科
2011 年	帝京平成大学健康メディカル学部言語聴覚学科准教授
2013 年	上智大学にて博士（言語学）取得
2014 年	帝京平成大学健康メディカル学部言語聴覚学科教授

平林直次
(ひらばやし なおつぐ)

1986 年	東京医科大学医学部卒業
	東京医科大学精神医学教室大学院
1992 年	同教室にて医学博士号取得
1999 年	同教室，講師
2001 年	国立精神・神経センター武蔵病院医長
2002 年	Institute of Psychiatry, Kings College Hospital，司法精神医学研修
2005 年	国立精神・神経センター武蔵病院医療観察科医長
2010 年	国立精神・神経医療研究センター病院第二精神診療部長および精神リハビリテーション部長併任

日本司法精神医学会評議委員，日本総合病院精神医学理事

Q&Aでひも解く
高次脳機能障害

ISBN978-4-263-21421-3

2013 年 4 月 20 日　第 1 版第 1 刷発行
2015 年 6 月 5 日　第 1 版第 3 刷発行

編著者　廣　實　真　弓
　　　　平　林　直　次
発行者　大　畑　秀　穂
発行所　医歯薬出版株式会社

〒113-8612　東京都文京区本駒込1-7-10
　　　　　　TEL．(03)5395-7628(編集)・7616(販売)
　　　　　　FAX．(03)5395-7609(編集)・8563(販売)
　　　　　　http://www.ishiyaku.co.jp/
　　　　　　郵便振替番号 00190-5-13816

乱丁，落丁の際はお取り替えいたします　　印刷・あづま堂印刷／製本・皆川製本所

© Ishiyaku Publishers, Inc., 2013. Printed in Japan

本書の複製権・翻訳権・翻案権・上映権・譲渡権・貸与権・公衆送信権（送信可能化権を含む）・口述権は，医歯薬出版（株）が保有します．
本書を無断で複製する行為（コピー，スキャン，デジタルデータ化など）は，「私的使用のための複製」などの著作権法上の限られた例外を除き禁じられています．また私的使用に該当する場合であっても，請負業者等の第三者に依頼し上記の行為を行うことは違法となります．

JCOPY　<(社)出版者著作権管理機構 委託出版物>

本書をコピーやスキャン等により複製される場合は，そのつど事前に(社)出版者著作権管理機構（電話 03-3513-6969，FAX 03-3513-6979，e-mail：info@jcopy.or.jp）の許諾を得てください．